森林疗养漫谈 Ⅲ

南海龙　王小平　刘立军
周彩贤　马　红　等　编著

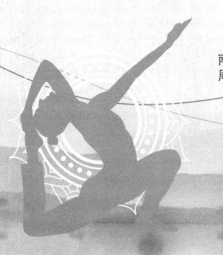

中国林业出版社

图书在版编目(CIP)数据

森林疗养漫谈. Ⅲ / 南海龙等编著. —北京：中国林业出版社，2019.6
ISBN 978 – 7 – 5219 – 0126 – 9

Ⅰ. ①森…　Ⅱ. ①南…　Ⅲ. ①疗养林 – 疗养学　Ⅳ. ①R49

中国版本图书馆 CIP 数据核字(2019)第 128656 号

责任编辑：刘香瑞

出版发行	中国林业出版社
	(100009　北京市西城区德内大街刘海胡同 7 号)
邮　　箱	36132881@qq.com
电　　话	(010)83143545
印　　刷	固安县京平诚乾印刷有限公司
版　　次	2019 年 6 月第 1 版
印　　次	2019 年 6 月第 1 次
开　　本	720mm×1000mm　1/16
印　　张	25
字　　数	476 千字
定　　价	80.00 元

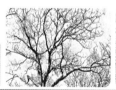 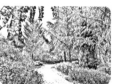

前言

出版了《森林疗养漫谈》和《森林疗养漫谈Ⅱ》之后,我们誓言今后要系统整理相关资料,绝对不会出版《森林疗养漫谈Ⅲ》。不过,听闻前两本"漫谈"在旧书市场销售价格竟超过图书定价,树先生的懒癌瞬间急性发作,2019年初临时决定出版《森林疗养漫谈Ⅲ》。其实激发了我们出版勇气的,不只是图书销售情况,我们也希望通过图书的方式,为不用微信和不习惯看手机的读者,提供一个追踪森林疗养进展的选项。

与《森林疗养漫谈》和《森林疗养漫谈Ⅱ》一样,《森林疗养漫谈Ⅲ》同样是集体智慧的结晶。在2017年10月31日到2019年2月26日期间,很多志同道合的朋友,将对森林疗养的探索和推广经验,投稿到"森林疗养"微信公众平台。北京林业大学郭金粲女士对这些推文进行了筛选和分类,整理成为书稿。本书之中,对于署名"树先生"的文章,是以整个森林疗养团队的工作为支撑的,同时书中还收录了刘建兰、周婷丽、吴奇、张秀丽、张聪、王晓博、邹大林、石亚星等作者的推文。不能将作者名字一一列于封面,我们非常过意不去,所以特地在文中保留了作者信息。

本书所有作者都不是"著名学者",所有观点也仅为抛砖引玉,期待本书能够引发读者深入思考,为发展森林疗养提出宝贵建议。我们也期待更多朋友将自己的观点投稿到"森林疗养"微信公众平台,让观点在分享中得到涤荡,促进森林疗养福祉和森林疗养产业健康发展。

编著者
2019年3月

目 录

森林疗养的深入探索 … 1

从中医康复看森疗产品的吸引力 … 3
从预防医学看森林疗养 … 5
从东西文化差异看森林疗养出路 … 6
森林疗养，高端的不应该是价格 … 7
森林疗养，关键是"舒适度"？ … 8
森林疗养：科学、技术和产品有界限 … 9
森林疗养实操要"三看" … 10
康养浪潮下被忽视的一张好牌 … 11
我们为什么要打开"五感"？ … 13
警惕森林疗养宗教化 … 15
发展森林疗养需要移风易俗 … 17
森林疗养：不能沦为"绿色锻炼" … 18
有关森林疗养的两个误区 … 20
有关森林疗养的几句大实话 … 22
森林疗养消费能够抵税？ … 23
跳出"森林"看"疗养" … 24
森林休闲消费的几个有趣问题 … 26
听医生描绘森林疗养蓝图 … 28
这份意见，我们照单全收 … 30
写给森林疗养师的一点建议 … 32
森林疗养师：或可肩负人与森林两类健康 … 34
森林疗养师的职业定位 … 36
合格的森林疗养师该是什么样？ … 37
距真正森林疗养，我们还有多远？ … 39

森林疗养：如何组合不同疗法? ……………… 41
如何破解森林旅游发展瓶颈? ………………… 42
森林疗养如何助力国有林场改革? …………… 44
森林疗养能为机构养老做些啥? ……………… 45
如何帮森林周边的人"迈开腿"? …………… 47
森林疗养与生态红线如何兼容? ……………… 48
森林疗养多长时间合适? ……………………… 49
如何兼顾观光和疗养两种业态? ……………… 50
高海拔地区如何发展森林疗养? ……………… 52
如何推动园艺小镇工作? ……………………… 53
如何让森林疗养有技术含量? ………………… 55
如何在乡村中落地森林疗养? ………………… 57
如何与森林建立联结? ………………………… 58
苗圃如何开展"森林疗养"? ………………… 59

森林中的治愈因子 ……………………………… 61

芬多精发现者的预言 …………………………… 63
芬多精，这些知识你该知道 …………………… 65
说说那些用于临床治疗的"植物精气" ……… 67
如何用好森林中的芬多精? …………………… 68
有关芬多精的几个有趣实验 …………………… 70
森林小气候，这些效果可期待 ………………… 72
什么样的森林小气候更适合疗养? …………… 74
什么样的气候适合疗养? ……………………… 76
想不到，森林中空气细菌含量这么低 ………… 77
教你摆脱"唯药是从" ………………………… 79
说说森林疗养效率和效果 ……………………… 80
负氧离子：或许是支双刃剑 …………………… 82
接触自然，可助免疫细胞分清敌我 …………… 84
森林帮您克服酒精依赖 ………………………… 86
海拔对健康有多大影响? ……………………… 88
水中运动能治病 ………………………………… 89
如何看待森林的医疗保健功能? ……………… 90

感性是一种生活态度 …………………… 92
　　森林运动：不投资亦可盈利 …………… 93
　　森林究竟对健康有多大作用？ ………… 94
　　森林地下藏着"乌金散" ………………… 95
　　腐烂的树叶也能促进健康？ …………… 97
　　如何嗅到不一样的森林味道？ ………… 98
　　手工创作在森林疗养中的作用 ………… 99

森林疗养实证研究 ………………………… 101

　　千人森疗效果新鲜出炉 ………………… 103
　　如何科学评价森林疗养的效果？ ……… 104
　　如何监测"百病之源"？ ………………… 106
　　久米田茂喜的三次森林疗养实验 ……… 107
　　触摸自然，可助身心放松 ……………… 109
　　这项研究，提示了正确的疗养方式 …… 110
　　研究进展：不同林分的疗养效果有差异 … 112
　　植物疗愈：助眠还是提神？要选对森林 … 113
　　森林疗养：轻松对付高血压 …………… 114
　　森林疗养：控制血糖有妙招 …………… 116
　　森林疗养效果男女有别 ………………… 117
　　森林疗愈：老司机效果好于初学者 …… 118
　　森林直接影响生理或添新证据 ………… 120
　　森林医学实证报告抢先看 ……………… 122

意想不到的森林疗养产品 ………………… 131

　　这种林产品，功能从食品保鲜到包治脚气 …… 133
　　木炭竟然可以烧成艺术品 ……………… 134
　　教你自建枝条浴设施 …………………… 135
　　上市町的森林疗养食品 ………………… 136
　　穿上森林是什么滋味？ ………………… 138
　　什么样的树木适合建树屋？ …………… 139

森林疗养基地建设 ………………………… 141

　　前苏联也有自然疗养地？ ……………… 143

有关自然疗养地的几点新知 …………… 144
重新认识自然疗养地 ………………………… 145
德国：自然疗养地民宿形式有变化 …………… 147
自然疗养地对基础设施有要求 ………………… 148
森林疗养：学有形易，学无形难 ……………… 149
鹿角森林疗养基地一瞥 ………………………… 150
森林疗养基地应该是这样子 …………………… 152
森林疗养基地如何区划？ ……………………… 154
日本："休闲森林"分级经营 …………………… 155
森林疗养，步道宽度有讲究 …………………… 157
这条森林疗养步道很特别 ……………………… 159
上原严和他的"地森地健" …………………… 160
森林疗养馆如何规划？ ………………………… 161
医学地质学助力森林疗养基地选址 …………… 162
儿童游乐园，这种最让家长放心 ……………… 163
有森林缺服务咋疗养？这个方案可帮您 ……… 165
森林疗养地从北京走向全国 …………………… 167
英国：立法保障自然步道通行权 ……………… 168
森林疗养基地认证亟须改进！ ………………… 170
什么是康复景观？ ……………………………… 172
来自规划设计最前沿的声音 …………………… 174
德国疗养地医疗"旧态" ……………………… 176
森林疗养基地的医学价值 ……………………… 178
这处森林疗养基地不一般 ……………………… 180
山小屋的兴衰史 ………………………………… 181
山小屋：意外的舒适，高调的满足 …………… 183
森林如何对接运动需求？ ……………………… 184
发展森林疗养产业，寄希望于这些载体 ……… 186
德国：海水浴场也有疗养步道 ………………… 188
如何建设森林疗养基地？ ……………………… 189
从 bad 看德国自然疗养地成长过程 …………… 191
1 公里路为啥走了 3 小时？ …………………… 193
妙高山的德式疗养地 …………………………… 195

社区花园：用绿色疗愈城市 …………… 197
　　从轻井泽看森林疗养地的成长路径 …… 198
　　森林疗养基地：你的团体客在哪里？ … 200
　　从城市公园看森林疗养基地的魅力 …… 201
　　如何改造自然疗愈空间？ ……………… 203
　　有关森林疗养地认证的新认识 ………… 204
　　森林，残障人士的别样空间 …………… 205
　　志愿者，森林疗养基地的守护者 ……… 206

森林疗养的"他山之石" …………………… 207

　　度假区里的森林疗法 …………………… 209
　　向高山范理学森林疗法 ………………… 210
　　如何做好五感体验？ …………………… 211
　　美国：森林疗养的八个步骤 …………… 212
　　森林之水功用多 ………………………… 216
　　赤足，不一样的疗愈方式 ……………… 218
　　如何做好森林中的作业疗法？ ………… 219
　　吹海风有益健康 ………………………… 220
　　德国：气候可治病 ……………………… 221
　　海培计划：特教儿童森林疗育初见成效 … 222
　　一张图看懂所有植物相关疗法 ………… 223
　　村前村后的那片山林该如何用活？ …… 225
　　康复医生眼中的森林疗法 ……………… 227
　　说说森林疗法的流派差异 ……………… 228
　　从温泉疗养经验，看森林疗养方向 …… 230
　　森林疗养确需从娃娃抓起 ……………… 232
　　森林体验教育工作该由谁主导？ ……… 234

森林疗养案例 ………………………………… 235

　　这样的森疗产品，您是否满意？ ……… 237
　　森林疗养规模服务初尝试 ……………… 239
　　聆听身体 对话心灵 …………………… 241
　　看专业机构如何做疗养 ………………… 243

减压型森林疗养课程实录 ················· 247
如何做好3小时森疗体验？ ················· 250
如何高质量做森林浴？ ················· 252
如何玩转森林？ ················· 254
用森林疗养熟悉一座城市 ················· 255
放松心情 寻找自我 ················· 257
森林助你摆脱失眠 ················· 260
失独老人的森林疗愈 ················· 263
案例：老年人乐享健康有新招 ················· 265
醉疗当下，文养八森 ················· 267
一棵树的疗愈 ················· 271
一种别开生面的义务植树 ················· 272
森林疗养师是怎样炼成的？ ················· 274
案例：不同寻常的森林疗育 ················· 277
一份不可多得的森林疗养观察报告 ················· 280
团队建设，这样的活动更有吸引力 ················· 284
森林里的奇妙心缘 ················· 287
一位华裔母亲的德国疗养地体验 ················· 290
谈谈森林疗养师的收与放 ················· 292
案例：100分钟的精致森林疗养体验 ················· 294
跟小野学做森林疗养 ················· 296
来自森林疗养最前线的感悟 ················· 298
蛰居族的植物疗愈 ················· 303
案例：森林疗养+体检的有益尝试 ················· 305
案例：认知障碍的园艺治疗 ················· 307
森林野采对儿童健康有裨益 ················· 309
七旬老人因园艺而重生 ················· 310
精神感冒，试试森林疗法 ················· 311
森林疗养师：教子方式不一般 ················· 313
探索森林秘境 ················· 315

神奇的植物 ················· 319

冷杉：树木江湖的侠客 ················· 321

不起眼的"吉祥树" …………………… 323
树也会怕痒痒？ …………………… 325
丝棉木的秘密 …………………… 326
这科植物，树液可制糖 …………………… 327
椴树：花叶皮果都是治愈素材 …………………… 328
侧柏：树木界的全科医 …………………… 330
白蜡树：有颜值也有材干 …………………… 332
枞树疗法用的是什么树？ …………………… 334
这些抗癌树木，你了解几种？ …………………… 335

森林疗养产业动态 …………………… 337

北京市将建立森林疗养产业发展基金 …………………… 339
未来森林疗养的两点设想 …………………… 340
行业观察：森林疗养现商机 …………………… 341
新兴职业探索：森林疗养商业化之思考 …………………… 343
森林疗养商业运作的一点思考 …………………… 346
森林疗养能否形成产业？ …………………… 349
时代在呼唤福祉型森林疗养 …………………… 350
森林疗养产业预警 …………………… 352
专家建言用好森林的疗养功能 …………………… 354
森林疗养工作随笔 …………………… 356
行业动态：2018年初的两件旧闻 …………………… 358
行业要闻：各地的森林健康管理探索 …………………… 359
自然苗岭致力打造"休养天堂" …………………… 360
国内森林疗养有了正确打开方式 …………………… 361
森林康养热背后的冷观察 …………………… 362
反对"森林康养"产业化推进 …………………… 364
亲近自然也需政策推动 …………………… 366
对付糖尿病，卫生部门有妙招 …………………… 367
如何面对？日本森林疗养现危机 …………………… 368
日本"森林康养"引人深思 …………………… 370
没落中，日本的森林疗法 …………………… 372
日本森林疗法工作新动向！ …………………… 373

森林医疗保健功能认可度下滑 …………… 374
森林疗法：日本林业人的自满与遗憾 …………… 376
来自德国森林幼儿园的最新资讯 …………… 378
你知道吗？走进森林是一种权利 …………… 380
看韩国政府如何发展森林休闲产业？ …………… 381
韩国：森林疗养有"通用菜单" …………… 383
森林疗养：这些行业信息您不曾掌握 …………… 386

森林疗养的深入探索

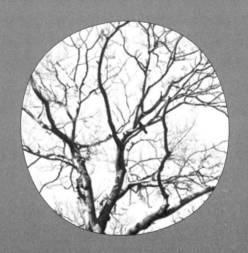

从中医康复看森林疗产品的吸引力

/ 树先生

由于工作关系，我有机会接触到北京博爱医院和北京康复医院这两家单位。北京博爱医院是国内最早的康复医院，它以现代康复医学为主导，运动疗法、作业疗法、语言治疗、文体治疗、水疗、心理治疗、音乐治疗、假肢矫形等康复手段一应俱全。北京康复医院前身是北京工人疗养院，2013年改制成为康复医院，它以中医康复为特色科室，当然也有运动疗法、作业疗法、水疗等现代康复手段。作为一个林业粗人，我没能力评判这两家医院哪家更"好"，但是从表象来看，北京博爱医院比北京康复医院患者要多一些。具体到科室，两家医院的中医康复要比常规康复冷清一些，尤其是北京康复医院的中医康复中心，就诊人数似乎不是太多。

说起中医康复中心，它是很多森林疗养基地经营者心中的顶配，很多人以为将中药熏蒸、艾灸、药浴、刮痧、针灸、推拿等中医疗法引到森林中来，肯定会深受养生人士青睐，轻松赚个盆满钵满。可现实情况是，交通便利、有中医师驻守的中医康复中心，访客也是稀稀拉拉，换个环境到森林中真能有太多改变吗？我不敢说中医康复疗效不好，但是将中医康复技术作为一种产品，它极可能是对老百姓缺乏吸引力的。就如同中式点心和西式点心一样，稻香村的点心很好吃，但是您看看满大街的面包房和蛋糕店，就知道哪种点心更受欢迎了。国人在选择健康管理产品的时候，不仅是求效果，也有求新求异的心理。从这一点来看，作为舶来品的森林疗养，或许会胜过森林中的中医康复中心。

再多说一句，其实我们很想了解传统中医是如何看待森林疗养的，一直在寻找森林疗养和中医的结合点。很多朋友是中医出身，通过朋友们的反馈，我们知道中医药旅游、鲜药疗法等工作都可以与森林疗养很好结合。但是偶尔也有反馈回来的信息,让我个人很有挫败感,"森林疗养是我们老祖宗发明的,中医里面早就有"。森林疗养落在技术上是森林疗法,落在产业上是疗养地医疗和自然疗养地,怎么会"中医早就有"。多年来我们的引进工作这么辛苦,原来是没好好研究老祖宗?这种挫败感,过去只有和韩国人打交道时候才有,因为一些韩国专家总说,"孔子是韩国贵族,端午节也极可能起源于韩国"。在我看来,中医要发扬光大面临着很多问题,这其中最大的问题,就是一部分人不谦虚、不上进、爱扛着老祖宗招摇撞骗。

从预防医学看森林疗养

/树先生

细心的朋友能够发现，我们的很多观点前后不一。多数情况下，这得益于我们对森林疗养认识的提高；但有些时候问题是出在，作为林业人的我们对医学很无知。之前，我们一直尝试将森林疗养与康复医学进行对接，而最近我们发现，森林疗养的主体效果或是在预防医学领域。预防医学与康复医学有一定差异，我们今后的工作模式和工作方法都面临着调整。另外，从预防医学角度出发，森林疗养的哪些效果值得信赖，未来哪些效果值得期待，我们也有必要重新梳理一下。

如果把森林疗养理解为以森林为主体的自然疗养地，预防医学在其中发挥着重要作用。很多医生认为，自律神经失调是包括诸多生活习惯病在内的"百病之源"，而森林疗养的主要效果就是调整自律神经平衡。访客通过五感刺激等方式来调整自律神经，最终获得一个不容易生病的体质，这当然属于预防医学范畴。另外，在森林疗养过程中，森林疗养师会组合物理和运动等手段，提高自然杀伤细胞的活性，增强访客身体机能和抵抗力，这应该也是明确的预防医学效果。

实际上，预防医学的定义很宽泛，健康增进、特异性防御、早期发现和早期治疗、防止病情加重和预防功能障碍、康复预防等等，都属于预防医学范畴，未来森林疗养还有很多预防医学效果值得探讨。比如，"转地因素"能够带来哪些预防医学效果？森林环境中的物理因子、化学因子和生物因子的预防医学效果如何？气象因素带来的疗养效果，能够作为预防医学手段吗？不含有害因子的环境和自然疗养地的设施，是否也能够在预防医学中应用？这些问题都有待于进一步研究。

从东西文化差异看森林疗养出路

/ 树先生

据说日本的温泉文化和欧洲大不相同,比如欧洲有饮泉疗法,靠喝温泉水来调理身体,但是日本人就会觉得不可思议,断不会轻易尝试喝"洗澡水"。不过东西方温泉文化最大的不同之处,可能是东方温泉设施偏向于娱乐化,而西方温泉偏向于静养,主要以"health resort"形式出现。所以日本人看到欧洲的温泉疗养地就会感叹,"日本有温泉但是没有温泉疗养地"。其实不只是温泉类型的疗养地,森林类型的疗养地也面临着同样的问题,日本有很多森林娱乐设施,但是没有几个成功的森林疗养地。并不是突破政策限制,在森林中建好食宿设施就是森林疗养地,森林疗养需要严谨的医学评价,这些评价主要针对森林本身,也包含其他自然环境。目前国内还缺少不同森林的医学评价研究,但"作为森林疗养地,应该满足什么样的医学条件",这样的问题始终会摆在我们面前。

我们常常羡慕欧洲社会对"替代疗法"的接受程度,森林疗养也能适用医疗保险,其实我们对替代疗法的接受度比西方还要高。按照西方的习惯,常规西医治疗以外的补充方法都是替代疗法,中医也在替代疗法的行列。不过按照西方的分类,中医可能包含着针灸、药草、按摩等多种替代疗法。目前在国内,几乎每个城市都有中医院,有些省份在中医院看病还能够100%医保报销。所以我们突发奇想,如果森林疗法为中医所接受,适用医疗保险是不是就觅得一条捷径呢?不过我们也要清醒地认识到,传统中医中并没有"到森林中走走"这种治疗方法,让中医开出森林疗养处方,绝非易事。

森林疗养，高端的不应该是价格

/ 树先生

北京是座不夜城，无论你起床多早，你都不会是第一个起来的，因为很多人压根没睡。在城市中，完全无视身体节律的作息，再加上噪音、震动、空气污染和永不疲惫的灯光，让人有种想逃离的冲动。可是城市有让我们依赖的地方，如果不是聚集的生活方式，相信很多工作也无法完成。如果能够短暂离开城市，换种方式来调理生活和维持健康，就显得尤为必要。另外，要维持日常健康，无非是平衡饮食、合理分配劳作与休息时间以及锻炼心身，而后两项调理内容，在自然环境中会更有优势。所以每逢节假日，很多人会到海边、森林或温泉等环境中休养和"充电"。按理说，类似于森林疗养的这些产品，势必会成为大众消费产品。

不过，目前森林疗养相关产品定价存在着一些奇怪倾向。大多数经营者觉得定价高才是高端，认为定价越高越成功；而对于消费者，森林疗养相关产品更多是一种新奇体验，还属于炫耀性产品，价格不高似乎就无法信赖。这种倾向不仅存在于森林疗养中，观光、体验和度假类产品都有类似倾向。很多产品价格高得离谱，光是住宿一晚就需要上千元，国内到底有多少人能够消费得起，我一直很怀疑。我们并不是说高端产品不好，但是停留时间越长，疗养效果才越有保障；而且只有像当地居民一样，与当地的生活链接在一起，才能体验文化的真髓，才能提高城市居民的自然志向；而让访客停留足够长时间，有赖于合适的价格，我想我们追求的高端，应该是服务，而不是价格。在法国，据说普通大众每年会有29.5天的度假时间，市场成熟度让人羡慕。对于森林疗养来说，相信只有价格合理的中低端产品多起来，才能发展出成熟的市场。

森林疗养，关键是"舒适度"？

/ 树先生

一条合格的森林疗养步道，需要用医学实验证实其作为"自然释压系统"的有效性，而在医学实证过程中，心率变异性是目前为止最理想的监测指标。

我们都了解心率，它是每分钟的平均心跳，而心率变异性是反映不同心跳间隔时间的变化。应用心率变异性可以衡量自律神经系统的工作情况，从而表征出心身压力变化。自律神经是人体无法用意志去控制的神经，它分为交感及副交感神经两大系统，当心身承受压力时，交感及副交感神经就会失去平衡，而受自律神经调节的身体器官就会出现问题。所以准确反映出访客自律神经工作情况，对森林疗养具有特殊重要意义。

不过应用心率变异性并不是森林疗养的特权，心率变异性在心血管领域有着更成熟的应用，比如检测心肌梗死、冠心病，或是预测心脏性猝死等等。影响心理变异性的因素很多，不仅有疾病、身心压力因素，也有运动、年龄和呼吸深度的因素。最近，有学者研究了心率变异性和环境舒适度的关系。研究人员以温度和湿度为指标来表征舒适度，用 lomb 算法来解析心率变异性。研究人员发现，当人们觉得环境不舒服，或者还没有明显感觉环境不舒服的时候，表征交感神经活性的心率变异性参数就会增加，而表征副交感神经活性的参数会出现降低，环境舒适度对心率变异性的影响非常灵敏和显著。

过去我们一直强调芬多精、负氧离子、绿视率和 1/f 波动在森林疗养中的作用。从最近的研究成果来看，森林疗养之所以能够调节自律神经平衡，森林环境的舒适性发挥着重要作用。今后在森林疗养步道认证过程中，要考量季节和时间因素多次重复，实验结果才会让人信服。另外，日常开展以减压为主要目标的森林疗养活动，最好选在气候舒适的季节。

森林疗养：科学、技术和产品有界限

/ 树先生

"**科学只负责给你讲道理，而技术要负责怎么做更有效**"。在森林疗养领域，科学和技术的界限也非常明显。如果让森林医学研究者来解决森林疗养师要解决的问题，那就错了，反之亦然。坦率地说，森林医学基础研究还比较粗糙，作为一门科学，它还没能把森林的医疗保健价值讲明白，因此技术层面要有所突破，是相当困难的。在为数不多的森林医学研究文献之中，更多是关于"森林浴"对健康的影响，而不是"森林疗法"。作为一种健康管理技术，森林疗法有很多需要完善的地方，但是主攻方向应该是不同森林环境的差异化影响，而不是"在森林中做瑜伽好，还是做太极好"。

"**产品需找到公众更容易接受的方式**"。"1位森林疗养师最多带领8位访客，这怎么盈利？"，"很多访客不配合疗养效果评估，没法做成真正的森林疗养"，在最近反馈回来的几次森林疗养活动中，部分森林疗养师对现行服务模式忧心忡忡。在我看来，一方面森林疗养要专注于研究工作，使森林疗法能够对接康复医学要求，在临床实践中有更广泛应用；另一方面，森林疗养也要解决公众认可问题，作为健康管理产品，什么样的森林疗养才能为市场所接受？这两方面的探索都有价值。或许最科学的森林疗养会不适应市场，或许森林疗养市场化过程中会出现变形，但是在技术要求和市场需求两种因素的共同作用下，森林疗养产品化会找到一个满意答案。

森林疗养实操要"三看"

/ 树先生

2018年12月2日，小雨过后，在被浓雾包围的北京植物园，森林疗养师实操考核迈出了第一步。在经历了理论培训和实操培训，积累了丰富在职训练经验之后，西山晴雪率先接受了实操考核，并成为首位通过实操考核的森林疗养师培训学员。

实操考核主要从森林疗养课程制定、活动准备、活动实施及效果评价等方面对森林疗养师的实操能力进行评分，整个过程历时3小时，包含一次完整的森林疗养体验。在首次实操考核过程中，被考核森林疗养师学员略显紧张，而同样来源于森林疗养师学员的3位义务考官，完全沉浸于森林疗养体验，似乎缺少了一些挑剔的眼光。不过，暂时放下对考核标准和合格与否的关心，这种特殊切磋方式，无论是对被考核者，还是承担义务考核工作的森林疗养师，都是机会难得。

森林疗养师注重实操能力，我们以"三看"作为实操考核的标准。一看方案，我们要求森林疗养方案主题目标明确，疗养目标有理论支撑，单项活动能够为总体目标服务，场地选择满足课程实施要求，具有备选森林疗养课程方案。二看准备，我们要求森林疗养师着装符合户外要求，应急准备充分，疗养道具准备科学合理。三看活动，我们要求森林疗养师举止得体，能够像空气一样存在，既定森林疗养课程方案和单项课程能够得以充分实施，森林疗养课程实施流畅，森林疗养师的时间和安全把控能力强，应变和处突能力强，能够根据效果评价及时调整课程内容，访客综合感受较好。

说到访客综合感受，森林疗养师实操考核设有公众参与机制，我们欢迎大家用亲身体验为森林疗养师打分，也欢迎大家监督实操考核的公正性。

康养浪潮下被忽视的一张好牌

/ 树先生

"人不是活一辈子,而是活在几个瞬间"。我很赞同这种说法,那些特殊的体验,给了我们生命最有质量的精彩瞬间。小时候住姥姥家,舅舅带我摸黑去后房檐掏鸟窝,他抓住小麻雀后转交到我手上,那一刻的毛茸茸和凉飕飕,就是这样的瞬间。无论是亲情还是自然,这种感受对于久居城市的我,都是最宝贵的体验。

我们一生中有很多精彩瞬间,相信很多瞬间会与自然有关,而森林体验的确能够帮助我们创造出精彩瞬间。如果你愿意去寻找自己想象中的茂密森林,或许一朵小花就让你驻足许久,或许一条小蛇会让你惊慌失措,或许一颗野果让你找到久违的味道,或许伐木人的号子让你明白了音乐的真实起源和作用,或许学习传统制炭工艺让你懂得了等待和时机……这些都是森林体验的一部分。

森林体验是用身体感官去真实地知觉森林,它是原始体验的一部分。现代社会很重视"体验"在认知中的作用,我们之所以能够在思想上抽象出"概念",大多是建立在原始体验基础上,可以说没有"体验"就没有"概念"。所以森林体验担负着教育功能,现阶段森林体验的主体部分是森林体验式教育,但森林体验的受众不限于学生,幼儿、成年人和老人都是森林体验的对象。

实际上,森林体验属于体验式旅游,它契合国内旅游升级的整体步伐,是升级森林观光旅游的一张好牌。2016年,国家林业局发布了《关于大力推进森林体验和森林养生发展的通知》,在工作构架上是相当准确的。不过这样的声音,在"森林康养"浪潮下已经日渐式微。

在我们看来,森林体验可以作为森林疗养的手段,森林体验也会有森林疗养效果,但是两者之间有着本质的不同。与森林疗养相比,森林体验入行的门槛较低，但是市场认可度更高，产业前景也更明朗。与其盲目追求高大上，天天喊不知如何入手的"森林康养"，不如静下心来将森林体验工作扎实做好，为未来升级成为自然疗养地打下基础。从观光到疗养，森林体验或是一道不容易迈过去的坎。

我们为什么要打开"五感"？

/ 森林疗养师

在"森林疗养师自律协会"微信群中，经常会讨论一些很有质量的话题。不久前，森林疗养师们讨论的一个话题，树先生觉得有必要原状摘录出来，与更多朋友分享。

"我们做森林疗养活动的时候，每次都有五感打开，我们为什么要打开五感呢？我一直也没有明白为什么要去打开五感。是为了获得那些森林里美妙的感受吗？但是五感打开了，我们也可能获得更多的不美妙的感受。"

"这不正是我们疗养师的工作吗？我们踏查就是去发现合适的线路，找到恰当的地点开展活动，让体验者充分感受大自然的美妙。没有我们的引导，访客在森林里可能就是走走，运动运动。"

"这是我们的工作，但是这个工作里边也有很多问题。比如说我们的听觉变得敏感后，从森林里回到城市中，是不是会觉得更加不可忍受？会不会让我们更加烦躁？"

"为什么要打开五感？因为对视觉的依赖导致人类感受世界的其他能力退化。换一种方式会获得不一样的身心感受和激发，也会不同程度激活业已退化的能力，更会由此引发我们对认知的再认识。"

"我们要不要考虑森林疗养之后，回到正常生活中，这时候生活中的刺激会不会对我们造成更大的不适？"

"从心理学上讲，注意力有选择关注性，森林疗养师引导大家感受美，积极、正面的五感，即便回到城市，来访者也能自发关注积极正面的五感，就如同现在我在写字楼里也依然能听到窗外的蝉鸣。外面的噪音和地铁声是我改变不了的，但是注意什么样的信息，是我可以改变的。"

"我有一位朋友,他在森林里习惯了清新空气,回到城市中就难以适应城市的味道,这该如何是好?"

"这个无论对访客或我们森林疗养师都会有的,我觉得这个觉察很重要,是这个觉察开始转变自己的生活方式,学习关照自己和环境,这就是长期的影响。"

"我觉得这个感受没有什么不对,大家都喜欢自然环境,讨厌工业环境,有谁闻到了花香还会去喜欢汽油?这样可以促使我们更好地去爱护自然,如果人人都有这种觉察,并且行动和改变,那是不是我们的环境会越来越好,空气会越来越清新,到处鸟语花香?"

"觉察,觉知,寻找,改变……"

警惕森林疗养宗教化

/树先生

我母亲是一位天主教徒，但是她并不虔诚，道教、佛教以及鬼神论，也都会相信一些。我是一个无神论者，但是受到母亲影响，在最无助的时候，也会心中默默地向天主求救。人生之中，谁都会经历一些难熬的日子，当自己不能掌控命运的时候，求助神明是一种解脱。由己及人，或许每个无神论者都是有纯度的，只有那些内心足够强大的人，才会是百分之百的无神论者，而我们大部分人身上都会有一些宗教色彩。

说起宗教色彩，其实森林疗养是允许宗教存在的。宗教与森林疗养有一些合理结合点，比如在国外临终关怀类森林疗养课程中，便有宗教的介入；比如寺庙林对某些人来说是最好的康复景观。宗教影响内心，而心理学在森林疗养中应用非常广泛，今后森林疗养与宗教可望能有更多合理结合点，相关工作有待进一步探索。

不过最近有森林疗养师在探讨的"树木疗法"，或许不是宗教与森林疗养结合的成功案例。我在网络上粗粗查了一下，据说树木疗法可以"使人体与树木生物共振，以矫正、补充、增强对应的人体系统的能量"，很多网友在调侃和嘲讽这种"疗法"。的确，如果特地跑到森林中接收树木的"能量"，这和头戴铝制电饭锅内胆接受宇宙的"能量"有什么区别？本来我们鼓励各种探索，现在看来这些探索需要有一个科学前提。

仔细想想，古代部落社会的"大法师"，或许就是当时人们眼中的"首席科学家"。科学与宗教看似是对立的，实际上两者之间的界限并不清晰，而在这一混沌体系中，想让森林疗养向科学方面靠得更近一些，这本身就充满主观，对于有些人来说确实不太容易。

过去我们曾夸下海口，国内的森林疗养工作要做到世界领先，到底靠什么才能世界领先？我个人觉得宗教风格的树木疗法是靠不住的，要靠只能靠扎扎实实的循证研究。而作为一名森林疗养师，我们建议要保持科学的头脑，时刻警惕森林疗养的宗教化。

发展森林疗养需要移风易俗

/ 树先生

从国外的经验来看,自然疗养地是在城市化和工业化过程中逐渐形成的,国内的相关进程起步较晚,所以在应对过度城市化和工业化方面,我们没有太多经验。不过引入森林疗养这一新理念,并不是要妄自菲薄我们的传统文化,相反只有进一步思考中国特色的人与自然的关系,深入挖掘本土森林文化,才能让更多国人建立与自然的链接,才能走进森林疗愈身心。

说起文化,我们常常羡慕欧美,很多欧美人每年雷打不动地要去度假,这种文化深植于欧美社会。自然疗养地之所以在欧洲盛行,大概依托的就是这种休闲文化。但是在羡慕欧美休闲文化的时候,总有几个问题会浮现眼前,中国社会为什么没有这样的传统?国人通常是怎么定义人和自然关系的?

一方面,好像国人比欧美人更懂得"自然"。这点在园林领域表现得尤为显著,比如西方园林会把树木和草坪修剪得整整齐齐,很有气势但是很不自然,倒是中国古典园林深得"自然"的真谛。另外,我们的道家文化源远流长,很多人深受老庄思想影响,崇尚自然,追求朴素,向往无为,生活的点滴之处都体现着"天人合一"的微妙。

但是另一方面,在传统隐士文化的渗透下,总觉得森林疗养等生活方式是"山林之癖",是"出世",是不想工作的表现,这些生活方式为追求功名利禄、为以拼搏为美的主流社会文化所不相容。综合来看,把休闲作为生活的一部分,认可休闲是为了更好地工作,在国内好像并没有形成大众文化。在社会发展的浪潮下,大众文化不应该是一成不变的,文化也需要自我革新,而森林疗养的发展过程,或许就是我们移风易俗的过程。

森林疗养:不能沦为"绿色锻炼"

/ 树先生

您也许会好奇,究竟哪些人在参加森林疗养师培训?由于是社会公募,森林疗养师学员来源很复杂,大致有心理咨询、自然教育、园艺、林业、医疗等五类工作背景。这些背景迥异的学员,按照统一口径培养成为森林疗养师并不容易。实际上,无论是培训主办方,还是森林疗养师学员,目前大家都处于探索阶段。我们允许不同人对森林疗养有不同理解,也支持大家对森林疗养做任何探索。最近,森林疗养师在职训练活动很活跃,这些活动耗费了大家的宝贵精力,也为森林疗养赢得了口碑,但是我也感受到了一些困扰,今天与大家一起探讨。

不久前,我们在灌木林中开展了一次森林疗养试验,用以对比灌木林和普通森林的疗养效果差异。不过天公不作美,很多森林疗养课程无法在室外开展,森林疗养师更多地安排了香道、押花、插花等室内课程。虽然是没有森林的"森林疗养",但体验者的反应似乎还不错。近年来,很多生产性苗圃向游人开放,志在发展集现代林业、观光休闲、文化创意于一体的"田园综合体"。为了探索苗圃的保健功能,北京市种苗工作站在苗圃开展了一次森林疗养实践,冥想、草木染等活动也让体验者玩得不亦乐乎。瑜伽、冥想、押花、香道、草木染、叶拓等等,这些课程与森林环境有相乘效果,也很受访客欢迎。但是坦率地说,这些课程在哪里都能做,不一定非要在森林中。最近我有一个弱弱的担心,如果灌木也可以、苗圃也可以,会不会让森林疗养失去核心?

或许访客看重的是服务,更关注自身感受,不关注森林疗养的核心。但是,如果森林疗养没有核心,就失去了独立于药草疗法、园艺疗法、熏香疗法、芳香疗法等健康管理方法而存在的价值。我们通常把基于森林五感体验的环境疗法作为森林疗养的核心，而要求每次森林疗养活动都必须有合格的森林环境、有资质的森林疗养师和被证实的森林疗养课程。再回顾一下灌木林和苗圃开展的两次森林疗养实践，如果严格按照上述理论框架来衡量，是否会显得有型而无核呢？另外，最近有心理咨询背景的森林疗养师喊出了"绿色锻炼"，我们认为森林疗养不能退化成为"绿色锻炼"，绿色锻炼更容易实施，相信也能够对健康有所促进，但是它不能作为替代治疗方法而提出。

有关森林疗养的两个误区

／树先生

最近在陕西调研交流过程中，我们发现大家对森林疗养的认识存在两个误区，容我坦率地说出来。

很多朋友一直纠结于"什么样的森林适合做森林疗养？什么样的树种适合做森林疗养"。目前，有关这个问题的研究非常匮乏，现有研究给不了大家一个满意答案。虽然疗养地医疗对自然治愈资源和治愈手段有明确要求，但在我们眼中，大部分要发展森林疗养产业的地方，都能达到最基本的要求，通常不存在"适合和不适合"的问题，只有"挖掘和不挖掘"的问题。对于森林来说，如果是果树，那我们可以做园艺疗法；如果是舒适性较高的森林，我们可以做日式森林疗养；如果是没有人为干扰的森林，我们可以做美式荒野疗愈。对于树种来说，如果是红豆杉这样的抗肿瘤明星，我们会开发出适合红豆杉的森林疗养课程；如果只有落叶松、毛白杨这样的常见树种，我们同样也能够开发出丰富多彩的森林疗养课程。

另外，很多朋友对森林疗养的产业属性认识不足，认为发展森林疗养就要放弃其他产业，只要"卖生态"就可以了。其实森林疗养不只是森林疗养师主导下的服务业，更是林业一二三次产业融合的链接点，相关林业产业越完善，业态越丰富，发展森林疗养就越容易。在整个森林疗养产业体系中，第一产业中的造林和经营，第二产业中的木材加工，第三产业中的森林旅游，都能够开发成为健康管理的手段。也就是说，植树、修枝、伐木、种蘑菇、木工制作、森林观光都可以是森林疗养的实现手段，森林疗养需要做的是根据访客健康管理需求而选择干预方法。例如，对于长期伏案的访客，可以安排去森林中修枝，通过修枝必须向上看这个动作，来锻炼相应肌肉，达到缓解肩颈僵硬的目的。

对于森林疗养基地来说，有多样的业态，才可能有多样的森林疗法；有多样的森林疗法，森林疗养才能在医疗、健康、养老、助残和儿童疗育等领域有更广泛的应用，才能实现多点盈利。

有关森林疗养的几句大实话

/ 树先生

目前国内森林疗养工作的主流方向是用活林区的自然资源,把森林疗养作为标新立异的旅游产品来吸引游客。虽然有把发展森林疗养作为振兴乡村的手段,但是大部分森林疗养基地没有将周边市民作为消费对象,没有形成"生活产业",更谈不上增加市民福祉和权利。

之前我们做过调查,大部分市民对两天一夜森林疗养活动的支付意愿在500元以下,但是按照做森林体验活动经验,去除森林疗养师的费用,去除租车和食宿开支,如果森林疗养基地报价低于800元,几乎没有盈利可能。大部分消费者是以观光旅游角度来衡量活动的性价比,而我们则希望提供具有替代治疗价值的服务,这两者之间的矛盾是显而易见的。

森林疗养既然是舶来品,没消化之前不应该盲目吸收,最大程度地保持舶来品的特质,或许更能吸引人。设想一下,如果能够打造出欧式森林景观,提供欧式的食宿服务,以此来满足森林疗法体验以外的消费,肯定比中式服务更吸引人。这和文化不自信没有关系,实际上大方地吸收国外的先进理念,本身就是一种文化自信。

作为一名访客,当地的自然环境和森林景观、酒店氛围和服务、体验课程内容、餐饮的好坏、包含森林疗养师在内的组织者的个人魅力、同行者相处情况以及活动费用的性价比,都会影响到访客的体验感和满意度。这些问题的主观性都非常强,解决好问题也没有统一的答案,它考验着森林疗养基地管理者的智慧,也关系到森林疗养基地的成败。

从活动组织来说,大部分访客对森林疗养一无所知,活动开始之前有必要简单交流下"什么是森林疗养",访客对森林疗养大致理解之后,才能配合实施森林疗养课程,这对提高访客的满意度至关重要。

森林疗养消费能够抵税？

/ 树先生

对于疗养而言，森林、温泉、海洋等治愈资源各有各的优势。如果能够把项目地的森林、温泉和海水等疗养服务整合到一起，相信访客的健康管理更容易取得实效，企业也更容易赢取利润。多年前，我们有幸结识了"箱根温泉机构"，那里有一群专门做温泉疗法的朋友，在他们最新组织翻译的《温泉疗法》一书中，很多信息对森林疗养工作具有借鉴意义。

我们推广森林疗养，一个重要目标是使用森林疗法能够适用医疗保险。实现这一目标并不容易，国际上也只有德国的森林疗法能够适用医疗保险，日韩的森林疗法均未纳入医疗保险。《温泉疗法》中介绍，经日本卫生部门认证过的"温泉健康增进设施"，使用时如果满足一定条件，设施使用费是可以抵扣个人所得税的。这些条件包括医生开出的处方、疗养时间在一周以上、严格按照温泉疗法指导书实施活动等。如果应用森林疗法也能够抵扣个人所得税，无疑会极大促进森林疗养产业发展，或许我们应该把"森林疗养消费抵扣个人所得税"作为阶段性工作目标。

《温泉疗法》中也提到，"现在的日本，已经很少有人像从前那样，为了进行温泉疗养而在温泉地小住三四周了，反而是一日游的温泉泡浴及1~2天的短期温泉旅游越来越流行"。这一信息对我们触动很大，森林疗养恐怕面临着同样的问题。现代人惜时如金，如果耗时过长，"打针吃药"比疗养地医疗更具优势。哪些人群才能有整周时间体验森林疗养？什么样的森林疗养才能与时俱进？这些问题值得我们深入思考，而德国自然疗养地的最新态势也需尽快掌握。

跳出"森林"看"疗养"

/ 树先生

　　如果把森林疗养理解为一种休闲方式，显然是认识不到位。但现阶段森林疗养的技术核心就是缓解身心压力，而通过森林休闲改善身心健康，何尝不是一种疗养呢？有时我们在想，不应该过度拘泥于概念，应该把重点放在如何让公众走进森林。

　　实际上，国人的闲暇生活是丰富的，在现有休闲方式中，森林休闲的排名非常靠后。2005年，陈允文调查过上海市民的休闲方式，前三位依次为文化活动（以看电视和上网为主，占51.59%）、闲聊闲逛（以逛街、购物、聚餐为主，占13.49%）、业余爱好（以书画、摄影、集邮为主，约占7.14%），与森林休闲有关联的体育健身和观光旅游所占比例非常小，周末选择户外休闲的比例只有15.87%。

　　虽然上述调研是在十几年之前，但以我个人的感受，国人近年来的休闲方式并没有发生质的变化。如果仔细观察下周围朋友，休闲活动往往是室内的多，户外的少，人文的多，自然的少。受到传统生活习惯和观念的影响，如何科学地安排闲暇时间？如何科学地调整身心？大多数人似乎还没有进入到意识层面。消费需求没有想象中旺盛，这是森林休闲或森林疗养始终要直面的问题。

　　不过，国家旅游局的一项调查显示，2016年有度假休闲动机的游客比例已超过七成，休闲度假已成为国民出游的主要动机。对于国人来说，旅游不再是猎奇和炫耀，正在转变为一种对健康有益的休闲方式，而在这个转变过程中，森林旅游或森林休闲是有明显优势的。但随着经济社会的进一步发展，我们最终将进入大众休闲阶段，休闲需求和方式会越来越多样，森林休闲将面临更大挑战。

需要注意的是，每种休闲方式都会有自己独特的形象或标签。那些对场地和器械有较高要求的，往往会成为高端的休闲方式，比如高尔夫、游艇等。高端休闲方式容易为上层社会所追捧，当然也会为普通大众所向往。如果要给有关森林的休闲方式贴标签，我们认为森林旅游是大众化的，而森林疗养是高端的，有了森林疗养这个高端标签，普通公众才更有兴趣走进森林。

森林休闲消费的几个有趣问题

/ 树先生

最近，我们发现一篇关于韩日森林休闲消费比较研究的文章，文中的几个问题，是我们今年调查"公众对森林疗养认知与需求"时所忽视的，补充分享给大家。

1）在所有休闲时间中，您认为森林休闲处于什么位置？

如果把森林休闲在公众休闲中的地位分为"很高、较高、较低和很低"四个档。在韩国，52.4%的专家选择"较高"，33.3%选择"较低"；而在日本，选择"较低"的比例最多，为71.7%，选择"很低"的比例为21.7%。针对这一差异，日本学者解释说，韩日两国休闲生活多样性存在差异，日本除了森林休闲之外，还存在温泉、食文化等多种休闲方式。

2）您为什么会选择森林休闲？

在韩国，91%以上访客认为现阶段环境问题很严峻，80%的访客认为自己是环境问题直接或间接的受害者，所以追求良好的环境是韩国人选择森林休闲的主要原因。

3）您喜欢哪种森林休闲方式？

如果把森林休闲时想做的事情排个顺序，半数以上韩国民众会首选森林浴、自然观察、森林教室等森林体验类活动，接下来是徒步、瑜伽等森林运动，但是森林运动的比例不足33%。而在日本，64%的利用者会选择森林体验，森林体验是森林休闲的主流。但需要指出的是，日韩两国只有不到10%的人会选择木工教室、森林作业等森林体验活动。

4）您打算如何处理森林休闲过程中产生的垃圾？

在如何处理垃圾这一问题上，日韩两国利用者的意见大体一致。64%的利用者认为垃圾应该自己带出森林，主张经营者应该加强对利用者的指导。20%的民众主张增加垃圾箱，9%的民众主张行政处罚，另外有5%的人主张通过媒体进行启蒙教育。

（项目调研时间为1997~1998年）

听医生描绘森林疗养蓝图

/ 树先生

得益于几位朋友的热心张罗,"森林疗养临床应用研讨会"顺利在北京召开,来自301医院、协和医院、天坛医院、北京大学等18家机构30余位专家为我们提出了宝贵意见。短短的3个小时,耳目一新的观点可不少,今天先分享三点。

关于场地

大部分医生认为,森林疗养基地应该定位为"传统医院的延伸",其不必有昂贵的医疗抢救设备,但必须有必要的基础设施,能够为不同科室提供通用的接口服务。森林疗养规划的重中之重,是解决不同森林地域的适应证,比如,哪些地方适合飞行员疗养?哪些地方适合潜水艇员疗养?哪些地方适合亚健康减压等等。而传统风水理论或许能为用好"场地"提供一些参考,我们要走出迷信的误区,梳理出风水的科学内涵服务于森林疗养。

如果森林疗养基地的基本单元是森林疗养步道,那么每一条森林疗养步道首先应该是一个"环境纾压系统",声音、光线、水景、气味等要素都要经过精心设计。目前森林疗养步道多是按照运动强度分级,但如果能按照体验深度分级,在运营管理过程中或许更具优势。不同病患对场地有不同要求,我们不仅要考虑到患者安全,还要考虑到患者对他人的潜在威胁,所以除了平缓步道和专用出入口之外,最好要有电子围栏和定位系统。

关于适用对象

森林能够提供丰富的多感官刺激环境,对神经(如抑郁、老年痴呆)、免疫(如肿瘤)和内分泌类(如高血压、高血脂)相关疾病都具有一定作用。但是随着疾病谱的变化，生病不再是一个人的问题，而是一个家庭的问题，社会的支持很重要。我们在考虑哪些病人适合森林疗养的时候，实际上忽略了病人家属和医护人员，而通过森林疗养为所有相关人员提供人文关怀，这也是森林疗养的重要价值。除了特定人群以外，我们更应该挖掘森林疗养在亚健康管理中的作用，针对"未病"的普通人开展健康管理服务。无论是针对哪类人群，都要尽快将森林疗法确立为一种替代治疗方法，使其广泛应用于养老、助残、儿童疗育和亚健康管理等领域，才能培育出森林疗养产业。

关于推广策略

推广森林疗养，应该先易后难，从最成熟的亚健康管理入手，逐渐扩展到康复和治疗。与日韩相比，中国发展森林疗养的优势在于传统文化，我们在制定森林疗养课程过程中，要充分挖掘国学、禅修、辟谷等疗愈手法，开发出更容易为国人接受的森林疗养。另外，一说到森林疗养进社区，您可能想到的是各种空洞的宣传。实际上，如果我们能够明确森林的治愈机理，将各种符合疗养原理的微缩森林引入到社区、医院和学校，让市民能够持续性地体验到森林疗养，这应该是最好的推广方式。还有，可以考虑利用医院周边的公园和花园，结合类似"乳康沙龙"等活动，引入森林疗养师先期开展森林疗养尝试。最后，对于费用问题，一味强调高端对于医患来说都是不小的压力；有些医院有护理基金，可以对森林疗养活动予以部分支持；但是要发展福祉型森林疗养，还有待于国家出台相关政策。

这份意见，我们照单全收

/Peter 航

很高兴了解并认识森林疗养，很开心看到森林疗养进入中国，并起步发展。同时，也很荣幸能够亲身参与其中，真实地体验了过程中的一部分。但是，森林疗养如果真的想要在我国有长足发展，可谓任重道远，并且路不仅漫漫，途也可能飘摇。关于森林疗养中现有的重大弊病，开门见山，只提三点。

1. 群龙无首，没有一个有力度的当仁不让的带头人

众口难调、一人难称百人心、三心二意不可取，这些都是说，在实际开展一项事情的时候，它的基石一定是定住的，调子一定是定住的，不然又何谓勿忘初心。而带头人应起到的作用之一就是这个，这也许不是一个人，或许是一小撮人，但这最核心的存在，一定是可以振臂一呼，敢说敢管，有担当有作为的存在。简单二字，就是"魄力"。顶风扛旗，身肩责任。

2. "既""又"两难，自古难全

既想森林疗养顺利起步发展，又想一点商业气息都不沾，纯科研化运作。一如既让马儿跑，又不给马吃草一样，违背了最基本的规律。分两个小层次来说：①如果森林疗养纯科研化运转，好处是处处有数据支撑，治学严谨，相对容易获得政府支持。姑且不论政府财政预算如何，能否持续批复，单是搞科研，就提高了从业门槛，活动也会变得相对单调（因为并非所有的活动都可以有效地量化评估纳入科研）。一个不接地气又需要大众来配合的项目能走多远，可想而知。②对于从业人员来说，现有体制内相关可借调人员上有本职工作在身，体制外招人又有生存需求，如果没有建立行之有效的组织队伍，并提供相应的薪资报酬形成职业，单靠情操，能走多远？梦想是好的，但也要面对现实。

3. 关于人员的规范

废了九牛二虎之力,全国招募,层层筛选,线上线下培训。姑且不说周期过长的问题,单说进入实操以后,然后就没有然后了。趁热打铁的道理大家都懂,鉴于很多原因,很多人并没有相关的有效资源去实操,那就需要组织者想办法解决这个问题。一鼓作气再而衰三而竭,培训后热情满满,然后过一段,手生了,再过一段,热情没了,最后,望洋兴叹。过程中,招募者的冷却和脱落出现,自无需多言。团队建设,为什么要相对频繁地开展活动,就是因为要建立团队归属感,一个人的能力是有限的,一群人的能量是无敌的。顺带一提,人事分工是要明确的,善于组织管理人员,建立合理制度,事半功倍。

最后,或许我本人并不会在森林疗养的中国之路上大有作为,但作为热爱大自然的一员,还是真心地希望我国的森林疗养之路能越走越好,"乘风破浪会有时,直挂云帆济沧海"!

写给森林疗养师的一点建议

/ 吴奇

有幸成为第二期森林疗养师,在为期一年的在职训练中,我观摩过不少森林疗养活动,自己也带了多次活动。随着对森林疗养认识的不断深入,越来越感觉森林疗养是一个系统,要想将森林疗养做成我们预期的形式,需要各方通力合作,互助互利。最近,疗养师派遣实践中,我有几点收获,写给大家,有挨板砖的可能。

(1)注意角色转换。以前场地评估、招募、方案制定、活动材料准备、体验者的管理、活动中吃住行、保险、具体带体验活动、活动后的总结等工作完全由疗养师自己完成。而在商业模式中,我们希望疗养师的工作就是场地评估、制订方案、带活动、写总结,辅助性工作完全由商业主导方来完成,希望疗养师在以后的活动中逐渐完成角色的彻底转换,各司其职。

(2)和谐合作有待加强。很多森林疗养活动是疗养师协作完成的,不同疗养师性格不同,语言表达和处理事情方式就会有所不同,这就要求疗养师之间要和谐合作,互谦互让,有团队意识,有大局观。

(3)对疗养方案要统一认同度。在森林疗养活动中,疗养师集体协商制定出了有针对性的活动方案。这个活动方案是疗养师团队共同认可的,方案一旦形成,大家必须共同遵守,若有需要调整的地方需经过团队所有人员的同意。活动方案确认后,在事实上形成了合同要约,是不能随意变更的;另外,每次的森林疗养活动是各个部门配合完成的,流程一旦变化,就意味着所有配合部门也需要进行相应的调整,给工作造成不必要的麻烦;还有,若是活动材料已经准备,方案的变更意味着材料的浪费,增大了运营成本。疗养师团队在设计活动方案时要多方推敲。

（4）做好时间节点把控。不少疗养师包括我自己在制定森林疗养活动方案的时候，总是一拖再拖，在最后几天才仓促完成，形成的活动方案就会有不妥之处，为后期活动实施带来不必要麻烦。活动后的总结也存在同样的问题，迟迟写不出总结，时间节点一过再过。

（5）把个人专业水平优势化。每一名森林疗养师由于专业背景不同，就会形成自己在森林疗养活动中的擅长项目。针对这一特点，我建议要有选择性地做自己擅长的项目，不要只要有活动就上，多而不精，注意量的同时也要注意质，保持森林疗养各个项目最优的体验效果。森林疗养活动是有它特定要求的，不是所有的活动都可以说成是森林疗养，我们疗养师要理解森林疗养的真谛，同时也要保持森林疗养的纯洁性。疗养师要在保持森林疗养特定项目和自己擅长项目的同时，要不断地创新，开发新的疗养项目，不能老学程咬金的三板斧。

（6）职业素养有待提高。疗养师的职责是疗愈别人，那我们疗养师首先就要从思想水平、职业素养等方面符合一名合格疗养师的要求。要想疗愈别人首先要疗愈自己。从内心热爱森林疗养事业，有很高的工作激情。作为疗养师，应为森林疗养健康稳步发展积极献言献策。疗养师在具体带活动的过程中，要用自己的言行去引导体验者爱护自然，保护自然中的一草一木，有些疗养师这一点做得不够。

这样那样的问题很多，我写出来是希望大家一起共勉。我有时候在想，是不是森林疗养可以作为一个商业产业运作了，我们的森林疗养师可以是全职的了，这样那样的问题就会少很多呢？战战兢兢地写完这篇文章，我都有点恍惚了，仿佛不少板砖已经向我的脑袋拍了过来。我决定了，明天上班第一件事就是先去某宝买一个安全帽，并找点创可贴随身带着。

森林疗养师：或可肩负人与森林两类健康

树先生

我们通常认为森林疗养师只是关注人的健康，但是如果森林本身并不健康，到访森林的人类是难以获得健康的。最近，我在帮同事查找"树木医生"的资料时突发奇想，森林疗养师能否肩负起森林本身的健康管理工作呢？

树木和人类一样，都是有生命的生物，因此确保树木健康也需要开展"诊断治疗"等工作，也需要从业人员具有较高知识储备和经验技巧。在日本，专门从事树木诊断、树势恢复、病虫害预防、更新树培育和保护的专家被称为"树木医生"，这是一种比森林疗养师还要成熟的职业。1991年，日本林野厅主导建立了"树木医生制度"。最初树木医生是一种国家职业资格，随着日本政府对职业资格的清理，树木医生已由国家职业资格变成了民间资格。现在"树木医生"已经被注册成了商标，为了守住树木医生这块招牌，财团法人日本绿化中心会定期举办树木医生认定考试，只有通过考试并进行注册，才能有资格成为树木医生。

日本的树木医生考试与我们的森林疗养师考试非常类似，主办方每年夏天公募学员，一般会选择120位学员，同年10月份分成60人的两个班，开展为期两周的研修。在研修过程中，主办方会开展各种讲座和实习，每个研修科目都要进行考核。为了判断学员是否适合作为树木医生，研修过程中主办方还要进行面试。最后基于笔试和面试成绩，决定合格者，合格者可以注册在日本绿化中心，接受用人单位的委托。

经常听闻，在城市的公园、社区和道路两侧，因树木倒下或枝条折断而造成公众生命财产受损。如果我们也能有树木医生这个职业，以上损失将可以降低或是避免。在森林疗养基地，确保访客安全、确保森林健康都是经营者的首要目标，当然也非常需要树木医生。日韩的森林疗养师要将收入的 10%~20% 作为森林经营基金缴纳给森林疗养基地。我想森林疗养师经常出入森林，如果森林疗养师能够肩负起森林本身的健康工作，是不是就没必要缴纳这森林经营基金了呢？

森林疗养师的职业定位

/树先生

在第三届森林疗养师培训班微信群中,有朋友希望多了解些森林疗养师职业定位的信息。其实我们对森林疗养师的职业定位很简单,就是希望森林疗养师能够像作业疗法师、运动疗法师和言语治疗师那样,为康复医学所认可,有资格加入医生主导的康复治疗团队。这个职业定位目标虽然简单,实现起来却没那么容易。考虑到现阶段的实际情况,按照学员的工作背景,分类进行职业定位可能会比较现实。

如果学员本身就具有医疗、保健、护理、心理咨询背景,或是本身就是作业疗法师、运动疗法师,我们希望通过森林疗养师培训之后,学员能够作为"兼职"的森林疗养师,把所学用于康复治疗、慢性疾病恢复、缓和医疗等领域,比如为患者减压、维持和恢复患者身体机能、增强患者战胜疾病的意志、减轻疼痛等等。

如果学员本身具有养老、助残、教育等社会福利工作背景,我们希望通过森林疗养师培训之后,学员能够把所学用于预防老年认知障碍、减少过激行为、提高控制力、缓解精神抑郁、维持身体日常活动机能、提高生活品质、增强自信和交流能力等方面。如果是为残疾人提供福利,我们还希望通过森林疗养师培训能够为残疾人就业和生活提供支援。对于以上工作背景,学员可以结合本职工作做"兼职",也可以考虑成为专职的森林疗养师。

目前森林疗养师主要是针对健康和亚健康人群,访客的主要需求是缓解或消除压力过大、更年期障碍、睡眠障碍、慢性疲劳综合征、酒精依赖等等。我们希望愿意从事这部分工作的学员能够成为专职的森林疗养师。

合格的森林疗养师该是什么样？

/ 树先生

成为森林疗养师需要满足一定的标准，在起草《森林疗养师职业资格标准》和《森林疗养专业技术人员评定标准》过程中，专家对标准的争论很大。今天我们以完善标准为出发点，一起探讨下，一名合格的森林疗养师该是什么样？

初始学历

北京市已经举办了三届森林疗养师培训班，由于森林疗养师培训课程并不完善，从某种意义来说，已经合格的森林疗养师是选出来的，并不是培训出来的。但是我们也意识到，短期培训无法取代前期积累，良好的专业背景对于成为森林疗养师格外重要，森林疗养师的初始学历应该在大专及大专以上。如学员具有林业、心理学和医学相关专业背景，再经过 1~2 年有侧重的短期培训，更容易成为一名合格的森林疗养师。

理论知识

森林疗养师这个职业侧重实践，但是也要对森林医学、环境心理学、康复景观学等交叉学科有足够掌握；要对康复医学的基础知识有一定了解，掌握运动疗法、作业疗法、芳香疗法、气候疗法、食物疗法等替代疗法的基本原理。

实操能力

作为一名森林疗养师，必须能够独立面向特定人群策划和实施不同主题的森林疗养活动，能够在医生的指导下将森林疗养用于特定病征的康复。但是森林疗养师不是医生，不能单独从事医疗活动。

作为一名森林疗养师，要掌握五感疗法的操作技巧，掌握利用森林治愈素材实施运动、作业、芳香、气候、食物等替代疗法的方法，熟悉森林自我疏导、森林团体疏导等心理咨询方式，了解瑜伽、太极等传统养生方法。

作为一名森林疗养师，要了解森林中的自然治愈素材，掌握不同类型森林疗养课程的适应证，掌握不同主题森林疗养活动的效果评价方法。

作为一名森林疗养师，要具备较强的沟通能力，掌握不同类型访客的身心需求特征，能够有针对性地组合森林疗养课程，实地为访客提供森林疗养服务。

作为一名森林疗养师，还要能够了解和规避森林中的危险因素，具备野外应急管理能力。

职业素养

森林疗养师要热爱自然，懂得对自然有限度索取，掌握自然保护的一般方法；森林疗养师要正确运用访客信息，保护访客隐私；森林疗养师不能夸大森林疗养效果，执业过程不搞迷信活动，不违背社会伦理。

距真正森林疗养，我们还有多远？

/ 树先生

最近，森林疗养师的在职训练活动比较频繁。在这些实践活动中，我们的森林疗养师不辞辛劳地反复评估场地，费尽心思地设计疗养课程，为推广森林疗养积累了宝贵经验。不过有森林疗养师反馈，目前活动已不是单纯森林疗养，是大环境下求生存、求推广的森林疗养，对那些冠以森林疗养名义的体验活动，颇不以为意。森林疗养在市场化过程中，发生一点形变或许是避免不了的，如果能把握好以下三点，我们认为就不会偏离太多。

1. 设立和识别目标

森林疗养与森林观光、森林体验最大的区别，是具有明确的健康管理目标。这个目标可以是睡眠障碍、慢性疲劳、创伤应激障碍等特定征状，也可以是更年期女性、软件工程师、飞行员等特定群体。目标反映在实践中，就是清晰的活动主题，有时我们觉得在职训练活动没有主题，多半是没有设定健康管理目标。另外，有时访客自身来森林疗养的目标并不明确，森林疗养师需在受理面谈过程中，将访客的健康管理目标识别出来，并与访客达成一致。

2. 用好治愈手段

有了目标之后，就需要有实现目标的手段。通常在森林中可以实施五感疗法、运动疗法、作业疗法、心理疏导、艺术疗法、气候疗法、芳香疗法等替代治疗方法。森林疗养师需要对每一类疗法的适用情况和效果有大致了解，掌握在森林中实施技巧，能够按照既定目标自由组合这些治愈手段。如果无论是什么样的访客，都安排瑜伽、冥想和身体扫描，那是程咬金的三板斧，算不上是森林疗养。

3. 用活效果评估方法

在森林疗养实施过程中，还需要有服务特定目标的效果评估方法。如果没有对森林疗养效果进行评估，就无法检视目标的实现情况，无法评价治愈手段的有效性，也不能对访客中长期疗养方案形成指导。在现阶段的森林疗养师培训课程中，缺失了森林疗养效果评估的内容，好在一些常见森林疗养适应证有成熟效果评估方法，希望大家在设计活动时多借鉴。我们也会进行相关技术集成，尽快体现在《森林疗养师培训教材：案例集篇》之中。

森林疗养：如何组合不同疗法？

/ 树先生

有人把人类需求分为本能需求和创造需求，本能需求又被称为动物性需求，而创造需求才是人类特有的行为特征。如果本能需求不能满足的话，人就会感到不安和焦虑；如果创造性需求不能满足的话，人就会不满和愤怒；只有这两类需求都得到满足，我们的身心才会处于疗愈状态，言语和行动才会表现得愉悦、满足和自信。

想要提供一次好的森林疗养体验，我们必须同时关注好访客的本能需求和创造需求，并利用森林素材来满足这两类需求。在森林疗养实践过程中，我们经常安排访客用五感接触森林，或是体验伐木修枝等森林经营作业，其实这两类活动在疗愈过程中是具有不同意义的。用五感接触森林是为了满足本能需求，开展伐木修枝等森林经营作业则是用以满足创造性需求，我们也把这两种疗愈方式分别称为五感疗法和作业疗法。单纯的五感疗法，或是单纯的作业疗法都难以取得预期效果，只有把这两种疗法结合起来，才是完美的森林疗愈过程。不过，要想把握好这两种疗法的体量，还需要更多积累初始面谈和课程实施经验。

人类从森林中走来，身心更依赖于森林，所以森林五感体验能够满足本能需求并不难理解。但是我相信很多人会对"森林经营可以满足创造性需求"感到费解，森林经营的创造性特征并不明显，换成是"大地艺术创作"就容易理解了。我们经常能够发现，在森林疗养体验过程中，中年人做好一幅精美的树叶画之后，也会开心得像个孩子。从某种意义来说，创造性需求就是一种作业需要，森林经营和大地艺术创作都能满足这种需求。

如何破解森林旅游发展瓶颈？

/ 树先生

目前我国森林旅游产业发展得很迅速，但总体上还是以观光产品为主，产品形式比较单一，资源开发层次较低，经营管理还很粗放，这些问题极可能会成为限制森林旅游发展的瓶颈。过去我们推广森林疗养，一直刻意与森林旅游保持距离，无论是发展自然疗养地，还是将森林疗法用于公众日常保健。但是在森林旅游从业人士的眼中，森林疗养不仅属于森林旅游产品，而且这种产品对于突破国内森林旅游产业瓶颈具有重要作用。

首先，森林观光仅能为访客提供美感体验，很少能为访客提供其他情感体验，森林旅游的深度和广度都受到很大限制。引入森林疗养理念后，"森林美感"变成了"森林五感"，在专业人员的引导下，森林直接用于访客的心理疏导，情感体验自然会很丰富。另外，森林疗养注重对森林文化的挖掘，实施课程过程中强调参与和互动，访客接收到的内容也更为丰富。有了这样的支撑，之前森林旅游重观光轻体验的问题便会迎刃而解。

其次，目前我国森林旅游产品服务品质和附加值较低，优质的休闲度假类森林旅游产品不多，难以满足深度体验和个性化需求较高的高端消费人士。对于森林疗养来说，产业化发展的主要形态就是自然疗养地，它不仅确保了高端旅游所要求的高质量生态环境，还以森林疗养课程的形式开发出"自然处方"，能够有效对接高端旅游市场。相信旅游业界人士最看重这一点，也许森林观光无需转型，但依靠森林疗养便可以对森林观光进行升级。

另外，最近自驾游、背包游、自助游等发展迅速，访客喜欢灵活多变的出游方式，而现阶段大多数森林旅游经营者管理粗放，对新兴旅游方式应对不足。引入森林疗养理念之后，森林旅游就不再是观光产业，而转变成为森林文化创意产业。在森林疗养框架下,食宿设施不再是标准化的,而是风格迥异的;步道等疗养设施也是分级的,访客可以根据自身需求来选择;通过精细化管理,经营者能够以多样的产品来响应访客多变的需求。

森林疗养如何助力国有林场改革？

/ 树先生

国有林场改革已接近尾声。本次改革以"推动林业发展模式由木材生产为主转变为生态修复和建设为主"为主线，全国大部分国有林场转型为"公益一类"事业单位，林场职工被财政供养起来，从根本上解决了吃饭养老问题。改革寄希望通过解决职工的后顾之忧，使林场可以专司森林资源保护和经营之职。

最初，"天然林全面禁伐"的新闻播出后，相信很多人眼睛都亮了一下。国有林场不砍树了，靠什么赚钱？很多人希望国有林场改革不要一刀切，条件合适的林场一定要转变为企业，既不增加国家的财政负担，又能够激发创新和盈利能力，职工收入会比财政供养方式更高一些。目前的国有林场改革方式，让林场人获得了一个稳定未来的同时，也一定会滋生"等靠要"思想，限制了多种发展可能。这样的改革局面，让我这样醉心于森林多功能经营的人，大失所望。

不过，改革后的国有林场为发展"福祉型"森林疗养创造了必要条件。在房地产领域，除了商品房之外，还有经济适用房、两限房和共有产权房。在生态产品供给领域，我们也期待政府能够面向特殊人群和特定阶层推出价格低廉的服务产品。韩国的自然休养林，实际上就是政府为国民提供的一种"经济适用房"式的森林度假产品。在之前的推文中，我们关注过韩国自然休养林运转情况，很多困境家庭接受"自然休养"这种森林福祉之后，无论是孩子还是大人，无论是心理上还是生理上，都发生了积极的变化。随着我国社会经济的进一步发展，绝对贫困人口在逐渐减少归零，而对于中低收入人群，如果能够提供政府补贴过的森林疗养产品，这是体现社会福利的最好方式。所以在改革后的国有林场，除了森林经营管护之外，森林疗养或许能够成为政府加大投入的新方向。

森林疗养能为机构养老做些啥？

/ 树先生

没有比"家"更适合养老的地方。可是在现实生活中，由独生子女组建的新家庭，几乎没能力照顾多名老人，特别是在老人出现残疾、半失能和失能状况后，依靠子女照料就更加困难。在这种情况下，相对于居家养老，机构养老可能更有优势。今天我们就一起探索下，森林疗养能为机构养老做些啥？

首先，作为一种替代治疗方法，森林疗养可以直接用于改善老人的身心健康。比如老年痴呆的预防，包括疼痛、"老慢支"在内的老年病的缓和治疗，心脑血管等疾病的运动锻炼，身体各器官作业能力的维持，延缓衰老，临终关怀，等等。现在很多养老机构不具有医养功能，而森林疗养是比较容易补齐这块短板的。另一方面，目前国内设置医疗机构的门槛还是比较高的，唯独在养老领域允许"医养结合"，这或许可以成为森林疗养基地落地的政策突破口。

在养老机构中，老人们需要重建人际关系、重新适应环境，又缺少亲情关怀和精神慰藉，所以相对于身体问题来说，老人的精神问题更为突出。作为人本主义疗法的一部分，森林疗养在改善老年精神健康方面具有良好效果，比如通过森林劳作加强老人之间交流而减少孤独感，通过分享劳动成果使老人产生价值感而觉得回归了社会，等等。这些都能够弥补机构养老"精神赡养"和"亲情滋养"的不足。

"居家化"是机构养老的最高目标，这一方面需要舒适的居家环境，满足老人恋家需求；另一方面也要有符合康复景观要求的室外空间，满足老人亲近自然和室外活动需求。满足这两方面需求的养老机构，一定可以增加老人的满意度，说不定还能增加家属的探视次数和停留时间，从而带动相关消费。

当然，森林疗养与机构养老还有很多结合可能，比如创新养老模式，把儿童疗育和养老结合在一起,也可以考虑为能够接受生态葬的老人提供树木葬,等等。还有,现在很多老人抵触住进养老机构,与"养老院"这样的称谓相比,或许"森林疗养基地""森林疗养地"更容易为老人接受一些。

如何帮森林周边的人"迈开腿"?

/ 树先生

"管住嘴、迈开腿",这是大家多年来总结出来的养生真谛。作为"迈开腿"的一部分,森林散步的公众践行情况如何呢?2010年,有人调查了北海道农村地区居民森林散步情况,并与静冈县一份针对城市居民森林散步的调查做了对比。

在北海道农村,每月能够到森林中走走的人约为14.4%,每年能够到森林中走走的人约为31.1%;在静冈县城市,每月能够到森林中走走的人约为19.3%,每年能够到森林中走走的人约为56.0%。在回答"喜欢森林散步但没能进行森林散步"方面,北海道农村的比例大约有50%,而静冈县城市却只有30%。守着"森林"却不能"疗养",这是很多类似北海道农村的森林地域所面临的共同难题。从实证研究角度来看,单次森林疗养体验所带来的"急性效果"已经越来越明晰,但是长期森林散步和森林浴能带来哪些"慢性效果"却并不明了,或许是这个原因限制了森林周边居民的利用热情。

调查显示,能够做到每周都到森林中走走的人往往是老人。在北海道农村,60~70岁年龄段每周都到森林中走一走的只有2.9%,而70~80岁年龄段这个比例是9.8%,80岁以上阶段的比例就达到了14.3%,年龄越高越有利用的冲动。从发展社会福利的角度,对森林步道等相关设施进行适老性改造,以满足老年人的需求,这是推广森林疗养的重要课题。

以上两项森林散步频率调查均是由医疗机构主导的,刚看到文献标题时,我们以为文章会得出"经常森林散步会降低医疗支出"这样的结论。结果看完全文也未见相关表述,刚开始还会有一些失望,但是仔细琢磨一下,能独自进入森林的人,往往是身体比较好的,医疗支出本就应该比较少,并不能真实反映森林疗养促进健康的作用。如果想要统计森林疗养的节约医疗支出效果,还需要设计更严谨的方案。

森林疗养与生态红线如何兼容？

/ 树先生

2018年7月12日，北京市政府正式印发《北京市生态保护红线》，红线划定范围包括市级以上禁止开发区域和各类保护地，主要有自然保护区（核心区和缓冲区）、风景名胜区（一级区）、市级饮用水源地（一级保护区）、森林公园（核心景区）、国家级重点生态公益林、重要湿地等。其实早在2018年2月份，包括北京在内的15省份生态保护红线划定方案就获国务院批复，未来将有更多省份划定生态保护红线。

生态保护红线实质上是生态安全的底线。根据中共中央办公厅、国务院办公厅《关于划定并严守生态保护红线的若干意见》，生态保护红线原则上按禁止开发区域的要求进行管理，严禁不符合主体功能定位的各类开发活动，严禁任意改变用途，确保生态功能不降低、面积不减少、性质不改变。生态保护红线一旦划定后，只能增加，不能减少。以我个人对北京森林资源状况的了解，林分质量稍高一点的森林，恐怕都在生态保护红线范围之内。对森林疗养推广工作来说，"自然休养林"制度尚未推出，生态保护红线已然划定，这似乎并不是什么利好消息。

仔细琢磨一下，人类保护生态，并不是为了保护而保护，保护是为了提高生态产品供给能力和生态系统服务功能，是为了更好利用。目前生态红线内除了森林之外，还有其他类型生态系统，这就意味着对不同类型和状况的生态红线应该有不同管理目标和管理措施。森林疗养要想与生态红线兼容，还要对各类保护主体进行逐一分析，比如说自然保护区的核心区和缓冲区虽然在红线之内，但是试验区还是可以利用的。但是如何让森林疗养更符合森林公园的主体功能定位，甚至是在国家级重点公益林范围内划定自然休养林，还需要更多探索。

森林疗养多长时间合适？

树先生

对于森林疗养的最适时长，肯定要根据访客征状和需求来决定，不同人群和不同适应证有不同的最适疗养周期。不过话说回来，无论任何适应证和任何人群，恐怕都是疗养时间越长效果越好，但是随着疗养时间的增加，访客的经济负担也会增大，所以做好森林疗养，必须在效果和经济之间找一个最佳平衡点。

在计划经济时代，疗养费用主要由国家承担，访客个人无需担心经济负担，但是为了让更多人享受到疗养地医疗，自然疗养地还是非常注意控制疗养时长的。在1987年的民主德国(东德)，全国一年共实施了37万例自然疗养，其中每1万个成人中就有217人享受过疗养地医疗，每1万个儿童中有137人享受过疗养地医疗。在这些案例中，医生认为医疗适用的平均疗养时长为27天，具体疗养时长根据个体情况有所调整，最短不低于21天，最长不超过42天。比如，以预防为目的的疗养一般就21天，而康复为目的的疗养一般42天。

在市场经济时代，自然疗养地恐怕不会控制疗养时长了，倘若没有医生处方的限制，疗养地自然是希望访客住得越久越好。不过德国医生认为，疗养地医疗适用于心脏和循环系统疾病、运动系统疾病、消耗和代谢系统疾病、皮肤科和妇科等四大疾病群。对于心脏和循环系统疾病，常见案例主要有心血管疾病和高血压等；对于运动系统疾病，常见案例主要有关节炎症、变形性关节炎和脊柱疾病等；对于消化和代谢系统疾病，常见案例主要有糖尿病、肾病和尿道疾病等；在皮肤科和妇科领域，常见案例主要有湿疹、支气管炎和不孕症。看着这么多适应证"硬货"，您认为"三天两晚"或"两天一晚"能够解决问题吗？

如何兼顾观光和疗养两种业态？

/ 树先生

最近，我发现"森林康养"这个词中，"森林"和"康养"已经分离了。在南方出差，高速公路旁的广告牌上满是"康养"，但是"森林"与"康养"连用的并不多。对于这些"康养"广告，乍一看还有点懵，但仔细想想，业主应该是在为"疗养地"做广告。不知道是谁创造了"康养"这一新词汇，倘若在创造之初就申请商标，现在肯定是赚嗨了。

十年前，旅游目的地被称为观光地，主要以"求新、求异、求奇、求险"的客人为目标群体，而近些年提供"康养"服务的疗养地，则是以缓解紧张感、调适身心等长时间居住访客为对象，疗养地和观光地的差异显而易见。"康养"一词的出现和普及，反映了国内消费需求的变化，国内很多观光地也嗅到了这种变化，纷纷向疗养地转型。最近，我们调研的一家4A级风景名胜区，便是其中典型。这家机构年接待游客70万人，年收入超过4000万，虽然目前盈利能力还很强，但是考虑到市场需求变化和盈利可持续性，景区正在筹划推出森林疗养产品。在景区负责人看来，旺季和周末主推观光，淡季和工作日主推森林疗养，这两种产品并不冲突，景区可以同时作为观光地和疗养地，游客和访客都能受益。

与国内从观光地向疗养地转型有所不同，日本的一些传统疗养地正在观光化。山中湖是富士山周边的五个湖泊之一，从明治时代（1868—1912年）开始，那里便开始汇聚大企业、学校、保险公司和政府机构的疗养院。在最辉煌的1994年，山中湖村的各类疗养设施达到2074处，但随后日本泡沫经济破灭，作为额外福利的疗养院逐渐成为企业负担，此后山中湖村中超过1/3的疗养院被迫转型和废弃。为应对市场需求变化，当地人专门规划了观光区域，湖泊沿岸地区作为观光地,而森林地域作为疗养地,据说现在山中湖地区的客人已经以当日往返和一日停留为主。很多人常常感叹,国内计划经济时代的疗养院和疗养制度没有保留下来,现在看来世界各地都曾有疗养院,疗养院或许是人类特定时代的一场"运动"。

高海拔地区如何发展森林疗养？

/ 树先生

一般认为，自然疗养地的海拔不宜超过2000米。海拔2000~2500米的地方，对身体健壮的运动员来说，可以提高运动成绩，但是对老人、孩子、亚健康疗养人群来说，却容易产生负面效果。那么问题来了，我国有很多海拔2000米以上的城市，如青海西宁、四川甘孜、云南丽江、西藏拉萨等地，总人口接近1000万人，这些地方如何发展森林疗养？

高海拔森林可以为居住在高海拔的人服务。生活在高海拔地区的人们，也会面临过度压力问题，也会有生活习惯病，"森林—心理""森林—生理""森林—心理—生理"这三条森林疗养作用机制同样存在，所以森林疗养效果也同样值得期待。但是高海拔疗养地的禁忌比较多，如果尝试用高海拔森林来接待低海拔地区访客，尤其是身体虚弱的访客，还需要加强森林疗养课程研究，避免出现负面效果。

另外，如果我们定义的森林是高大乔木，那么森林生长得好的地方，人类也会居住得比较舒适。考察一下森林的自然分布范围，你会发现森林对环境要求要比人类严格得多。在水平方向上，广袤草原和荒漠可以有人类居住，但是很难生长森林；天寒地冻的北极地区有爱斯基摩人，但是没有森林。在垂直方向上也是一样，不同纬度地区森林垂直分布上限不一样，人能够生活得好的地方，森林未必能够正常生长。反过来看，在高海拔地区，有森林的地方，应该是适合人类生存和疗养的地方。

最近，《青海省森林康养产业发展规划》通过了专家评审。虽然称为森林康养，内核却是不折不扣的森林疗养，未来高海拔地区如何发展森林疗养，青海省将进行更多探索，并给出更多答案。

如何推动园艺小镇工作?

/ 树先生

以2019年世园会为契机,北京市延庆区的很多乡镇,有意打造园艺小镇。由于和森林疗养的相关度较高,很多朋友咨询,园艺小镇工作到底该如何推动?不久前,我们找到了一个案例。

东和町是日本岩手县中部的一个小镇,那里交通便利、物产富饶,可是老龄化率在本世纪初就达到25.2%,人口老龄化程度比日本平均水平还提前了20年。按理说,劳动人口不足,老年医疗支付负担重,这些压力会让当地政府喘不过来气。实际上当地人并没有因老人多而悲观,相反还以其为优势,提出打造"健康长寿之乡"。

为了打造"健康长寿之乡",在硬件方面,当地建设了老年医院、老年保健中心、养老院等多样化的养老设施;而在软件方面,当地将欧美已普及的园艺疗法,作为工作的重中之重引入进来。当地政府派遣管理人员到美国考察,派遣技术人员到纽约综合医院研修,与美国园艺疗法协会合作培养人才,邀请美国专家来当地指导工作。这与我们五年前引入森林疗养的套路差不多。

与我们不同的是,当地人制定了一个很详细的园艺疗法推进计划,东和町政府的主要部门都参与了进来。这个园艺疗法推进计划由计划财务部门牵头制定,同时计财部门也负责计划实施过程中的总体协调,负责设置园艺疗法研究会和推送园艺疗法普及的相关信息。一家挂靠在政府产业开发部门的公司,负责组织各类研讨和体验,培养园艺爱好者,运营园艺疗法相关设施,创新发展园艺产业。保健福祉部门也发挥着重要作用,负责组织开展园艺疗法实践,维持园艺疗法小屋的运营,与社会机构合作推广福祉型园艺活动,与医疗机构合作评估园艺疗法的实施效果,培养园艺疗法人才及志愿者等等。教育部门负责把园艺疗法引入到青少年身心教育中，比如通过园艺活动培养小志愿者，对厌学孩子实施园艺疗法，通过园艺活动促进家长与孩子交流等。作为园艺行业的主管部门，农林部门并没有分到太多工作，只是"以园艺为核心，确立老年人能够参与的新型农业"。

　　这样分工合作推动工作的效果是显著的。仅用了三年时间，东和町就受到了全世界园艺疗法工作者的瞩目，并有幸承办了世界园艺疗法大会，一时间蜚声海内外。

如何让森林疗养有技术含量？

/ 树先生

在森林浴时代，森林中没有特别的训练方法，对于大众日常来说，或许走入森林就能享受到森林的保健休养功能。但是作为辅助和替代治疗方法，缺少训练方法会让森林疗养显得"技术含量不高"。怎样体现森林疗养的技术含量？我们觉得大致有三个方面工作可做：一是把合适的森林提供给合适的访客，比如按照访客需求，从芬多精、负氧离子和个人喜好等方面帮助访客选择森林环境；二是补足有关森林的训练方法，比如充分挖掘森林中的五感刺激和舒缓因素，让一片普通森林也能为访客带来高质量的五感体验；三是把其他辅助和替代治疗方法引入到森林之中，比如说利用森林中的地形和步道体系开展运动疗法，或是基于森林经营活动开发作业疗法课程。

近年来，受益于多个团队的持续研究，森林疗养效果已经越来越明了。多数研究能够证实，一次或者几小时的森林疗养便可以具有稳定效果；但对长期、持续的森林疗养效果，现阶段反而缺乏更可信的验证研究。除了我们已知的"三天两晚森林浴可以提高自然杀伤细胞活性"之外，几乎没有特别像样的结论。最近学者们发现，森林徒步频率与主观健康度密切相关，也就是说，越愿意到森林中走走的人，自我健康感觉就越好。当然，只有身体健康的人，才可能到森林中走走，上述研究结论中包含着这样的因果关系。基于以往森林疗养对心身健康效果的研究结论，我们相信持续的森林疗养，的确能够有效改善主观健康度。

如果能够穿透森林康养的迷雾，我想看到的肯定是森林疗养。不过对森林疗养了解越多越能够发现，作为以自然为药的自然疗法，尤其以自然环境作为治愈素材的疗法，森林疗养尚处于起步阶段，这个领域的技术核心是温泉疗法和气候疗法。在温泉疗法和气候疗法的相关研究中，也有很多关于森林疗法的内容，不过上述研究大多关注森林中的光、热、水、气等非生物治愈素材，对芬多精、五感刺激等生物治愈素材少有关注，这对于我们发展森林疗养，既是挑战也是机遇。

森林疗养如何在乡村中落地

/蒲公英

不是所有森林都允许被开发利用。被允许经营的森林，周围一般都会有村庄，或依山傍水，或镶嵌山坳，或如在云端。以这样的林业社区支点，开展森林疗养工作有很多优势。森林所在村庄为森林疗养提供了空间和辅助功能性设施，食宿和某些疗法可以考虑放在林业社区内，与社区公共活动空间相结合，避免森林疗养设施建设破坏森林。

森林疗养是在生态、经济价值之外，对森林价值认识的延伸，也是在当下健康危机的背景下催生出来的森林价值再认识。所以森林疗养应该依托森林本身的治愈资源，不宜依托或者叠加太多现代科技辅助设施，否则难以界定其性质和作用源，也很难与相近业态区分。比如说森林旅游，森林疗养不仅要在目标导向上与森林旅游做出区隔，在形式上也应该有所区别。森林疗养要立足森林空间现有资源的生态化利用，不搞旅游建设开发。

森林疗养倡导的不只是一种新奇体验，更是一种生活方式，契合乡村振兴战略。乡村振兴的主体是原住民，所以乡村振兴必须坚持生态、生产、生活三位一体。从生活方式来看，乡村这个具有生活气息的空间，有助于森林疗养理念的具象化，对当下都市物化生活方式有反思作用。有时候我们不需要告诉受众什么是森林疗养，受众通过接触自然和对比下城乡生活就会有所领悟，必然引导出对环境的思考与再认识。

另外，森林疗养师要沉到乡村，将森林疗养基地和乡村对接，进行资源梳理，才可能形成双赢局面。一方面，森林疗养师作为智力资源，对乡村振兴有促进作用；另一方面，乡村的传统手艺、自然知识、生产方式、历史古迹等资源也能成为森林疗养课程。

如何与森林建立联结？

/蒲公英

森林疗养的技术核心是森林疗法，森林疗法的技术立足点是基于森林环境的五感疗法。抛开其他疗法，对于五感疗法来说，所有能引发身心变化作用的效果，都是通过联结。我们常说没有感觉，其实就是因为没有实现联结。

那什么是联结呢？联结是一种状态。"当下、融合"就是联结，当下是此时此刻，融合是不分物我。所有五感体验课程设计的首要目标，都是如何帮助访客建立联结，通过建立联结而实现健康管理。我们往往希望通过课程设计直接实现健康管理目标，忽略了联结的建立；或者虽然知道联结，但没有考虑联结与健康管理目标之间的关联。这是森林疗养课程设计时容易出现的一个问题，所以导致经常出现森林疗养师强行带着访客进行各种眼花缭乱体验的情况。

用什么方法能协助访客建立联结呢？联结需要在一定空间氛围中实现，特定的空间氛围有助于联结的实现。但凡名山大川皆有修行寺庙，但凡修行皆有仪式、法器，我们不妨借鉴下其他疗养活动是如何营造空间氛围的。其次，影响联结的症结在于"不在当下"，身在此间而心在九天，或者心在此间而魂常世外，例如不经常打球的人，球飞到脑门了还没反应过来。另外，多数情况下困扰访客的是浮念，是对专注度的干扰。通过冥想可以解决专注度问题，但是直接通过冥想实现正念当下，对于初学者来说太过困难和乏味。

我们在体验活动中往往欣喜于体验者睡着，以为这就是放松的效果。现在想想是吗？睡着真不是，放松并觉知才是。对于初学者来说，放松的实现是从专注开始的。像大地艺术创作这样游戏，虽然不直接作用于健康管理，但有助于专注力的持续。尽管这种专注略带紧张，紧张式专注慢慢地可以过渡到放松式专注。有了放松式专注就接近了觉察觉知式专注，觉知觉察式专注就是当下。有了当下就接近了融合，融合实现后呢？一切都自然了。

一家抛砖，意在引玉。

苗圃如何开展"森林疗养"？

/树先生

自2013年北京市开展平原地区规模化苗圃建设以来，已建成规模化苗圃130个，总面积达到11.6万亩。规模化苗圃的特点是苗木规格高、出圃率低、侧重于苗木销售展示，所以很多朋友关心，如何把这些苗圃打造成集生产经营和生态服务为一体的田园综合体？几天前，我们拜访过一家苗圃，受到很多触动，今天就和大家一起探索下，苗圃能够提供哪些健康服务产品？

海拔较低的平原地区人口密度大，空气污染物容易聚积而不容易消散，一般认为不适合作为自然疗养地。另外，为了便于机械化生产，苗圃中苗木的株行距都非常规矩，缺少自然性，康复景观也不太理想，这是苗圃面临的又一缺陷。不过，苗圃也有苗圃的优势，比如观赏植物更为集中，栽培等作业活动更为多样，场地更为平坦可用等等。虽然苗圃无法成为自然疗养地，但同样能够提供园艺疗法、生活训练、职业训练、场地游戏、认知训练等作业疗法类健康服务产品。

话说回来，在苗圃能够提供的健康服务产品中，哪些产品能够对公众有吸引力？树先生也心中没底。如果是押花、插花、叶拓、草木染等工艺疗法，或者是浇水、施肥、修剪等园艺劳动，苗圃中的产品可能没有优势。工艺疗法只需城市中的一间教室就能够体验，苗圃有绿量但无避霾避暑效果，驱车一小时到城市周边的苗圃来体验这些课程并没有太大优势。现在市民体验园艺劳动的机会已经很多，并且苗圃园艺劳动虽能观赏植物之美，但访客无法像照料果树、蔬菜那样收获成果，在开发作业疗法课程时存在一定缺陷。

所以，如果面向大众开发苗圃健康服务产品，经营者还需要在产品吸引力方面多下一些功夫。我想在苗圃中种植成规模的特殊保健功能树种，或许能够提高吸引力。另外，苗圃应该以苗木生产功能为主导，不太可能针对生态服务产品方面做过多宣传工作，要想获得稳定的客源，最好与康复、教育和养老机构结成互助关系，在专业机构和专业人员的指导下，评估苗圃作业活动的适用性，针对特定人群开发健康服务产品。

森林中的治愈因子

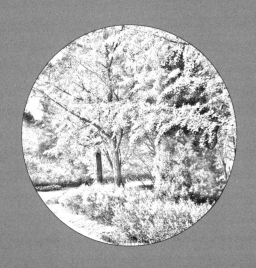

芬多精发现者的预言

/ 树先生

芬多精在人类健康领域发挥着重要作用。不过在芬多精发现之初,作为发现者的 B. P. Toknnh 教授,是如何预见芬多精医疗保健功能的呢?实际上,尽管七八十年过去了,B. P. Toknnh 教授最初的观点,依然掷地有声。

B. P. Toknnh 教授认为,包括细菌、病毒在内的微生物引发了很多疾病,现代医学的大部分成就,是在与微生物做斗争过程中积累起来的。医学界所谓的"盘尼西林时代",只不过是将微生物来源的"芬多精"(抗生素),用于提高人体的治愈力。不过,使用抗生素带来的影响,已经超出了生物学者的预期。比如,人体肠道内不同菌群之间存在拮抗关系,抗生素抑制某一种细菌,帮助对手杀死敌人之后,会破坏肠道内菌群平衡,一些非病原菌就此成了新的病原,并产生了很多新的疾病。

在 B. P. Toknnh 教授眼中,从 1940 年开始,所有国家医生都在不遗余力地做一件事。医生将盘尼西林或其他抗生素注入数以百万计的患者体中,这些抗微生物药剂挽救了数以百万计的患者生命。今后,这些了不起的抗生素,还将继续贡献于全人类。不过,微生物和医学之间存在着赛跑。无论多么好的药剂,无论什么样的有机体,都不能完全杀灭所有细菌。这些细菌总会在新的生存条件下,繁殖出最适宜环境、最具有耐药性的品种。人类发明的所有抗生素,只是帮细菌进化提供了一个助手。B. P. Toknnh 教授在 1940 年曾发现了一种繁殖非常迅速的细菌。这种细菌在十分钟之内就能完成一次繁殖,如此迅速的繁殖为基因突变和进化提供了便利条件,这让医生和生物学家感到非常不安。

不过,B. P. Toknnh 教授认为也没必要陷入悲观,"盘尼西林时代"并没有终结,对很多疾病来说,抗生素都是有效药物,并且随着科学进步,药物研究还会取得更多胜利。但是需要明白的是,很多疾病治疗不应该只是抑制人体寄生物的生物活性,更要提高人体所具有的防卫能力。从这一点上来看,在植物体免疫方面发挥重要作用的芬多精,对人体免疫功能的影响,将得到更多关注。

芬多精，这些知识你该知道

/ 树先生

最近得好友相助，《植物不可思议的力量——芬多精》一书终于到手。这本书由俄日两国学者合著，其中俄方作者就是芬多精的发现者、列宁格勒大学（现为圣彼得堡国立大学）教授 B. P. Toknnh 博士，而日方作者是启迪上原严提出森林疗法的神山惠三博士。书本身并不厚，但可能受到俄日语言转换的影响，内容多少有些难懂，这几日捏着鼻子看了几节，赶紧和大家透透新知。

芬多精从哪里来？

1930 年，B. P. Toknnh 本来是发现"受伤的高等植物，能够产生杀死细菌的挥发物"；后来他进一步发现，有些未受伤的高等植物，也能够产生杀死细菌的挥发物；再后来他又发现，不仅是高等植物，低等植物甚至是细菌本身，也能够产生杀死细菌的挥发物，从青霉菌中提炼出的盘尼西林，就是细菌来源的"芬多精"。回到森林疗养，应该是乔木、灌木、草本、地衣、蘑菇、枯枝落叶甚至是土壤都在释放芬多精，若想逐一确定成分和厘清保健功能，现阶段还不容易完成。

芬多精的抗菌能力有多强？

B. P. Toknnh 最初是通过室内控制试验来证明芬多精的存在，他将植物材料剪成尽可能小的碎屑，放在培养皿中，然后在玻璃板上滴一点含细菌的溶液，把玻璃盖在培养皿上，让细菌溶液靠表面张力黏在玻璃上。通过定期观察细菌的生命力，B. P. Toknnh 发现细菌的致死率与植物材料的种类和数量有关，与试验时长也有很大关系。要达到理想的杀菌效果，植物材料和细菌之间的距离一般控制在几厘米以内，试验时长要达到 10~20 分钟。回到森林疗养，未来若想在野外发挥芬多精的杀菌作用，必须基于林内菌落变化的时空规律，这方面还有待加强研究。

芬多精和精油有何区别？

了解芳香疗法的朋友都清楚，精油挥发物具有芬多精的功能，这一点毋庸置疑。不过，B. P. Toknnh 对含有精油叶片做过一个小实验，他将叶片上的油细胞用针逐个去除，然后重新切碎做了挥发物试验，结果发现不含精油的叶片同样能够分泌芬多精，同样能够杀死细菌。再补上一条资讯，同样一种植物精油，提取精油时的溶剂不同，精油成分也会不同，水、酒精或其他有机溶剂提取的精油完全不一样。这样看来，芬多精包含着精油成分在内的更多组分。

说说那些用于临床治疗的"植物精气"

/ 树先生

高等植物的芬多精,已经开始用于临床治疗。不过,大多数医生由于不熟悉的缘故,并不看好高等植物芬多精的作用。把杉树、大蒜、胡椒、卷心菜和苹果等食用植物的芬多精用于临床治疗?这在大多数人看来恐怕是巫术。虽然这么说,现在将芬多精用于临床治疗的尝试确是越来越多,我们没能力将相关资料整理成"医师使用指南",仅为大家提供几个应用案例。

首先,最让人兴奋的是桃金娘科植物。比如,蒲桃和沙枣的芬多精具有极强的抗生素活性,十万分之一的浓度也能够有抗微生物作用。在临床实践中,这两种植物经常用于对抗耐药性较强的革兰氏阳性细菌,标品用于治疗慢性肺炎、支气管炎、扁桃体炎以及其他炎症。据说在古埃及和古叙利亚,人们认为沙枣象征着年轻、美丽和纯洁,将沙枣作为神树,现在看来这样的崇拜或许是有缘由的。而同为桃金娘科的桉树,虽然芬多精的杀菌活性稍逊于蒲桃和沙枣,但是对细胞再生和促进食细胞反应具有不可思议的作用,这种芬多精可以直接穿透蛋白质化合物,外科医生会用其治疗坏疽和脑膜炎。

其次,一些常见果蔬有意想不到的芬多精。大蒜芬多精是被医生们所推荐的,可用于创伤、烧伤和静脉溃疡的治疗。早在1944年,大蒜中就被分离出一种名叫"伊玛尼"的芬多精,这种物质保存一年也不会变质,即使稀释到千分之一的浓度,对结核菌、克莱拉菌也具有极强的杀灭功能。另外,卷心菜的芬多精,同样可以用于伤口化脓和溃疡的治疗,而苹果的芬多精可以用于治疗痢疾。

以上这些知识,来源于芬多精发现者 B. P. Toknnh 博士,相关认知停留在1970年左右。半个多世纪已经过去,相信芬多精在临床治疗中,已经有更多进展。

如何用好森林中的芬多精？

/ 树先生

芬多精是天然抗生素，在森林疗养中发挥着重要作用。之前我们推测，森林中心的芬多精浓度要高于森林边缘，地面的芬多精浓度要高于森林上方。事实果真是这样吗？最近我们终于找到了一份相关科学研究报告。

在水平方向，森林边缘的林木密度小，森林中心的林木密度大，而芬多精主要是由树木叶片散发出来的，所以林木密度大的地方，芬多精浓度也会相应高一些。太平辰朗实际监测了红松林中距离林缘不同深处的芬多精浓度，大致是森林边缘芬多精浓度要低一些，森林中心的芬多精浓度要高一些。太平辰朗认为这不仅是森林中心林分密度大的缘故，可能还受到森林中心风速较低的影响。如果单纯考虑芬多精在森林疗养中的作用，我们就不应该让访客只是远眺森林，要让访客尽可能深入地走进森林；而在森林中设置疗养设施，最好要与林缘保持 100 米以上的距离。

在垂直方向，芬多精浓度变化规律略显复杂。太平辰朗对红松林不同高度芬多精浓度的监测表明，白天和晚上芬多精的垂直浓度变化并不一致。在白天，随着高度的增加，红松林内芬多精浓度降低的趋势非常明显；而到了晚上，即便是高度有所增加，芬多精浓度不仅没有降低，反而有增加的趋势。出现这种现象，太平辰朗认为是白天空气上方紫外线浓度强，芬多精在紫外线作用下被分解掉了。不过无论是白天还是晚上，0.4 米监测高度的芬多精浓度都是最高的。这可能是地面风速比较低的缘故，也有芬多精沉降的效果（芬多精比空气重），此外地面的草本、灌木、菌类、枯枝落叶也都能分泌芬多精，这点也不能忽视。这样看来，日本森林疗法协会推出一种名为"大地转寝"的森林疗养课程是有道理的，或许只有躺在森林地面上，才可以最大程度地享受芬多精的好处。

需要指出的是，太平辰朗研究的只是 7 米高度内特定林分中芬多精浓度变化，目前对森林中芬多精浓度变化规律的研究还非常少，相关研究还有待加强。

有关芬多精的几个有趣实验

/ 树先生

植物挥发的芬多精能够杀死细菌,可是对于包括人类在内的高等动物,芬多精会造成怎样的影响呢?芬多精发现者 B. P. Toknnh 教授,早在 1930 年前后,就做过几项专门研究。

B. P. Toknnh 教授在 2.5 立方米的玻璃容器内投放一只体重 150 克的小白鼠。如果不补充新鲜空气,正常情况下玻璃容器内的空气,可供小白鼠生存 2~6 个小时。B. P. Toknnh 教授将玻璃容器分为空气可联通的上下两层,上层供小白鼠活动,下层放植物碎屑。小白鼠只能在上层活动,不会接触和啃食下层植物碎屑。B. P. Toknnh 教授更换不同种类和不同重量的植物碎屑,进行了一系列实验。

当植物材料是大蒜的时候,2 克大蒜碎屑没有对小白鼠产生任何影响,用 15~30 克大蒜碎屑也未观察到小白鼠有任何毒性反应。但是将植物材料更换为月桂樱的时候,情况就发生了变化。只需投放 2 克月桂樱植物碎屑,经过 25~30 分钟,小白鼠便死亡了。这表明月桂樱挥发的芬多精对小白鼠有极其强的毒性。那么,野外环境的月桂樱会不会对鼠类有趋避作用?如果室内环境放置月桂樱盆栽,会不会对人类也产生生理毒性?

带着这些疑问,B. P. Toknnh 教授将关着小白鼠的铁笼挂在了月桂樱树上,他定期监测小白鼠的体重、呼吸数和运动轨迹的变化,并和对照试验的小白鼠做对比。遗憾的是,月桂樱似乎没有对小白鼠产生生理毒性,小白鼠的体重、呼吸数和运动轨迹也未发生明显变化。由于自然界不可能有太多月桂樱叶片受伤,所以芬多精浓度要低一些,再加上森林中有很好的空气流动,所以低浓度月桂樱芬多精不会对小白鼠产生生理毒性。

在室内实验部分，B. P. Toknnh 教授将月桂樱植物碎屑的量由 2 克增加到 20 克，结果只用了四五分钟，小白鼠就死亡了。这再次印证，一些物种的高浓度芬多精，会对高等动物产生生理毒性。目前，虽然已经研究了几十年，学者们对芬多精还是众说纷纭，但是大多数研究指向，低浓度芬多精对于改善健康有帮助，高浓度芬多精反而会损害健康。

森林小气候，这些效果可期待

/ 树先生

对很多人来说，森林疗养的魅力并不是放松身心和调整人生观，而是森林所在地大多具有独特气候环境。利用森林小气候的外在作用，可以改善人体健康，恢复身体原本应有的平衡状态。这种利用芬多精、负氧离子、温湿度、日照等气候因子的调节作用，治疗或促进健康的疗法，通常被视为气候疗法的一部分。

气候疗法重点关注体外和体内的相互影响，与只关注体内的普通医学相比，气候医学必须要考虑的参数更多，所以到目前为止，现代科学依然没有解明气候疗法的全貌。不过，现在很多医生专注于气候疗法研究，他们收集了各种类型气候疗法的案例，所罗列的气候疗法适应证也得到了医学界的认可。未来，若深挖森林小气候的功效，这张清单中气候疗法的适应证，是重要的参考。

目标组织或器官	作用机理	适应证
大脑		神经疾病和免疫异常
自律神经	调节儿茶酚胺分泌	心身疾病、自律神经失调
心血管	改善末梢血液循环，增加心脏供血能力	高血压、心脏功能不全、血液循环障碍
肾	促进尿液形成	肾功能不全
胃	增加胃黏膜血液量，改善胃液分泌	慢性胃炎和胃溃疡
胰腺	改善胰腺分泌	糖尿病、慢性胰腺炎症
肝	促进胆汁分泌	肝功能障碍
内分泌	异常机能修正	压力相关疾病

(续)

目标组织或器官	作用机理	适应证
免疫系统	修复淋巴、脾和皮肤的异常细胞	免疫性疾病
关节、骨骼和肌肉	软化组织,增加组织血流量、减少炎症	关节炎、神经痛和运动障碍
血液	腺溶能力亢进	血栓

什么样的森林小气候更适合疗养？

/ 树先生

要想把森林疗养基地做出特色和技术含量，气候疗法的角色不容忽略。我们开发森林气候疗法课程时，既要从四季变化尺度对当地整体气候资源进行挖掘，也要对基地内的森林小气候资源进行梳理，理清哪些因子属于刺激性资源，哪些因子属于保护性气候，又有哪些因子构成负荷性气候。目前作为保护性气候，森林气候疗法在实践中有很多成功应用，但是如能考虑以下因素，多角度评估森林小气候之后，森林气候疗法或许有更多应用可能。

1. 温热要素

评估因子包括气温、水蒸气、日照、红外线、风的变动等。这些因子影响体温，对循环和呼吸系统有调节作用，可调节新陈代谢。以阔叶林为例，森林中夏季最高气温比林外低5摄氏度，冬季最高气温比林外高1摄氏度，而最低气温与林外大体持平，风速比林外小。

2. 湿　度

评估因子包括绝对湿度和相对湿度。大部分专家认为，湿度影响健康的机理与温热要素大致相同。在大家印象中，森林较为潮湿，实际在森林中，由于地表和树冠的蒸发散很大，林内湿度仅比林外高5%～10%左右。

3. 机械性力学要素

评估因子包括气压和风速。高气压或低气压会直接作用于呼吸系统、循环系统、造血器官和自律神经，影响血液中的气体成分。

4. 化学要素

评估因子包括氧气、二氧化碳、臭氧、芬多精、天然或人工的污染物。这些因素同样作用于呼吸和循环系统,影响血液成分。森林之所以能作为清洁的保护性气候,具有抗菌、防腐和镇静作用的芬多精发挥着重要作用。

5. 电磁要素

评估因子包括负氧离子和电磁辐射等。这些因素会作用于自律神经,影响血清的形成。值得一提的是,森林疗养之所以能够平衡自律神经和降低心身压力,大部分专家认为主要是负氧离子的功效。

6. 光线要素

评估因子包括可见光和紫外线。其中紫外线影响色素沉积和维生素 D 的形成,还有杀菌的作用。

7. 行为生理性作用要素

评估因子主要是光周期。光周期影响身体节律和行为。

什么样的气候适合疗养？

树先生

在欧洲，将气候作为治愈素材的疗养地很多，仅德国就有50多处，如果加上意大利、捷克、匈牙利、波兰等国，欧洲的气候疗养地数量应该达到上百个。这么多气候疗养地究竟利用的是什么气候？或者什么样的气候才适合做疗养地呢？

实际上，在气候疗法专家眼中，大部分气候要素都能用于健康管理，气候疗法的适应证和禁忌也比较明确。不过按照气候疗法的作用机理，疗养地气候可以分为保护性气候和刺激性气候两大类。所谓保护性气候，就是要有合适气压、较小温差、适度日照、清洁大气、空气中无过敏物质、没有暑湿等等，这样的气候环境比较适合养老、术后康复和压力缓解。所谓刺激性气候，则要具有冷凉空气、温度日变化较大、强风、强日照、含有海盐粒子的风、高山低气压等等，这些刺激因素会诱导身体建立防御机制，可以用于特定疾病的康复和治疗。但是暑湿、湿冷、闷热、空气污染等因素不能作为刺激因素，这样的气候被称为负荷性气候，不适合疗养。

近年来，欧洲社会非常重视自然疗法的应用，对气候疗养地的需求，也从过去偏重治疗向偏重预防转变。为了适应社会需求变化，很多气候疗养地与医疗和健康管理机构合作，在预防生活习惯病、职场心理健康管理、认知障碍预防等方面开发课程并提供相关服务。不过，由于欧洲各国都在削减医疗费用，如果接受偏重治疗的疗养者，可以获得100%的公共资助；如果是接受偏重预防的疗养者，每位访客每天要自己承担10欧元左右。

想不到，森林中空气细菌含量这么低

/ 树先生

一些细菌会引发化脓、破伤风、伤寒和肺炎等疾病，很多人谈细菌色变。其实有些细菌对人是有益的，比如制作酸奶用的乳酸杆菌，而有些细菌只有特定条件下才对人体有害，比如说大肠杆菌。不过，如果是存在于空气中的细菌，无论是有益菌还是致病菌，只要超过一定含量，都可能引发皮肤过敏、哮喘、心血管疾病、慢性肺炎等疾病。

世界卫生组织（WHO）调查显示，当空气细菌含量大于1000个菌落/立方米时，伤口感染率显著增高，所以1000个菌落/立方米常作为清洁空气和非清洁空气的界限。医疗领域对空气细菌含量有更高标准，一般层流洁净手术室空气中的含菌量要小于10个菌落/立方米，普通手术室空气中的含菌量也要小于200个菌落/立方米。喜欢森林疗养的朋友或许关心，森林中空气细菌含量有多高？分布有哪些规律？又该如何根据空气细菌含量来布局疗养设施？

森林分泌的芬多精具有杀菌的作用。大量研究证实，如果林分和位置选择合适，空气细菌含量是比较容易控制在1000个菌落/立方米以下的。比如在夏季黄山，森林中空气含菌量均值为503个菌落/立方米，而同时期合肥城区空气含菌量均值为6202个菌落/立方米。当然不同林分的细菌含量也有差异，芬多精挥发能力强，森林空气细菌含量就低。比如在太行山区的一项研究表明，栓皮栎林细菌含量为438个菌落/立方米，侧柏林为1818个菌落/立方米，刺槐林为2021个菌落/立方米。另外，土壤是空气细菌的主要来源，不同树种的土壤细菌多样性也有显著差异。比如有研究发现，白桦林比油松林土壤细菌种类更少，而现实中白桦林芬多精的杀菌能力也更强。这样看来，在森林疗养基地设置长期滞留设施时，林分类型应该是重要考量因素。

高海拔森林的空气细菌含量会更低，许多自然疗养地选择在中山地区，空气细菌含量低是重要考量因素。随着海拔高度的增加，空气中细菌含量会降低，造成这种现象有多种原因。首先，海拔高，气温和湿度相对较低，不利于微生物生长繁殖；其次，高海拔地区紫外线较强，对细菌有杀灭作用；还有，高海拔地区空气颗粒污染物较少，细菌缺少依附的载体。除了海拔之外，地形也是影响森林空气细菌含量的重要因素，有研究发现，与沟谷相比，开敞的山顶和山腰空气细菌含量更低。

如果综合控制林分类型、海拔、地形和季节的影响，森林中短时间内空气细菌含量可能会低于 200 个菌落/立方米，但是要长期保持在普通手术室标准并不容易。

教你摆脱"唯药是从"

/ 树先生

在"康养"的宣传浪潮之下，自然疗养地很容易被人们误认为是休闲娱乐或者旅游场所。其实真正的自然疗养地，都是被政府划归为医疗设施的，是非常专业的健康恢复方式。

疗养地的治疗方法分为生活疗法和自然疗法。自然疗法是利用干净的空气、日光、温泉（富含矿物质）、清水、森林、起伏的地形、高原、海洋等自然环境，以及药用植物、有机蔬菜等自然素材，进行治疗的方法。生活疗法是利用饮食、运动、休息、入浴、娱乐、睡眠等日常的生活行为进行治疗的方法。

说起自然疗法和生活治疗法，很多人大概都会嗤之以鼻，认为这很不靠谱。然而很多疾病正是由不健康生活习惯、不健康生活环境所引起。让我们仔细想一想，人类原本就生活在自然之中，是依赖自然才能存活下来，所以自然界有各种可以激发人体本能反应，并使其发挥正向作用的治愈要素。不知道从什么时候开始，人们逐渐忘记了利用自然环境和自然素材来激发出人体的自愈力，让医疗变成了"药物万能主义"。与依赖药物治疗的"现代医疗"相比，生活疗法和自然疗法对人体的副作用更少，可以说是更有优势的一种健康恢复方法。

回到森林疗养，它并不是治疗一时的疾病，而是"找寻产生疾病的根本原因，从根本进行纠正，从而达到彻底治愈"。森林疗养要达到的结果，是改善体质，改变生活习惯，调节情绪，使身体和精神恢复到生病之前的健康状态。所以森林疗养也应该从生活入手，利用生活中的一切，并辅以各种森系自然疗法。希望有朝一日，我们能够彻底改变"唯药是从"的观念，从多角度思考健康问题。

说说森林疗养效率和效果

/ 树先生

中国森林疗养杭州国际研讨会期间,树先生除了忙于会务,还结交了几位朋友,受到了几点启发,梳理给大家。

关于森林疗养效果

一次完美的森林疗养体验,是森林环境、疗养课程和访客共同作用的结果,要想取得良好的森林疗养效果,必须在这三方面来同时做文章。过去我们关注了森林环境和疗养课程对森林疗养效果的影响,而忽略了访客自身因素的影响。实际上,并不是森林疗养对每一位访客都适用,受到性别、年龄、人格、文化背景、身心状态等因素影响,森林疗养效果会存在明显的个体差异,也就是说森林疗养对一部分人会没有效果,这是发展森林疗养必须要正视的问题。

为了提高森林疗养效果,非常有必要研究摸清个体差异规律,同时为了避免不必要纠纷,在实施森林疗养干预之前,森林疗养师也应该对森林疗养效果的个体差异做适当说明。说到摸清个体差异,其实目前国内森林医学相关研究,还只是分散、低水平的验证研究,缺少针对不同森林环境和疗养课程的研究,更缺少基于森林环境和疗养课程的个体差异研究,摸清个体差异尚需时日。

关于森林疗养效率

最近,在几位朋友的帮助下,我们和 kneipp 疗法总部及驻华代表处取得了联系,也获得 kneipp 疗法更多讯息。作为日本森林疗法的仿效对象,kneipp 这一古老替代治疗方法面临着与中医类似的问题,比如年轻人不愿意当 kneipp 医师,执业人才青黄不接;比如 kneipp 疗法的适应证对现代人缺少吸引力等。为了能够生存下去,kneipp 做了很多与时俱进的调整,增加了美容等一些年轻人关注的现代因素。尽管如此，近年来德国人在自然疗养地的平均停留时间还是有所减少。

如果吃一片西药就能解决的问题，人们很难会选择在 kneipp 疗法基地住上 21 天。对于自然疗法效率不高的问题，森林疗养也同样存在。什么样的森林疗养才有存在价值？这一问题再次摆到了我们面前。我想森林疗养还是应该把注意力集中在传统医学难以解决的问题上，虽然现在市面上有罐装空气、植物精油和森林广播，但是自然缺失而引发的健康问题，好像还没有工业药品能够代替。

负氧离子：或许是支双刃剑

/ 树先生

人类活动范围正在扩大，从大洋深处到浩瀚宇宙都有了人类身影。在潜水艇和宇宙飞船这样的狭小封闭空间内，什么样的空气才能确保乘员身体健康呢？森林医学的研究成果，能够帮忙回答这个问题。

我们知道森林中负氧离子的最高浓度可达 3000～20000 个/立方厘米，而城市中负氧离子的最低浓度只有 50～300 个/立方厘米。很多医生希望知道，这样的负氧离子浓度差异，会对人体有哪些差异化的影响。在过去 40 年中，负氧离子的除菌、提高舒适性和改善作业效率等功能都得到证实，而度部一郎从森林医学角度，研究了负氧离子的作用效果。

度部一郎以 10 位健康大学生为对象，用负氧离子发生器来模拟森林环境，让受试者在同一礼拜同一时间分别进入有无负氧离子发生器房间。受试者进入房间后要休息、深呼吸，安静 15 分钟后测试电流知觉阈值；然后将双手浸入 15℃冷水中 3 分钟，15 分钟后测试指尖温度；进入房间 38 分钟后采集受试者血液。结果发现，在有负氧离子发生器的房间，受试者的自然杀伤细胞数量有所降低，免疫力似乎受到影响；而在有负氧离子发生器的房间，受试者指尖温度要高一些，即便是冷水刺激之后，指尖温度还是显著高于对照，这表明负氧离子具有抑制交感神经紧张的作用。

这项研究结果还有待于进一步检验，但是负氧离子"降低自然杀伤细胞数量"这一结论，与之前森林医学研究结果不符。我们一直认为，森林对主观舒适性、体温、a 脑波、血液中激素、自然杀伤细胞都有帮助，负氧离子浓度与所有森林疗养效果都是正相关，现在看来这种认识或许有误。

森林的治愈因素众多，除了负氧离子之外，还有芬多精、声波、景观、电磁波（光照）、温度、湿度、风速、气压、空气成分等多重因素，这些因素对于某项森林疗养指标来说，同样未必都是正向效果。过去的森林医学研究，学者通常把森林环境作为一个整体来对待，像是"鸡尾酒疗法"。但如果要想更有针对性地开展森林疗养，需要掌握森林环境的整体效果，也需要一一厘清每个治愈因素的效果，这的确不太容易。

接触自然，可助免疫细胞分清敌我

/ 树先生

国外某诊所统计发现，城市花粉飞散量与过敏症患者数正相关。2018年的北京，4月份出现多次有效降水，再加上北京市政府投入了大量人力物力，在"天帮忙，人努力"的共同作用下，花粉和杨柳飞絮所带来的负面影响，比常年要低很多。在2017年4月，"栽这么多杨柳树干嘛，砍掉！""你们究竟是喜欢杨树毛子，还是柳树条子！"，相信这样汹涌的舆情，曾让每个园林绿化人倍感压力。

每个人都是有缺点的，我们通常会选择原谅；相信每种树也是有缺点的，为什么一定要"置之死地"？目前治理花粉飞散和杨柳飞絮，我们主要是在做树的工作，有没有可能换个思路，做一点人的工作？比如采取措施降低市民对花粉和飞絮的过敏反应。

我有一位同事，她生长在森林丰富的农村，儿时没有发现任何过敏反应；考上大学在北京生活三十几年后，突然发现自己花粉过敏了。目前尚没有城市和农村花粉过敏症发病率存在显著差异的证据，但是在过敏皮试反应阳性而无花粉过敏症状的人之中，城市化进程落后地区的人明显要更多一些。受环境污染影响，随着人们生活节奏和生活方式的改变，我们的机体免疫系统开始"敌我不分"，免疫应答超出了正常范围，许多原来不过敏的人可能逐渐演变成过敏体质的人。

自然环境中的生物多样性非常高，存在不可或缺微生物群系和其他刺激因素，它们不仅影响皮肤和肠道健康，与人体免疫应答之间也关系微妙。研究显示，如果人们没有用足够的时间去体验大自然，就不会形成适当的免疫功能来保护自我。由于城市中一些社区缺少树木，没有公园，无法获得这种大自然产生的免疫力，这是花粉过敏症患者逐年增加的主要原因。

现在很多人开始认识到自然的健康促进作用，北京市政府通过两轮平原地区百万亩造林工程把森林搬到了市民身边，而我们需要做的就是接触自然，通过森林疗养等措施来调整身体，更好地适应自然。

森林帮您克服酒精依赖

/ 树先生

在韩国，森林疗养可以用于酒精依赖症的戒除。最初，听到森林疗养有这样的适应证，总觉得不可思议。最近了解过行为疗法之后，才发现这种疗愈途径是有据可依的。

行为治疗是以改善不良行为为目标的心理治疗技术的总称，它以心理学中的学习理论为基础，认为环境和教育决定一切，讲求就事论事，常用重建人格来重建新的行为习惯。与药物和手术治疗相比，行为疗法用于酒精依赖症治疗的历史更久远，副作用更小。目前在治疗酒精依赖症方面，以森林为媒介的行为疗法已经总结出以下几项技术要点。

1. 自我观察

访客要控制自己的行为，不能过度依赖于森林疗养师的指导，通过观察自己的行为，而实现行为的改变。比如，对自己酒精依赖的行为和症状进行观察和记录，把观察结果反馈给自己，有意识地控制各种细微的不良反应。

2. 环境控制

改变外部环境，排除访客周围酒精类产品和信息。森林疗养基地的环境是有别于传统社区环境的，如果控制酒类销售，屏蔽酒精相关信息，还是比较容易做到的。

3. 随伴管理

为了控制酒精依赖行为，重建良好的生活习惯，森林疗养师还应该为访客制定随伴管理方案。比如在疗养过程中，根据访客行为改变结果，采取一些"奖励"和"惩罚"措施，促进访客的行为控制。

4. 放　松

酒精依赖病人骤然戒酒后，可能会出现震颤、恶心、呕吐、出汗、情绪激动、惊厥等症状。为了缓解这些症状，森林疗养中常见的放松方法就有了用武之地，比如说渐进式肌肉放松法、森林冥想、森林五感刺激等等。此外，正念状态下的森林文化活动体验，也非常有助于患者克服酒精依赖。

海拔对健康有多大影响？

树先生

有些人习惯把森林称为山林，因为森林和大山总是联系在一起。在山林之中，海拔对人体健康的影响不容小觑。气候疗法学者一般认为，300～1000米海拔最容易作为疗养地，这一海拔高度下的疗养课程几乎没有任何禁忌；而1500～2500米海拔被称为刺激性气候，低气温、低气压、低氧气、高紫外线和高风速的气候环境，适用于低血压、哮喘、慢性疲劳等疾病的康复，但是也会对某些病征有加重作用。

（1）失眠。昆明医科大学、第三军医大学、青海省军区机关门诊部等多家机构研究表明，随着海拔升高，驻地官兵睡眠障碍、多梦、失眠、打鼾、肌痉挛、梦语等情况多发，睡眠质量大打折扣。学者推测，氧分压减少或许会导致睡眠期间呼吸紊乱，这与失眠有直接关系。这样看来，以改善睡眠为主要目标的森林疗养活动，尽量不要选择海拔较高的森林。

（2）疼痛。低氧分压还可以导致高海拔头痛，相信很多去过高海拔地区旅行的人都有切身经历。另外现有研究还发现，患者身体其他部位的疼痛感，在海拔较高的地区也有加重的倾向。这或许是因为在海拔较高地区，多诱因交互作用下，人体自律神经功能调节紊乱，末端血管阵发性扩张而引起的。所以在高海拔地区做术后恢复类森林疗养活动，也应该格外谨慎。

（3）高血压。在平原地区血压正常的访客，进入海拔较高地区后血压有可能小幅增高，但是返回平原地区后，血压就会恢复正常，这种病征称为高原高血压。如果是高血压病人的话，血压在原来基础上再有升高，却是相当危险的。另外，很多高血压患者患有心肌肥大等合并症，通常比一般人需要更多氧气，而高海拔地区氧分压减少，容易因缺氧而加重病情。

（4）风湿。随着海拔的升高，气温的日变化也会加大，对温度变化敏感的风湿病患者，也应该避免到海拔较高地区体验森林疗养。

水中运动能治病

/ 树先生

韩国的山阴自然休养林中有一个奇怪的水池,水池看起来像游泳池,但是池中间有一排"双杠"。当初考察时不求甚解,猜想它应该是森林疗养基地的一类康复设施,就放过去了。最近看文献时才发现,这种水池有一个专业名称,叫治疗浴池。治疗浴池是水中运动设施,而水中运动技术是水疗法的重要组成部分。

水中运动是利用水体的浮力、阻力、压力和热传导性进行健康管理,康复原理比较简单,目前主要应用有以下几个方面:一是利用浮力减轻关节压迫,使腰和膝关节肌肉受到锻炼,适用于骨头和关节原因造成的腰痛、膝关节痛的康复,如风湿性关节炎等;二是在水中运动不易引发哮喘和过度呼吸,又容易采取水平位,适用于慢性呼吸道疾病的康复,如哮喘等;三是水中运动用于神经和精神疾病的康复,现有成功案例包括脑梗死、脑瘫、脊髓神经损伤、儿童自闭症等;此外,对于孕妇来说,水中运动可以托举子宫,锻炼效率和能量消耗也比普通运动更高,对于分娩、保持身材和调节心理健康都有积极作用。综合来看,水中运动的适应证与森林疗养非常相似,两者结合起来康复效果或许更好,可以考虑在森林疗养实践中加以应用。

如果建设一个治疗浴室,大小最好为3米宽、10米长;浴池一端深1.0米,另一端深1.4米;距离池边5~6厘米要设置扶手;池中步行训练的双杠,高度也应该可调节。如果要实施水中运动,水温一般要控制在34~37℃,水深视访客情况而定。

如何看待森林的医疗保健功能？

/ 树先生

最近，有朋友苦口婆心地劝导我多做一些"研究"，把精力主要放在"科学研究"上。坦率地说，朋友们是高看树先生了，我顶多是看了一些文献，在个别方向做了一点"技术集成"。如果期待树先生个人在森林医学方面有"原始创新"，恐怕是要失望。另一方面，在这些劝导意见中也不难发现，很多朋友对森林医疗保健功能的认识，存在两点偏差。

偏差一：过于强调森林本身的作用

森林疗养当然要以森林为主体，但实际上森林内的所有自然治愈素材都在起作用，有些疗愈效果是地形、海拔、气候、土壤、水体等多因素综合作用的结果，单独强调森林本身的作用并不科学。德国的自然疗养地大多是"海拔+森林""温泉+森林""海水+森林""气候+森林"，要寻觅单纯的"森林疗法"恐怕不太容易。之前我们听上原严说森林疗法源于克耐普疗法，但是深入研究后发现，克耐普疗法与森林的相关度并不高，一些克耐普疗养地甚至没有森林，倒是气候疗养地与森林关联更紧密一些。当然森林到处都有，但并不是每一块森林都能成为气候疗养地，在自然疗养地的认证过程中，森林以外的其他治愈要素也是重要考量因素。

偏差二：过于强调森林中芬多精的作用

芬多精促进人体健康有很多工作值得深入研究，但是最重视芬多精作用的日式森林疗养，主要解决的却是和压力有关的健康问题。日本人把森林作为一个综合舒压系统，通过森林浴来放松身心和预防生活习惯病，尚未见到将芬多精用于生理干预临床实践的案例。而150年前在森林中成功治愈肺结核的德国，治疗方法中包含多种环境条件的刺激，直到现在大部分德国人也并不知晓芬多精的存在。芬多精具有包括杀菌在内的多种作用，目前森林疗养中运用的主要是放松作用，这一点大家务必要正视。

如果想实际测得森林中有哪些挥发物，建立挥发物和健康的直接联系，从机理上重构森林疗养，目前很难做到。一方面，森林挥发物种类众多，人类对大部分挥发物缺少研究，从现有研究来看，这些挥发物对人体的作用方向也并不一致；另一方面，森林挥发物多是痕量，分泌时又受多重因素影响，森林空气中的挥发物的种类和数量并不稳定，即便是建立了挥发物与人体健康的直接联系，也很难用于森林疗养实践。

感性是一种生活态度

/ 树先生

　　生命中的任何一件事情，任何一个决定，都是有得有失，我们主观上一直想获得，客观上却是不断在失去，连自己的生命最终也会失去。与其理性追求确定的完美，与其瞻前顾后地焦虑不决，不如偶尔使用下直觉的智慧，感性而自然地处理下身边的小事。

　　说起感性，森林疗养师培训的主讲教师小野NAGASA，最近在琢磨如何锻炼访客的感性。小野所说的感性，实际上是一种感受能力，并不是感情用事。森林疗养的技术核心便是"五感"刺激，所以要做好森林疗养服务，还真要在"感受能力"方面多做一些文章。

　　我们每个人生下来就具有感受能力，但是受先天和后天因素影响，感受能力存在较大差异。仔细观察你会发现，感受能力强的人，情感细腻，有创造力，能够移情通感，与人交往更为顺畅，表现为较高情商。所以培养感受能力，对家庭和职场都有重要意义，据说现在很多人力部门在关注"感性的培养"。

　　多接触一些艺术，或是让自己从现实中脱离出来，这都是常见的感性培养方式。在小野看来，多接触自然，多到森林中走走，同样有助于感性的培养。一方面，在森林疗养师的指导下，能够重新训练下城市生活中不常用到的五感器官；另一方面，森林就是一座艺术馆，走进森林会受到意想不到的熏陶，重新寻获那些久违的情感。

　　久居城市，我们要对自己的感受能力有清楚的认识。例如，食物送到嘴边，你能不能嗅到其中的味道？身后站着一条恶狗，你能不能发觉有异样？而培养感受能力，不仅要靠自己有意识多锻炼，更需要系统的训练。在小野的森林疗养课程中，感受能力训练不只是单纯视、听、嗅、触、味等五感，还包括嗅+触、嗅+听+触，等等，访客可以在森林中尽情实践。

　　春天快要来了，何不与我们一起，去森林中发现感性的自己！

森林运动：不投资亦可盈利

/ 树先生

坦率地说，以追求舒适最大化为目标的日式森林疗养，集客能力比较弱。如果经营者想通过森林多功能经营获得更多收益，还需要在休闲、运动和文化活动方面多做些文章。说起森林运动，近年来山地自行车似乎异常火爆，周六日站在出城公路边上，可以看见成群结队的骑行爱好者奔向郊区。

山地自行车起源于20世纪70年代的美国，它的魅力在于车道无需铺装，可以在远离公路的山间骑行，越是地形复杂越能够带来更多刺激，因此可以满足富裕阶层的冒险需求，很多经营者有意将这种运动方式引入到森林。不过，山地骑行破坏林地土壤，林道中突然冲出一辆自行车也会吓到路人，如何扬长避短地引入这项运动？国外的森林经营者也觉得费脑筋。

在东京西多摩有一个山地自行车的骑行组织，他们大约有2000名会员，主要在东京周边山林开展活动。这个组织通常会做半天森林经营志愿者，然后安排半天骑行活动，据说这一做法得到了森林经营者的谅解，也很受会员欢迎。这个组织每个月至少召集4次活动，有时可能要活动6次，如果能够承接这种会员活动，何愁森林用不活呢？

而神奈川县相模市的一处休闲林，选择了撸起袖子自己干。休闲林的经营者准备了4条山地自行车专用"通道"，最长的通道1.5公里，最短的只有0.6公里。说是专用通道，也只是割除了高草和灌木，设置了垃圾收集点，尽管如此简陋，可每年能够吸引3000名骑行爱好者。不仅如此，基于山地自行车运动，经营者每年都会做几期针对孩子的骑行体验大会，也会面向所有访客提供教练和向导服务，盈利前景看好。

森林究竟对健康有多大作用？

树先生

上原严是当之无愧的森林疗法第一人，但上原严所主导的机构却不叫"森林疗法协会"，而是"森林保健学会"。这其中原因很难推测，有可能是上原严为了刻意区别已经泛滥的"森林疗法"，也可能是上原严对森林促进健康的认知出现了"回归"。目前从森林中挖掘出来的健康促进因子越来越多，但是森林究竟能为健康带来多大改变？我个人却越来越心虚，或许上原严也受着相同的困扰，尽管他在这一领域已经耕耘了20年。

在日本很多森林疗养基地网站主页上，明确标示着"森林浴可以调节血压""森林疗法可以预防生活习惯病"。这些原本是上原严等人的研究成果，但是现在上原严却对这种"定式化的生理治愈作用"态度谨慎。在上原严看来，过去的森林医学实证研究是基于特定情况的对比试验，试验中有很多控制因素，所以得出的结果不会"放之四海而皆准"，并不应该泛泛而谈。在森林疗养实践过程中，有些人提起森林，就会想到阴暗潮湿和满地虫豸，本能反应还是畏惧和警戒，疗愈效果不理想的情况非常多见。

过去，有体验者的森林疗养效果监测数据不理想，我们习惯用"替代疗法存在个体差异"来解释。实际上，森林有很多类型，治愈机制有多种途径，治愈素材和治愈环境复杂多变，受众本身也存在很大个体差异，疗养供给和受体需求之间的复杂关系并没有完全厘清，森林医学的完全确立尚需时日。现阶段，很多人都坚信森林对身体有益，但是如何才能证实出来？这个难题本质上依然没有得到很好解决。

听朋友们讲森林改善健康的个案，我们很兴奋，也很有方向感。如果把这些个案集合在一起，说森林疗养"包治百病"也不为过。但是冷静地想一想，基于个案的森林疗养具有科学性吗？对待森林的疗愈效果这一问题，我们是不是也应该保守一些呢？

森林地下藏着"乌金散"

/ 树先生

不久前,我们认识到森林中的腐殖质对于促进健康具有重要作用。朋友们看到推文后,有人希望我们进一步梳理下相关研究,也有人对腐殖质的健康促进途径表示质疑。为此,我们又做了一点功课。

腐殖质中的生物活性成分是什么?

腐殖质的主要成分可以分为胡敏素、胡敏酸和富里酸三类,其中胡敏酸又称为"腐植酸",而胡敏酸和富里酸合称"腐殖酸"。与"腐殖酸"相比,与"腐植酸"关联的"健康、医疗"方面文献资料要稍多一些,所以我们重点说说"腐植酸"。从对健康有益的生物活性成分来看,腐植酸与植物活体是相近的,主要是天然激素、萜类、酚类、酮类、复合维生素等等。目前,国内一般通过煤炭来提取腐植酸,而国外则是通过泥炭和其他自然资源。因此,国外很重视通过研究腐植酸形成过程来确定生理活性组分,采掘地的植物类型、分解或腐植化程度、泥淖化程度等都会影响腐植酸的组分。

这些生物活性成分对健康有哪些影响?

在国内,据说腐植酸用于医疗的历史可以追溯到北宋,当时人们就将泥炭用作中药;在《本草纲目》中,李时珍用风化煤熬制了"乌金散";在20世纪80年代,同仁医院、协和医科大学在腐植酸医药机理和临床方面的研究成果,还曾获得北京市科技进步一等奖。而在国外,有关腐植酸促进健康的研究更为系统,在抗病毒、消炎、抗菌、抗肿瘤、提高免疫力、影响酶活性、促进代谢等方面都有实证研究,对腐植酸的毒副作用也摸得比较清楚。在毒副作用方面,腐植酸可能会导致肝脏内脂肪增加,而长期使用富含腐植酸的饮用水,可能会导致大骨节病。

腐植酸通常如何使用？

利用腐植酸与碱作用生成腐植酸盐能溶于水的原理，可加碱从腐殖质中把腐植酸抽提出来，制成0.5%~1%的水剂、粉剂及5%的软膏剂作外用，或制成糖浆、合剂、片剂或针剂作内服或注射用。现在流行通过泥浆浴、泥炭浴来调理慢性疾病，这些替代疗法所应用的生物活性成分也主要是腐植酸。不过，生活在富含腐植酸环境中会更健康这一命题，目前没有更多文献。

有关腐植酸与健康的话题，绝非一篇推文能够说清楚。我国上世纪就成立了"中国腐植酸工业协会"，该协会于2018年4月在山东东阿举办了"中华腐植酸医药健康产业发展论坛"。

腐烂的树叶也能促进健康？

/ 树先生

发展森林疗养，我们需要把森林中对健康有益的各种素材都挖掘出来。过去我们注重挖掘"地面之上"的素材，今天我们挖掘一下"地面之下"的素材。

与耕地或城市绿地有所不同，在真正的森林中，土壤上有一层厚厚的腐殖质层。腐殖质是森林凋落物经微生物分解转化而成，一般认为其主要成分是胡敏酸和富里酸。作为全球碳循环的一部分，腐殖质是学者研究的热点领域，不过到目前为止，腐殖质的结构仍然未知。我们都知道，腐殖质对于改良土壤和促进植物生长具有重要作用。但是您知道吗？腐殖质可能对人体健康也具有重要影响。

目前倒是没有腐殖质影响人体健康的直接研究，但是对于家禽和家畜健康，并不缺乏有关腐殖质的生物活性研究，这些研究或许对人类健康管理有启示。在刺激个体生长方面，土耳其安卡拉大学 Seher Kucukersan 教授研究发现，腐殖质有助于畜禽的生长和健康；在调节免疫活性方面，武汉市农科院研究发现，"腐殖质生物垫料"在夏天对奶牛的产奶性能和非特异免疫功能有积极影响；在抗癌方面，日本学者发现腐殖质存在"去诱变效应"，能够减少禽畜肿瘤疾病的发生。另外，腐殖质土壤是微生物的主要聚集区，而微生物是抗癌药物的主要来源之一；在解毒方面，目前养殖中一般将腐殖质作为有害重金属的络合剂，用于土壤或水体"解毒"。

需要再次强调的是，以上研究只是"兽医"的研究成果，哪些成果能够用于人类健康管理，还需要进一步研究。

如何嗅到不一样的森林味道？

/ 树先生

对森林疗养来说，打开"五感"非常重要。来到森林之后，我们很容易看到赏心悦目的色彩和形状，闭上眼睛静下心来，也容易听到不一样的悦耳声响，但是要想感受到不一样的"嗅、味、触"，可需要额外下一番功夫。今天，我们简单总结一下，如何在森林中嗅到不一样的气味。

森林中的香气来源很多，花朵、果实、枝条、叶片，有些植物甚至整株都有香气。如果对芳香植物有足够多的了解，俯下身去，我们可以嗅到大多数植物的香气。但是有些植物，直接闻是没有味道的。如果是核桃楸的叶片，我们先用手轻轻搓搓叶片，再闻闻搓叶片的手，妙不可言的味道就出来了。据说胡桃科植物叶片的幼嫩部分有盾状着生的圆形腺鳞，手搓破腺鳞，香气就附着在手上，而老叶就完全没有这一特性。如果是黄栌叶片，我们在手里慢慢揉烂，先是会闻到一股黄栌特有的药香，然后药香渐渐褪去，只剩下青草的酸涩。刚带森林疗养体验活动那会儿，我们满山遍野地找叶片揉碎来闻，现在才意识到，如果轻轻撕碎或是剪碎叶片，或许会嗅到不一样的味道。

从芳香疗法制作精油的角度来看，芳香物质会储存在植物的不同部位。像玫瑰精油这样的花朵类精油，芳香物质会储存在薄薄的表皮细胞之中；有些植物毛孔周围有油囊，轻轻触碰，油囊破裂就会释放出芳香物质；有些植物的油囊藏在叶片中，并且油囊和油囊之间有距离，只有撕开叶片才能闻到香气；像柑橘果皮一类植物材料，油囊会涨大到与周围细胞连为一体，稍微挤压就会散发出香气；有些植物的精油储存在油细胞之中，只有通过蒸馏或是萃取，才能嗅到芳香物质。

手工创作在森林疗养中的作用

/白桦

森林手工创作是指利用自然材料进行艺术创意，它使用自然元素，经过手工制作，体现访客艺术创意，作品又是独一无二的，所以在森林疗养、森林体验和自然教育活动中深受大家的喜爱。

森林手工的材料选择具有多样性，大自然中的一切材料都可以用于森林手工，如树叶、树枝、树皮、种子、花朵、小草、石头、沙子、土壤等。森林手工的形式也是多样的，如树叶画、花朵画、果实画、种子画、自然综合画、大地艺术、押花等。除了上面这些常见方式之外，还有一些更出彩的方式，比如在树叶画上再画上几笔便能让作品惟妙惟肖，或者依照石头的大小形态在表面创造出图画。

森林手工课程可根据不同季节、不同主题、不同人群、不同时长来精心设计。如果根据季节设计，春季可设计花朵画、石头画、自然名牌、干花书签等；夏季可设计树叶画、琥珀标本、大地艺术、花朵画等；秋季可设计彩叶画、果实画、花朵画、综合画、大地艺术等；冬季可设计种子画、石头画、押花项链、押花蜡烛等。

森林手工课程一般要根据访客特点来设计。对于幼儿，可选择制作简单、有趣好玩的手工；对于中小学生，可选择制作相对复杂、有一定学习用途的手工；对于大学生，可选择难度较大、有挑战性的手工。如果是亲子家庭，可选择适合亲子互动的手工；如果是青年拓展团队，可选择需要团队合作完成的手工；如果是中老年人及残障人士，可选择操作难度低一些，但需要耐心细致才能完成的手工。需要注意的是，森林疗养师不要设计超过访客可操作难度的创作课程，否则可能会增加部分访客的心理压力。

作业疗法的形式之一，手工制作在森林疗养实践中的作用主要表现在以下几个方面：

（1）在精神方面，森林手工创作可以有效改善情绪、培养创作激情、培养注意力、树立自信心。把最普通的落叶、落花、落果、石头、沙子、土壤等自然材料变成精美的艺术作品，一定会收获满满的成就感，好心情也会随之而来。在老年人中开展森林手工制作，可以增加沟通了解，培养共同的爱好，解除老人的孤独感，也是唤起美好心情的手段之一。

（2）在社会交往方面，森林手工创作可以提高社交及沟通能力、增强公共道德观念。有些手工是需要伙伴之间相互配合才能完成的，如DIY花盆制作及种植，可以通过活动增加彼此之间的沟通和信任。尤其是在儿童疗愈时，让孩子学会合作与分享是非常重要的。

（3）在身体方面，手工制作可增加手指的灵活性，刺激感官及大脑，并强化运动机能。对于残障人士和病后需要康复训练的人士来说，手工制作是手部运动机能恢复最经济的健康管理方法之一。森林手工创作还可以训练协调性，多用于残疾儿童或有发育障碍儿童的辅助康复。

（4）在技能方面，通过森林手工创作类职业培训，残障人士可以获得生存技能，如果通过互联网等渠道将手工艺术品销售出去，残障人士便能够从中感受到自己的劳动价值，增加他们的成就感。

（5）在环保宣教方面，森林手工创作还是园林绿化废弃物利用的新途径，我们遵守无痕山林及环境保护的原则，通过艺术创作把园林绿化废弃物变废为宝。在森林中捡拾落叶、落花、落果等自然材料，进行艺术手工创作的同时，我们也把爱护自然、保护环境的理念传递给每一位访客，倡导人们养成人与自然和谐共生的绿色生活方式。

山区、林区气候多变，时晴时雨时风，开展森林疗养活动时，如果遇到恶劣天气，访客难免会有一丝心烦。这个时候，如果能够安排丰富多彩的室内森林手工课程，访客肯定会有意外的惊喜和收获。而且访客可以把作品带回家，每当看到这个作品，就会回想起在森林中度过的美好时光，这也许会延长森林的疗养效果。

森林疗养实证研究

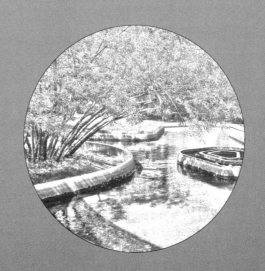

千人森疗效果新鲜出炉

/ 树先生

2018年，我们委托北京大学医学部邓芙蓉教授课题组，启动了千人大样本森林疗养效果监测研究工作。不久前，课题组向我们提交了研究报告，大样本条件下的疗养效果，超出了我们的想象。

与进入森林时相比，游客离开森林时各项呼吸指标显著提升。肺活量明显升高，"1秒用力呼气容积"平均升高90毫升，"6秒用力呼气容积"平均升高50毫升，"中期呼气流速"也显著上升，这表明游客的肺通气功能短时间内得到明显改善。之前很少有关于森林疗养对肺功能影响的研究，这样大样本地证实森林疗养改善肺功能尚属首次。至于森林疗养影响肺功能的机理，还有待于进一步探索。

与进入森林相比，游客离开森林时"收缩压"和"舒张压"均显著下降，其中收缩压降幅较大，平均下降7.03毫米汞柱。受个体差异影响，十几个人的小样本研究，很难说明森林疗养如何影响血压。看到邓芙蓉教授的研究数据，相信大家对森林疗养调节血压，会发自内心的觉得靠谱。另外，游客的平均心率略有上升，血氧饱和度稍有下降，这与之前大多数森林疗养研究结论有出入。不过，心率和血氧饱和度均为瞬间指标，受测量时的状态影响较大，出现这种变化可能与游客在森林中的运动情况有关。

本项研究的监测时间是2018年8月6日至10月28日，期间在八达岭森林公园，课题组有效监测了1498位走入森林普通游客的心身变化情况，监测指标包括呼吸系统指标、心血管系统指标和情绪指标。受试游客理解研究目的，自愿受试，受试期间的森林停留时间不少于30分钟，而长期生活在森林环境的游客被排除在研究之外。

如何科学评价森林疗养的效果？

/ 树先生

在森林医学实证研究和森林疗养基地认证过程中，经常用一些生理指标来评价森林疗养的效果，比如说血压、脉搏、心率变异性、末梢血管流量、唾液皮质醇、自然杀伤细胞活性等等。这就很容易让人产生误解，是不是日式森林疗法就可以直接治疗高血压等特定病征？实际上，日式森林疗法的直接效果是"减压"，而血压、脉搏等变化只是作为身心压力变化的指标。既然是指标，就有可能存在灵敏与否的问题，以我们目前积累的数据，尚没有一项单一指标能够完美阐释身心压力变化。

对于评价身心压力变化，可以用国人常说的"上火"来做案例。有人"上火"流鼻血，有人"上火"嗓子沙哑，每个人"上火"的表现有所不同。"上火"是由于压力过大而出现身体不适，现实中压力问题不一定都导致"上火"。我们面对压力时，生理应对机制会发生作用，皮质醇等激素分泌量增加，激素作用于呼吸、心血管、免疫等多个系统，这种连锁反应可以让身体不同系统、不同器官出现不同反应。身心压力问题千差万别，而评价身心压力变化，目前还没有找到统一的评价指标，以减压为主题的森林疗养也面临着效果评价难题。

压力产生的是多系统连锁响应，所以压力评价应该是多系统复合指标。心理学常用"适应负荷"来评价压力反应，它是指人体应对压力所产生的多系统生理改变，反映了人体长期或反复适应压力情景付出的生理代价。"适应负荷"涉及三级指标，一级指标包括皮质醇、脱氢表雄酮、肾上腺素、去甲肾上腺素及免疫系统分泌的细胞介素；二级指标包括新陈代谢指标、心血管指标、免疫指标、副交感神经以及人体测量学指标；三级指标为适应超负荷所引发的疾病。

回到森林疗养，如果访客没有因为压力而血压升高，那么就看不到通过森林疗养而血压降低；但或许访客压力大时末梢血管流量会变小，那么通过森林疗养就能够看见末梢血管流量有所增大。在实践中，可以多监测一些与压力有关的生理指标，用最显著指标来说明森林疗养效果，但是如果要求所有生理指标都发生明显变化，这可能有点勉强。

如何监测"百病之源"?

/ 树先生

自律神经是不受意识控制的那部分神经,它支配着心脏、胃、肠、血管等器官的活动。一旦自律神经失调,身体便会出现各种症状,像失眠、心悸、耳鸣等常见的心身疾病自不用说,就连高血压、糖尿病等疾病,早期症状也是从自律神经受损开始的。所以自律神经失调,被认为是真正的"百病之源"。

森林疗养对于调节自律神经平衡功效显著,日本森林疗养基地很注重通过测试自律神经功能,来反映森林疗养的效果。比如在 FUFU 山梨保健农园,一款产自韩国,名为"IEMBIO TAS9"的仪器,就可以直接测试自律神经平衡情况。自律神经中的交感和副交感神经功能,都容易用心理变异性来评价,不过交感和副交感神经的平衡点因人而异,很难做出统一评价,所以仪器测量的精度会受到一定质疑。

其实对于自然疗养地来说,自律神经平衡测试是一件重要工作。1999年,郑建寅等人就评价了兴城矿泉浴对人体自律神经平衡状态的影响,而使用的评价方法,是 1943 年 Wenger 提出的"自律神经平衡的综合指标测定法"。这种方法需要收集唾液量、血压、脉搏、口腔温度和尿液等等,指标数量较多,计算也较为复杂,应用起来并不太方便。不过看到这些指标,我们突然明白,国外目前大部分森林疗养效果评价,原来都是围绕自律神经展开的。

除此之外,现代医学还有一些评价自律神经的方法可以借鉴,如检测平卧心率、呼吸差、立卧差、30/15 比值(立位时第 30 次与第 15 次心搏的 R—R 间期比值)、立卧血压差和血压稳定时间、乏氏动作反应指数(掩鼻吹气,使血压计水银柱上升 40 毫米,保持 15~30 秒,放松自然呼吸 10 秒,求最大/最小心率)。一般认为,平卧心率、呼吸差、立卧差、乏氏动作反应指数异常为副交感神经受损,而 30/15 比值、立卧血压差和血压稳定时间异常为交感神经受损。

久米田茂喜的三次森林疗养实验

/ 树先生

久米田茂喜是长野县立木曾医院的院长，他在赤沢自然休养林主持过多次森林疗养效果实验，不过这些实验的结果似乎并不一致。

第一个实验

久米田茂喜安排45位护理学员（平均年龄29岁）在森林中散步两个小时，测定了森林散步前后血压、脉搏、血氧、血中胰岛素、总胆固醇、HDL胆固醇、LDL胆固醇、中性脂肪、血液皮质醇、尿酸、血糖、促甲状腺激素、游离甲状腺激素、蛋白酶和唾液皮质醇的变化。结果显示，只有收缩期血压、血中胰岛素、血液皮质醇、血糖和蛋白酶有明显变化，其他指标均无明显变化。

第二个实验

久米田茂喜安排19位护理学员（平均年龄34岁）在森林中散步两个小时，测定了散步前后血压、脉搏、血氧、心率变异系数、反应压力水平的尿液中8 – OHdG。结果显示，只有尿液中8 – OHdG的降低具有统计学意义，其他指标均无明显变化。需要指出的是，虽然平均尿液8 – OHdG浓度有所降低，但其中有10人是升高的。

第三个实验

久米田茂喜安排13位中学生（平均年龄13岁）在森林中散步一个半小时，测定了散步前后血压、脉搏、血氧、心率变异系数、反应压力水平的尿液中8 – OHdG。结果显示，所有指标均无明显变化。

同样的一片森林，三次实验结果差异如此之大，实在是让人困惑。不过这就是森林医学研究的现状，类似情况我们也曾多次碰到。一方面，森林医学实验需要控制的因素比较多，或许稍有不慎，有限的疗养效果就无法显示出来。另一方面，群体差异也是不可忽略的因素，以第三个实验为例，中学生是最健康的群体，或许各项指标均没有改善余地。另外，相对于长期森林疗养，短期森林疗养的个体差异会更大一些，如果样本数太小，恐怕无法反映出疗养效果。这样看来，森林疗养基地认证过程中的小样本实验，的确有待改进。

触摸自然，可助身心放松

/ 树先生

在森林疗养实践中，森林疗养师要引导体验者打开五感，而在视、听、触、味、嗅之中，体验者最难有实感的，恐怕是触觉。很多人也会质疑，触摸自然真的会让身体放松下来？

有人曾做过这样一个实验，让女大学生隔着窗帘触摸木材和金属，并测量血压、脉搏和瞳孔直径的变化。结果发现，触摸金属后，受试者的血压和瞳孔直径有所提高，60秒后没有恢复，表现为典型的紧张状态；触摸木材后，血压和瞳孔直径短暂提高，但很快就恢复到原来状态。

或许您会质疑，这会不会是受到两种材质自身温度的影响？有人还做过这样一个实验，组织者把木材放入冰箱，把金属略微加热，然后评价男大学生触摸后的血压和舒适感。结果发现，金属加热后的舒适性虽然有所提高，但触摸金属，受试者血压上升后依然难以恢复；个别种类木材冷冻之后的舒适性有所降低，但触摸木材，受试者血压的上升是短暂的。

现实生活中，我们所接触的木材都是涂装过的，触摸涂装过的木材身体会发生哪些变化呢？研究显示，触摸普通涂装的木材，和触摸金属是一样的，受试者表现为紧张；如果涂装后还能够保留木材原有的质地，受试者触摸90秒后，血压便可恢复正常。

这样看来，森林疗养师引导体验者，通过触摸自然来放松身心，是有足够的理论支撑的。在增强体验者的实感方面，韦丽荣老师开发出一种称之为"森林脉动"的疗养课程。她让体验者按照中医原理给自己把脉或互相把脉，引导体验者安静下来打开"心觉"，然后再去触摸森林中的各种自然，据说反响很不错。

这项研究，提示了正确的疗养方式

/ 树先生

目前森林疗养的组织形式有两种倾向：一种是长时间低频度，比如一年做一次三天两夜的森林疗养，或是四年做一次三周的森林疗养；另一种是短时间高频度，比如一周做一次，但坚持每周都做。您认为哪种疗养方式的效果会更好？

2009 年，京都大学和京都府立医科大学在大阪万博纪念公园做了一期森林疗养实验，实验持续 12 周，受试者是 7 名 60~63 岁的老人。在实验期间，组织者每周都会安排老人做一次 5 小时左右的森林疗养活动，活动内容包括森林徒步、五感体验，包括冥想和调整呼吸在内的森林瑜伽，也包括整地、播种、除草、间苗、收获等作业活动在内的园艺疗法。对于每一次森林疗养活动，组织者用心境状态量表（POMS）评价了受试者的情绪状态变化；而对于整期森林疗养活动，组织者还抽取了血液，对比了受试者自然杀伤细胞活性和血液皮质醇浓度的变化。

从情绪状态的评价结果来看，无论是单次活动，还是整期活动，受试者的不安全感、疲劳度都有下降趋势，活力有所增加。森林疗养活动之后，受试者情绪状态正向调整的效果非常明显。从生理生化指标来看，12 次森林疗养活动之后，血液皮质醇浓度有所降低，但自然杀伤细胞活性没有发生显著变化。之前有研究表明，三天两夜甚至是连续两天的森林疗养活动，自然杀伤细胞活性也会发生明显变化。实验组织者认为，12 次森林疗养活动后生理生化指标未能得到预期改善，可能与实验样本数不足有关，也可能受到实验跨越季节影响。但实验结果同时也提示，短时间高频度的森林疗养活动，受试者的主观评价很高，而反映受试者压力的客观评价指标变化情况，远不及长时间低频度的森林疗养。

在现代城市生活中,过度紧张的精神压力,会导致多种疾病。而要缓解压力,很多人会选择急功近利的调节方式,比如每周到森林中去打一次卡。现在看来,这种疗养方式与疗养地医疗的理念相悖,效果也十分有限。

研究进展：不同林分的疗养效果有差异

/树先生

一片油松纯林，一片山杨纯林，除了树种不同之外，如果密度、郁闭度、海拔、坡度等其他条件都几乎相同，森林疗养效果是否会有差异呢？

2017年，我们委托北京林业大学吴建平课题组开展了相关研究，研究小组以在校大学生为目标群体，在松山森林公园和奥林匹克森林公园各选取2片森林，以北京市五道口商业区作为对照，在春季、夏季、秋季3个季节，开展了4次森林疗养效果评估实验。课题组提交的研究报告很长，我们先将有趣的几条结论分享给大家。

体验者对森林环境的主观评估表现一致，大家对城市环境的主观感受最差，对松山森林环境的主观感受最好，奥林匹克森林公园居中间。所有体验者对松山的主观倾向于美好、宜人、放松等积极方面。但是从环境复愈性来看，春季松山森林公园复愈性优于奥林匹克森林公园，夏季两个公园之间的复愈性差异在缩小，而到了秋季两个公园之间便没有了明显差异。作为自然释压系统，森林环境是不断变化的，所以医学实证研究的对象应该是森林疗养课程，而不应该笼统地以森林环境本身为对象。

对于油松和杨树的疗养效果，只有舒张压、心率变异性等少数指标存在差异，并且规律并不一致。春季和秋季，松山森林公园的油松组舒张压更低，而夏季杨树组舒张压降低；在心率变异性方面，夏季奥林匹克森林公园的杨树组可以更高地提高自主神经系统的张力水平，而秋季松山公园的油松组可以更好地提高自主神经系统的张力水平。这样看来，我们谈论不同林分的森林疗养效果，也不能不分症状和人群需求地一概而论。

植物疗愈：助眠还是提神？要选对森林

/树先生

改善睡眠是森林疗养的重要主题，是不是所有森林都有助于改善睡眠呢？

过去大量实证研究认为，森林浴能够提高人体副交感神经活性，抑制交感神经活性，帮助自律神经实现平衡。但是从芳香疗法角度来看，有些精油刺激副交感神经、稳定情绪、提升血清素，从而具有镇静安神和助眠的作用；而有的精油刺激交感神经，增加肾上腺与多巴胺的分泌，从而具有提神兴奋的作用。虽然精油和植物挥发物的成分会存在一些差异，但上述结论之间的矛盾依然可以预见。

会不会是花朵精油倾向兴奋，而木本精油倾向镇静呢？为此我们专门查了一下精油疗效，虽然雪松、扁柏、丝柏等大多数木本精油具有镇静安神作用，但是有提神兴奋作用的木本精油也不在少数，桉树（尤加利）、欧洲赤松、杜松、迷迭香的提神效果同样被广泛认可，所以我们有理由相信，这些树木的挥发物也能够提高交感神经活性。其实在森林医学研究中还有一组微弱的声音，他们认可森林浴对平衡自律神经的作用，但是认为森林浴对交感神经和副交感神经的调控是双向的，这一论调与我们的推断是不谋而合的。

另外，森林中有多重疗愈因子，即便是在桉树林中，树木挥发物对交感神经的提振作用，也可能被绿视率增加和舒适度改善所带来的镇静作用所抵消，这或许是现有研究容易得出"森林浴抑制交感神经活性"的主要原因。这样看来，现有森林医学研究还很粗糙，随着研究的不断深入和细化，我们会确切地知道在哪些森林中更容易入睡，在哪些森林中思考更敏捷，但是现在只能凭借精油知识进行推测。

森林疗养：轻松对付高血压

/树先生

走进森林，让身心放松下来，血压就会平稳下来，大部分人血压可以降低 6~10 毫米汞柱。对于这一点，现有森林医学实证研究已反复证实，很多朋友也有相关生活经验。但是基于这一效应，用森林疗养来治疗高血压，您觉得靠谱吗？

住友和弘长期关注和研究森林疗养治疗高血压。2006 年，他曾征得 20 位高血压患者的同意，进行了多次森林徒步和街头徒步对比，研究设定的运动时间均为 1 小时，运动量和气象条件的差异也可以忽略不计。结果发现：两种徒步方式的收缩压都有下降的趋势，但森林徒步的下降更为明显，达到 15 毫米汞柱；森林徒步的舒张压下降非常明显，而街头徒步的舒张压反而明显上升。据说单一种类降压药若能降低 5 毫米汞柱血压即被视为有效药物，所以森林疗养治疗高血压具有医疗价值。

住友和弘还做过很多有趣的试验，比如蒙上眼睛在森林中漫步、带上呼吸过滤装置在森林中漫步，结果发现这些方式和普通森林浴效果一样，均能够降低血压。也就是说森林疗养是森林中多感刺激的结果，去除某一种刺激因素不会过多影响森林的疗养效果。可以进一步推测的是，包括芬多精在内的主要疗养因素，并不是直接作用于血压，或许也是从缓解压力开始的。人体的神经、免疫和内分泌系统是高度关联的，目前已知自律神经、荷尔蒙都能够调节血压，而森林疗养对自律神经和荷尔蒙都有调节作用，自然也能够调节血压。

随着饮食和生活方式的变化，近年来罹患代谢综合征的病人越来越多。据卫生部统计，我国每年用于治疗高血压的医疗费用高达 366 亿元。从医疗经济学角度来看，森林疗养不打针不吃药，也不需要特别的医疗器械，是削减医疗支出的有效方法。不过通过森林疗养来削减医疗支出，无需坚持"一位森林疗养师最多服务6~8人"，也无需依靠收费昂贵的"自然疗养地"，引导人们科学地"多去森林中走走"，何尝不是森林疗养工作的价值呢？

森林疗养：控制血糖有妙招

/ 树先生

糖尿病的成因和种类很多，其中80%~90%是非胰岛素依赖型糖尿病，对于这一类型的糖尿病，降低血糖的最好方法是控制饮食和多运动。目前，运动疗法治疗糖尿病已相对成熟，但是在森林中开展运动疗法效果会怎样呢？从1992年开始，大冢吉泽、薮中宗之等人对48位老年非胰岛素依赖型糖尿病患者进行了6年观察，研究了森林徒步对患者血糖的影响。

从运动方式来看，与利用跑步机、室内自行车训练器以及水中运动相比，同等强度的森林徒步的降血糖效果遥遥领先。过去也有多项医学实证研究表明森林疗养具有降血糖效果，但是很多朋友怀疑是运动的效果而并非森林作用，大冢吉泽的这项研究排除了人们过去的疑虑，这一点非常让人兴奋。

从运动强度来看，患者平均血糖值从 10.3 ± 0.3 mmol/L 下降到 6.06 ± 0.2 mmol/L，其中短距离森林徒步（3~4公里）后血糖值下降 4.0 ± 0.6 mmol/L，而长距离森林徒步（7~8公里）后血糖值下降 4.2 ± 0.4 mmol/L，两种运动强度的降血糖效果无明显差异。也就是说只需要在森林中走三四公里，就可以取得最大化的血糖控制效果，无需过度运动。

大冢吉泽等人认为，在室内进行健身训练的时候，多少都会带来一些紧张感，肾上腺激素分泌增加，交感神经活性增强，血糖值就会有上升的趋势，因此虽然消耗了卡路里，但是血糖下降效果并不明显。

森林疗养效果男女有别

/树先生

个体差异是所有替代疗法面临的共同难题。美国一些应用替代疗法的医疗机构，通常要求患者就诊前签署知情协议，提前告知替代疗法存在较大个体差异，不能确保对每位患者都有理想疗效，以避免不必要的纠纷。森林疗法也是一种替代治疗方法，早日摸清森林疗法在个体差异方面存在的规律，对于推广和应用森林疗养具有重要意义。

现阶段，国内外有关森林疗法适应证的研究尚不深入，有关森林疗法个体差异的研究就更为少见。不过，在2008年的《中国园林》上，刊登了康宁、李树华等人的"园林景观对人体心理影响的研究"，其中意外地提到了"植物群落景观对男性的情绪平稳作用比女性更明显"。这项研究率先以脑波值为衡量指标，探索了受试者观看不同景观后的心理感受差异。研究者在北京植物园随机选取48位（男20、女28）游人作为受试者，结果发现：男女受试者在观看植物群落景观后，在身心放松程度、身心放松持续时间、前额部肌肉放松程度等方面，男性受试者的疗愈效果要比女性更为明显。脑波是人体对外界刺激的大脑皮层感应，所以用脑波反应情绪感受及其变化还是非常客观和可信的。

通常我们认为森林疗养更受女性欢迎，没想到男性接受疗愈后的效果可能比女性更为明显。"我本将心向明月，奈何明月照沟渠"，"落花有意、流水无情"，大概自然界的规律从来都是如此吧！

森林疗愈：老司机效果好于初学者

/树先生

对于森林疗养师来说，进入森林实践的次数越多，提供服务时就越得心应手。但经常参加森林疗养的访客会怎样？会不会随着疗养次数增加而疗愈效果减弱？现有研究表明，经常参加森林疗养，疗愈效果不仅不会减弱，反而可能会有所增强。

2008年，日本森林学会志刊登了鸟取大学的一项研究成果，市原恒一等人用POMS（Profile of Mood States）测定了森林作业对志愿者的心理影响。研究所选择的森林作业是在扁柏林内开展下层间伐作业，包括用油锯和手锯伐树，将伐倒的树木归集在一起。作业时间是从上午10:00到下午15:30，当时市区温度高达35摄氏度，但林内要凉快一些，能感觉到微微的风。由于森林作业是志愿者自动发起，所以参加者的经历不太一样，有初次参加的人，也有多次参加的人。

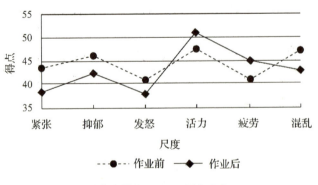

所有志愿者POMS得分变化

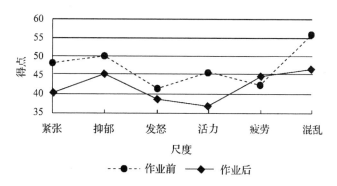

初次参加者POMS得分变化

从全体志愿者的疗愈效果来看，除了"活力"和"混乱"这两个维度之外，其他维度的心理变化均有统计意义。首先，"疲劳"感增加了，大夏天在森林中干活，疲劳感肯定会增加；但是"紧张""抑郁""发怒"等因子在降低，这说明志愿者的森林疗愈效果是明显的。过去我们总是觉得暑天的森林疗养很难有理想效果，但这项研究表明暑天森林的放松效果依旧，超出了我们的判断。

从初次参加森林作业的志愿者来看，"活力"指标甚至比作业前有所降低。与有经验的人相比，初次参加者的"混乱"感在作业之初更为强烈，同时"紧张""抑郁""发怒"等因子的降低幅度也非常有限。不习惯森林疗养、不理解森林疗养内容，导致很多初学者无法全身心地享受森林疗养，这或许是有经验访客的森林疗愈效果要好于初学者的主要原因。

森林直接影响生理或添新证据

／树先生

在杭州桐庐和丽水景宁森林疗养基地医学实证过程中，受试者为老年高血压患者，我们原本期待森林疗养能够明显缓解老年高血压，但实际上并没有得到理想结果。不过，如果我们暂时忽略医学实证中监测的其他指标，而单纯地把血压作为反映身心压力状况的指标，就会发现这两项研究有一些共同指向。

（1）志愿者进入森林疗养基地的时间为三天两夜，在这个时间尺度内，志愿者的血压大致是升高的，或许它反映了志愿者的身心压力水平的提高。

景宁访客	森林疗养前	森林疗养后
收缩压	135.37 ± 14.31	$134.68 \pm 13.81^*$
舒张压	77.42 ± 11.96	79.05 ± 11.20

桐庐访客	森林疗养前	森林疗养后
收缩压	127.70 ± 14.44	134.50 ± 12.92
舒张压	68.35 ± 6.99	$73.40 \pm 5.97^\#$

注：*，$P<0.05$；#，$P<0.01$。

（2）在三天两夜之中，志愿者至少有1次进入森林疗养步道，步道长1.5公里左右，用时在1小时以内。在这个时间尺度内，志愿者的血压有所下降，显示森林疗养步道徒步能够降低志愿者压力水平。

景宁访客	进入森林步道前	离开森林疗养步道后
收缩压	143.11 ± 15.09	$141.00 \pm 14.97^*$
舒张压	79.11 ± 9.37	78.79 ± 9.11

注：*，$P<0.05$。

桐庐访客	进入森林步道前	离开森林疗养步道后
收缩压	124.15 ± 13.47	120.55 ± 12.91
舒张压	70.80 ± 7.59	70.05 ± 6.13

不同时间尺度的身心放松效果不一致，会不会有点懵？出现这种情况，我们觉得可能有两种原因。虽然访客进入了森林覆盖率较高的森林疗养基地，但是没有进入真正的森林，这可能是原因之一。另外，有韩国学者研究发现，森林环境短期内能够降低压力水平，而长期滞留在森林环境中，压力水平也有不降反升的情况。我们遇到的情况，是对韩国学者研究结果的一种佐证。如果只是单纯的森林浴，没有丰富和适宜的森林疗养课程，不变的环境容易成为压力因素，这也凸显了森林疗养师的价值。

我们翻译的《森林医学》中介绍，"三天两夜森林浴能够增加NK细胞活性和数量"。基于以上的认识，我们需要重新审视下这一结果及机理。对于结果，如果森林浴过程中，压力变化不是单向的，那么与压力高度相关的NK细胞活性和数量变化怎么会是单向的？对于机理，如果《森林医学》中研究结果今后能够为大样本实验所证实，那有可能除了"森林→减缓压力→生理改变"这一途径之外，还存在着芬多精等对生理影响的直接途径。

抢先看 森林医学实证报告

/doctor

作为森林疗养基地认证的一部分，我们委托浙江医院王国付团队，于2018年7月17日至7月19日，在桐庐瑶琳国家森林公园进行了三天两晚的森林医学实证研究，现将研究报告如下：

1. 研究对象和方法

1.1 研究对象

32名志愿者报名参加本次研究，经过筛选，最终共有31名志愿者入选。将这31名志愿者按照1:2的比例随机分为对照组和试验组，分别前往杭州市火车站（n=11）和桐庐瑶琳国家森林公园（n=20）。志愿者的纳入和排除标准如下：

1.1.1 纳入标准

1) 原发性高血压诊断明确；

2) 年龄60~85岁；

3) 心功能Ⅰ-Ⅱ级；日常生活能自理；

4) 血压（含药物控制后）<180/110 mmHg。

1.1.2 排除标准

1) 研究前2周及研究期间患感冒、胃肠炎等各种急性疾病；

2) 伴有肿瘤、严重心肺肝肾脑等慢性疾病史；

3) 3个月内有急性心梗，半年内有脑血管意外，严重创伤或大手术；

4) 生活不能自理者。

1.2 研究方案

时　间	试验组	对照组	备　注
7:00	浙江医院7号楼集合、抽血、测试1		4个小时内检测；下同
8:30	早餐		
9:00	浙江医院7号楼前上车		分别前往桐庐和杭州市区酒店；对照组在绕城公路跑同样的时间
11:30-12:00	中饭		两组菜谱一致，下同
12:00-14:30	酒店休息		
14:30-15:00	集合；测试2		
15:00-16:00	城市和森林环境下的茶道		两组同时进行
16:00-16:30	测试3		
17:30-18:00	晚饭		
18:00-20:00	酒店内休息或附近散步		
22:00	就寝		
6:30-7:30	早餐		两组食物相同
7:30-8:00	集合；测试4		
8:00-9:00	森林疗养步道散步	酒店附近马路边散步	1.5 km左右；计算步数
9:00-9:30	测试5		
9:30-11:30	酒店内休息		
11:30-12:00	中饭		
12:00-14:30	酒店内休息		
14:30-15:00	集合；测试6		
15:00-16:00	池塘边平台坐观	会议室内静坐	人与人之间留有一定距离
16:00-16:30	测试7		
16:30-17:30	酒店内休息或附近散步		
17:30-18:00	晚餐		
18:00-22:00	酒店内休息		
22:00	就寝		
6:30-7:30	测试8		
7:30-8:00	早餐		
8:00	回浙江医院	回家	

备注：
1) 测试1和测试8内容包括：血压、脉搏、血氧饱和度；精神压力分析(POMS、心率变异、血液皮质醇水平)；炎症指标(C-反应蛋白、白细胞介素-6)；氧化/抗氧化指标(超氧化物歧化酶、丙二醛)。
2) 测试2、3、4、5、6、7包括：血压、脉搏、血氧饱和度等。

1.3 观察指标及方法

1.3.1 血压、脉搏、血氧饱和度

选择经相关机构认证的上臂式电子血压计(OMRON HEM-7000)及国家食品药品监督管理总局(FDA)批准使用的脉搏血氧仪(鱼跃 YX301 型指甲式脉搏血氧仪);测量方法参照国家心血管病中心《国家基层高血压防治管理指南 2017》及设备的使用说明书。

1.3.2 心率变异(HRV)检测

HRV 采用欣指宝 SA-3000P 精神压力分析仪(Medicore CO., LTD, Korea)进行检测。检测指标包括低频(LF)、高频(HF)、低频和高频的比值(LF/HF)等。

1.3.3 生物指标检测

ELISA 检测超敏 C 反应蛋白(hs-CRP)、皮质醇(Cortisol)、白细胞介素 6(IL-6)、超过氧化物歧化酶(SOD)、丙二醛(MDA),操作方法遵循产品说明书,酶标仪测定各孔吸光度值。

1.3.4 情绪状态量表(POMS)

	几乎没有	有一点	适中	相当多	非常多
对人友好	□	□	□	□	□
紧张感	□	□	□	□	□
愤怒感	□	□	□	□	□
乏力感	□	□	□	□	□
不愉快	□	□	□	□	□
头脑清醒	□	□	□	□	□
轻快感	□	□	□	□	□
迷惑感	□	□	□	□	□
为某事而难过	□	□	□	□	□
三心二意	□	□	□	□	□
无精打采	□	□	□	□	□
有点气恼	□	□	□	□	□
体贴别人	□	□	□	□	□
悲感	□	□	□	□	□
活跃	□	□	□	□	□
易发怒	□	□	□	□	□
有气	□	□	□	□	□
忧郁感	□	□	□	□	□
精神饱满	□	□	□	□	□
恐慌感	□	□	□	□	□

(续)

	几乎没有	有一点	适中	相当多	非常多
感到无希望	☐	☐	☐	☐	☐
安逸感	☐	☐	☐	☐	☐
自卑感	☐	☐	☐	☐	☐
怨恨感	☐	☐	☐	☐	☐
富有同情心	☐	☐	☐	☐	☐
心神不定	☐	☐	☐	☐	☐
坐立不安	☐	☐	☐	☐	☐
不专心	☐	☐	☐	☐	☐
疲劳感	☐	☐	☐	☐	☐
助人为乐	☐	☐	☐	☐	☐
生气	☐	☐	☐	☐	☐
气馁	☐	☐	☐	☐	☐
愤恨不满	☐	☐	☐	☐	☐
紧张不安	☐	☐	☐	☐	☐
寂寞感	☐	☐	☐	☐	☐
伤心	☐	☐	☐	☐	☐
糊涂	☐	☐	☐	☐	☐
心情愉快	☐	☐	☐	☐	☐
痛苦感	☐	☐	☐	☐	☐
筋疲力尽	☐	☐	☐	☐	☐
焦虑	☐	☐	☐	☐	☐
好斗	☐	☐	☐	☐	☐
脾气好	☐	☐	☐	☐	☐
情绪低落	☐	☐	☐	☐	☐
悲观失望	☐	☐	☐	☐	☐
懒散	☐	☐	☐	☐	☐
脾气倔强	☐	☐	☐	☐	☐
孤立无援	☐	☐	☐	☐	☐
萎靡不振	☐	☐	☐	☐	☐
困惑感	☐	☐	☐	☐	☐
警觉性很高	☐	☐	☐	☐	☐
受骗感	☐	☐	☐	☐	☐
狂怒	☐	☐	☐	☐	☐
办事有效率	☐	☐	☐	☐	☐
信任他人	☐	☐	☐	☐	☐
劲头十足	☐	☐	☐	☐	☐

	几乎没有	有一点	适中	相当多	非常多
脾气不佳	☐	☐	☐	☐	☐
卑微感	☐	☐	☐	☐	☐
健忘	☐	☐	☐	☐	☐
无忧无虑	☐	☐	☐	☐	☐
惊恐感	☐	☐	☐	☐	☐
内疚感	☐	☐	☐	☐	☐
精力充沛	☐	☐	☐	☐	☐
对事情缺乏判断力	☐	☐	☐	☐	☐
不知所措	☐	☐	☐	☐	☐

1.4 环境因子检测

分别使用 KEC900 型负离子测试仪 (日本)、TURNKEY DUSTMATE 粉尘仪 (英国)、NK5500 风速气象仪 (美国) 测定空气负氧离子、TSP、PM10、PM2.5、PM1、风速、空气温度、相对湿度、大气压力等指标。

对所监测的环境指标因子, 在试验期间每间隔一小时进行测定, 测定时间为: 2018 年 7 月 17 日, 下午 13:00—18:00; 2018 年 7 月 18 日, 早上 8:00—18:00。

气候舒适度指标的测算利用北京气象局 1997 年发布的人体舒适度指数 (di)。公式如下:

$$di = 1.8Ta + 0.0055(100 - RH) - 3.2\sqrt{V} + 32$$

式中, Ta、RH 和 V 分别代表气温 (℃)、相对湿度和风速。

气候舒服度评价等级划分标准如下:

北京气象局舒适度指数

指数	等级
59~70	舒适
71~75	较舒适
76~79	微热
80~85	炎热
86~89	暑热
>90	酷热

2. 研究结果
2.1 基线资料的比较

		对照组($n=11$)	森林浴组($n=20$)
性别(男:女)		6/5	12/8
年龄(岁)		71.64 ± 5.70	73.60 ± 6.39
BMI(kg.m^{-2})		23.93 ± 2.67	22.80 ± 2.36
收缩压(mmHg)		131.09 ± 17.82	127.70 ± 14.44
舒张压(mmHg)		69.36 ± 8.93	68.35 ± 6.99
心率(次/分)		78.27 ± 11.90	77.00 ± 10.12
SpO$_2$(%)		96.82 ± 1.08	97.10 ± 1.25
HRV	低频(ms^2)	44.90 ± 19.43	39.12 ± 19.23
	高频(ms^2)	55.10 ± 19.43	55.88 ± 21.40
	低频/高频	1.26 ± 1.60	0.85 ± 0.76
生物指标	hs-CRP(pg/ml)	247.68 ± 277.86	221.60 ± 166.83
	IL-6(pg/ml)	670.86 ± 48.97	714.04 ± 76.02
	Cortisol(ng/ml)	74.70 ± 40.40	69.19 ± 58.66
	MDA(ng/ml)	232.48 ± 73.18	225.55 ± 89.30
	SOD(units)	54.62 ± 9.17	59.89 ± 15.01
POMS	紧张-焦虑(T)	18.67 ± 4.40	16.95 ± 3.61
	抑郁-沮丧(D)	32.33 ± 7.75	30.75 ± 6.86
	愤怒-敌意(A)	25.67 ± 6.57	23.20 ± 5.60
	有力-好动(V)	19.58 ± 4.32	20.10 ± 2.20
	疲劳惰性(F)	16.92 ± 6.68	16.40 ± 3.42
	困惑-迷茫(C)	15.33 ± 4.40	14.25 ± 3.70

注：P 均 > 0.05。

2.2 两组环境因子的比较

	对照组	森林浴组
风速(m/s)	1.26 ± 0.48	0.40 ± 0.27
温度(℃)	34.27 ± 1.89	30.65 ± 1.08*
湿度(%)	57.94 ± 3.34	68.09 ± 4.23*
负氧离子(个 cm^3)	879.67 ± 234.53	1335.00 ± 158.62*
TSP(mg/m^3)	86.32 ± 20.80	47.68 ± 5.94*
PM10(mg/m^3)	45.25 ± 10.49	24.53 ± 3.26*
PM2.5(mg/m^3)	7.48 ± 1.14	5.10 ± 0.85*
PM1(mg/m^3)	1.32 ± 0.22	0.76 ± 0.16*
舒适度指数	90.67 ± 2.52	86.67 ± 1.53*

注：*$P < 0.05$。

2.3 总步数和消耗卡路里的比较

2.3.1 研究期间两组总步数、热量消耗的比较

	对照组	森林浴组
步数(步)	13230.60±6170.26	14225.90±242.90
热量消耗(kcal)	584.30±242.90	631.05±278.88

注：P 均 >0.05。

2.3.2 散步前后两组间步数、热量消耗的比较

	对照组	森林浴组
步数(步)	2981.70±1747.01	2121.35±569.46
热量消耗(kcal)	131.90±64.58	99.00±26.84

注：P 均 >0.05。

2.4 森林浴对老年高血压患者健康的影响

2.4.1 试验前后两组血压、心率以及血氧饱和度的比较

	基线值	试验后
森林浴组		
收缩压	127.70±14.44	134.50±12.92
舒张压	68.35±6.99	73.40±5.97*
心率	77.00±10.12	66.10±7.41#
SpO_2(%)	97.10±1.25	98.00±0.80#
对照组		
收缩压	131.09±17.82	141.82±14.90*
舒张压	69.36±8.93	80.73±7.31#
心率	78.27±11.90	64.91±5.21#
SpO_2(%)	96.82±1.08	97.09±1.14

注：*, $P<0.05$；#, $P<0.01$。

2.4.2 散步前后两组血压、心率以及血氧饱和度的比较

	基线值	试验后
森林浴组		
收缩压	124.15±13.47	120.55±12.91
舒张压	70.80±7.59	70.05±6.13
心率	71.65±9.31	71.70±1.29
SpO_2(%)	97.00±0.80	97.50±0.90*

(续)

	基线值	试验后
对照组		
收缩压	133.64±17.95	126.45±14.81*
舒张压	72.27±8.67	67.91±9.09*
心率	73.09±9.01	74.00±11.73
SpO_2（%）	97.36±1.43	97.45±1.29

注：*$P<0.05$。

2.4.3 试验前后两组 HRV 的比较

	基线值	试验后
森林浴组		
低频	39.12±19.23	41.29±21.21
高频	55.88±21.40	64.36±14.57
低频/高频	0.85±0.76	1.55±3.37
对照组		
低频	44.90±19.43	41.45±25.00
高频	55.10±19.43	44.91±23.55
低频/高频	1.26±1.60	1.17±1.33

注：P 均 >0.05。

2.4.4 试验前后生物学指标的比较

	基线值	试验后
森林浴组		
hs-CRP（pg/ml）	221.60±166.83	817.21±1593.22
IL-6（pg/ml）	714.04±76.02	712.85±67.21
Cortisol（ng/ml）	69.19±58.66	47.17±53.65*
MDA（ng/ml）	225.55±89.30	159.94±67.76#
SOD（units）	59.89±15.01	36.22±10.20#
对照组		
hs-CRP（pg/ml）	247.68±277.86	449.34±305.04#
IL-6（pg/ml）	670.86±48.97	651.03±50.43
Cortisol（ng/ml）	74.70±40.40	45.60±48.35#
MDA（ng/ml）	232.48±73.18	159.94±67.76#
SOD（units）	54.62±9.17	24.47±8.57#

注：*，$P<0.05$；#，$P<0.01$。

2.4.5 试验前后情绪状态的比较

	基线值	试验后
森林浴组		
紧张-焦虑（T）	16.95±3.61	12.00±4.22*
抑郁-沮丧（D）	30.75±6.86	21.25±7.59*
愤怒-敌意（A）	23.20±5.60	17.60±5.99*
有力-好动（V）	20.10±2.20	24.10±2.40*
疲劳惰性（F）	16.40±3.42	11.10±4.90*
困惑-迷茫（C）	14.25±3.70	11.90±3.60*
对照组		
紧张-焦虑（T）	18.67±4.40	17.33±4.56
抑郁-沮丧（D）	32.33±7.75	30.83±8.96
愤怒-敌意（A）	25.67±6.57	23.25±8.36
有力-好动（V）	19.58±4.32	19.25±4.98
疲劳惰性（F）	16.92±6.68	15.33±3.55
困惑-迷茫（C）	15.33±4.40	14.67±4.85

注：*$P<0.05$。

3. 总 结

（1）瑶琳国家森林公园三天两晚的森林浴无助于降低老年高血压患者的血压，但是森林浴提高了受试者的血氧饱和度和抗氧化能力，降低了受试者脉搏，改善了受试者压力和情绪状态。

（2）森林疗养调节血压的个体差异很大，不同研究常有不同结果。从机理上来看，森林改善压力，进而能调节血压，血压变化只是作为受试者压力变化的一个指标，过度强调森林疗养降低血压并不科学。

（3）作为森林疗养基地，瑶琳国家森林公园定位于面向40～60岁中高端人群提供休闲和减压服务，实验证明现有森林环境和疗养课程基本满足经营目标。

意想不到的
森林疗养产品

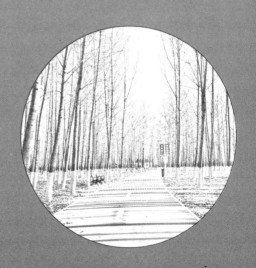

这种林产品，功能从食品保鲜到包治脚气

/ 树先生

最近，树先生痴迷于研究烧炭。各位不用担心有人自杀或被杀，我虽早已豁达看待生死，但丝毫没有找死的意思。我所说的烧炭，是将木制品在隔绝空气条件下加热分解和炭化，化学上应该称之为"干馏"。说起干馏，容易让人想到蒸馏，蒸馏可以得到植物精油，而干馏得到的是木醋。在烧炭过程中，如果将烟气收集冷却并静置，就可以得到木醋，这种副产品和精油的性质有几分相似。

木醋的主要成分是水、酸类、酚类和酮类等物质。在制备过程中，植物材料和干馏温度不同，木醋有机组分会出现较大差异。目前，木醋是国内科研的热点领域，尽管木醋精制提纯尚缺乏成熟技术，活性物质的作用机理也尚不明确，但是作为抑菌剂、杀虫剂、抗氧化剂以及植物生长调节剂，木醋已被广泛应用于医药、食品和农药等领域。

在森林疗养或日常生活中，木醋的很多功能有待挖掘。首先，木醋具有抗氧化作用，添加木醋液的食品，可以除去过量的活性氧，有效提高其抗氧化性能，比如作为食品添加剂可以防止维生素 A 和油脂被氧化。其次，木醋已经被开发成为保健饮品，这种饮品能够改善肠胃功能，去除体内脂肪，对肝病和糖尿病有缓和作用，对于心脑血管疾病有着很好的预防作用。另外，木醋还具有广谱抑菌作用，对大肠杆菌、黄金色葡萄球菌、产气杆菌、白曲霉、黑曲霉菌等有着显著抑制作用，作为防腐剂应用于食品保鲜，可以延长肉类、鲜鱼的存储期，其止痒消炎效果还可用于皮炎、脚气、瘙痒性疾病的治疗。食品和脚气不好一块说，但是木醋的功能就是这么强大。

木炭竟然可以烧成艺术品

/ 树先生

茶叶刚从中国传到日本那会，只有贵族、僧侣、武士等高阶人士能够喝到，喝茶对日本人来说是件很神圣的事。在我看来喝杯水的事，日本人搞出了很多新玩意，茶道、抹茶、茶器被发扬光大自不用说，就连煮茶用的木炭也有特别讲究。

茶道中煮茶的木炭被称为茶道炭，茶道炭一般用木质坚硬的幼树作为原料，烧成木炭之后一般还会保有树皮的形状，而木材切口像菊花一样美丽，故名为菊炭。菊炭不仅是一种燃料，还被作为艺术品，它对木炭的颜色、皮肤触感、光泽、香气都有特别要求。过去一些藩王都有自己的烧炭师傅，每家烧炭师傅有自己独特的烧炭方法，而这些烧炭秘诀世代传承，现在已经成为一种非物质文化遗产。

茶道中还有一种与菊炭共同使用的装饰炭，日本人称之为花炭。花炭能够保持素材的形状，优雅高贵，在日本已经有500多年的历史。花炭素材来源广泛，树木果实、花朵、叶片、竹根、树枝等都能够进行炭化，比如说森林中的松果、栗子壳、花生、莲蓬等等，但实际上并不拘泥于这些素材，我们身边的植物也可以做出各种各样的花炭。花炭的素材和制作方法比较讲究，但是操作起来并不困难，基本不用特别道具，非常适合开发森林疗养课程。像是干燥的松塔和栗子壳，短时间就能够制作出花炭来，而含水量多的素材，才需要放入大一点的炭窑中进行炭化。

另外，制作花炭也好，制作菊炭也好，都可以根据季节在森林中选择素材，不同季节会烧出不同风情的作品，相信会是非常受欢迎的治愈系活动。

教你自建枝条浴设施

/树先生

建设森林疗养基地，疗养设施必不可少，比如符合康复医学要求的步道体系，设置坐观、冥想平台等等。不过从外表上看，步道和平台这些设施一般森林公园也能够具备，森林疗养基地的专业性常常被质疑。如何从设施角度能体现森林疗养基地的专业性呢？枝条浴或许是个选项。

我们知道，负氧离子具有镇定神经、畅通呼吸、加速伤口愈合等作用，而水滴的碰撞分裂会产生负氧离子，所以瀑布旁边负氧离子浓度要更高一些。聪明的德国人，率先以人工方法在森林中制造出这种效果，现在被称之为枝条浴。枝条浴制造方法是，利用大量树枝堆成树墙，让水流自上而下冲下来，人工瀑布流经之处会激起水雾，负氧离子就附着在水雾之中，四处漂浮，访客坐在旁边就可以尽情享受负氧离子的益处。

枝条浴设施前面，不仅可以安心地吸入负氧离子，端坐本来也有安定身心的放松效果，所以现在枝条浴常被作为吸入疗法（inhalatorium）和安静疗法（liegekur）的一部分。当然，如果枝条浴使用的植物材料为芳香植物，相信水雾中也会有一定数量的芬多精。未来枝条浴还有很大定向开发潜力。

不过在德国，自然疗法师在枝条浴中添加的不是芬多精，而是矿物盐。德国人使用含有矿物盐的地下水来做枝条浴，含盐的水珠在空气中形成飞沫，营造出类似于海边的空气成分。适当地呼吸这种空气，可以缓和支气管等呼吸器官的炎症，也能够补充碘等矿物质。据说这样的使用方法，在德国的自然疗养地中比较常见。

// 树先生

上市町的森林疗养食品

去年12月，韩国森林福祉振兴院专程到日本富山县上市町考察学习。森林福祉振兴院是韩国推广森林疗养的专门机构，韩国人都去学习的地方，相关工作会有哪些亮点呢？在网上查了一下，我们发现当地的森林疗养食品很有意思。

对于森林疗养来说，需要活用当地当季食材，让访客有不一样的味觉体验。味道一定是最重要的，但营养平衡也不能掉以轻心。在上市町，围绕各个环节森林疗养课程的需求，当地开发了便当、点心、草本茶和冰激凌等多种森林疗养食品。

在森林中，吃饭时间赶回"大本营"有时会很困难。如果带上一份盒饭，就不必为吃正餐而往返奔波，森林疗养课程会容易实施得多。不过让访客吃盒饭，可能会让客人有种被轻视的感觉，为此上市町开发了一种"豪华"便当。这种便当使用当地当季食材，低盐低能量，不仅味道丰富、香气扑鼻，而且食物色彩搭配得当，还能够丰富访客的五感体验。当地人特意制作了怀旧系竹皮便当盒，吃这种便当不但不会感觉被轻视，反而会觉得很健康，有另类森林疗养效果。

森林疗养有一定运动量，对血糖异常等类型的访客，及时补充能量是必要的，所以在森林疗养课程间隙，会提供一些小点心作为零食。上市町为此开发了一种叫做"栂参道"的小点心，据说吃完这种点心就会想起立山寺参拜道两边的巨树。这种点心有点像夹心饼，馅料是芋头牛奶，皮料是抹茶、扁桃仁和小麦粉。看着图片样子还行，实际味道如何，树先生表示难以推测。

品草本茶对森林疗养来说也必不可少。上市町保留着传统的药膳文化，当地有一种被称为"眼药木"的槭树科小乔木，在当地的大岩山日石寺，有祈福后喝"眼药木茶"的习俗。于是当地人把这种茶进行改良，做出了一款九宝茶。此外，当地人还把眼药木的有效成分提取出来，制成了略带苦味的冰淇淋，据说吃这种冰淇淋能够改善眼睛疲劳和肝功能。

穿上森林是什么滋味？

/ 树先生

森林疗养的产品不仅是服务，还包含很多森林系的健康产品。在这些产品之中，也许您见过用树木精油制作的香皂、洗发水、沐浴露等化妆品，但是相信您没见到过添加精油的纺织品。

有关精油影响人体健康的研究成果，越来越为普通消费者所了解和认可。比如从小白鼠的运动量、体重和饲喂量来看，与森林中萜类物质浓度相近的环境中，小白鼠表现最优；比如在森林中，人的瞳孔收缩速度很快，这可能暗示在森林中大脑功能更活跃；比如在扁柏林中睡一觉，疲劳恢复得要更快一些。普通人看到这些信息，想到的是如何与自身健康相关联。但是有一家大公司了解森林疗养效果后，敏锐地意识到开发"森林浴"效果纤维材料，符合现代人对安全、卫生、舒适和健康的追求，市场潜力巨大。

这家公司研究了一种合成纤维，纤维外层由致密和耐久材料包裹，纤维内芯添加了扁柏精油。如果把这种纤维的横截面放在显微镜下，可以清晰地看到两个同心圆。受益于这种结构，扁柏精油只能从纤维两端缓慢地释放。经过反复加工、染色等试验，研究人员发现这种纤维材料制成的面料，即便是洗涤5次，纤维中精油也只减少了20%，且挥发效果与洗涤前无明显变化。目前这种纤维材料已经被用于家纺和汽车内饰，相信很快会扩展应用到衣料领域。

不过对于"穿上森林"，或许还有其他实现途径。现在木纤维提取技术越来越发达，也许有一天木纤维在改性过程中就能够保留植物精气，穿上利用芳香植物纤维制作的衣服，就会有森林浴的效果。

什么样的树木适合建树屋？

/ 树先生

住树屋，我有一次崩溃的经历，好不容易扛住了独居森林中的恐惧，没想到早晨如厕时栽在了一只蜘蛛手里。树屋洗手间是蹲式马桶，我蹲下后，表情刚舒缓一下，一低头，发现一只黑色大蜘蛛从下水管道中爬了出来。冲水！冲水把蜘蛛带走了，刚要享受惊吓后的得意，下意识一低头，那只黑蜘蛛又从下水管道中爬了出来……。所以很长一段时间内，我不太喜欢树屋这一居住产品。

其实树屋是有很多优势的，如果做森林体验教育，或是开展亲子交流形式的儿童疗愈，住在树屋酒店是一个绝佳选择。住在树屋，孩子可以享受攀爬乐趣，大人可以寻回儿时秘密；对于久居城市的人来说，树屋不同于千篇一律的城市酒店，能够带来一种新奇体验；对于不堪为快节奏生活碾压的人，钻进树屋可以找到逃避的惬意；如果开展森林教育，树屋还能提供观察自然的另一视角。从成本上来看，做树屋酒店的成本，比普通木屋酒店还要低一些。更重要的是，树屋"长"在树上，不占用林地，这对缺少建筑用地的林区太重要了。我们最近查了一些树屋资料，很多树屋酒店是"依树"，而并非"上树"，再加上外形和使用材质不够贴近自然，总体上感觉非常失真和缺乏新意，理想树屋并不是很多。那么，该如何选择树木建设树屋呢？

首先树够大，树屋才够吸引人，才能提供足够的有效载荷。树屋酒店的适宜建筑面积为 10~18 平方米，如果树不够大，树屋和森林在形式上就会失调。对于有效载荷，我们没有找到有关树屋体量和树木直径的研究，但是有人研究过台风和倒木的关系。森林中自然状态下的树木，如果胸径超过 30 厘米，即便是被台风吹断树干，也不会连根拔起。对于修建树屋酒店，我们认为胸径提高到 40 厘米以上会比较理想。当然，选择树木建设树屋还有一系列考量因素。比如，刮风对树屋是个严峻考验，选择树木时要避开小气候中的风道，而根系发达的直根系树木更抗风。另外，处于快速生长期的树木，会产生较大形变，不适合做单独承重的树屋。还有，本身材质松软、木材应力低下、易感染病虫害、植物体有毒的树种也不适合做树屋。

森林疗养基地建设

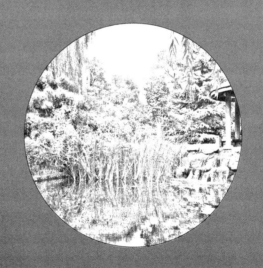

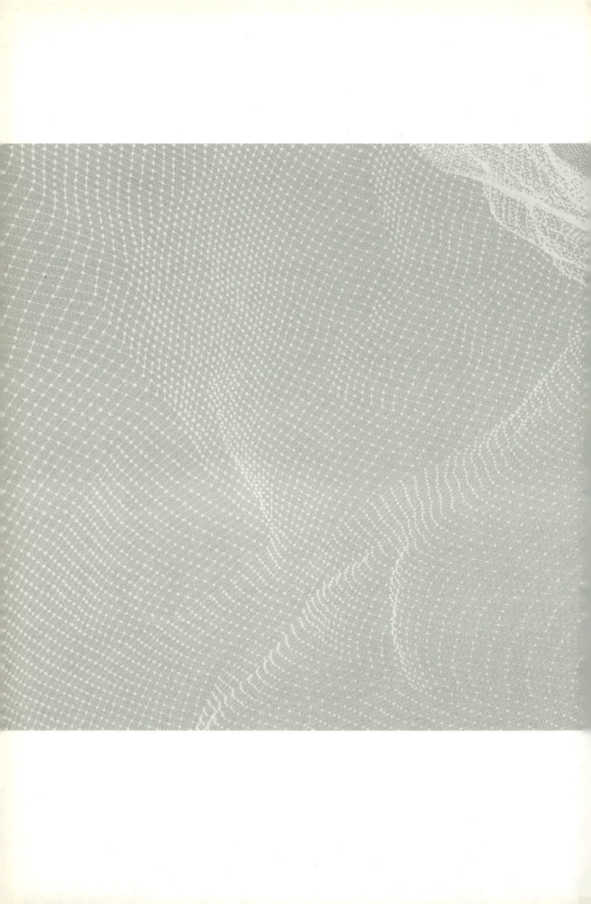

前苏联也有自然疗养地？

/ 树先生

据一份 1955 年的出版物显示，经充分研究证明前苏联有治疗功效的自然疗养地有 300 多处，而具有自然疗养潜力的地区在 4000 处以上。按照治愈素材的性质，前苏联自然疗养地可分为气候疗养地、泥浴疗养地和矿泉疗养地三类，与森林有关的自然疗养地被归为气候疗养地。气候疗养地的主要治疗方法是空气浴、日光浴和海水浴，海滨、山地、森林和草原地带都可以成为气候疗养地。气候疗养地主要适用于结核性和非结核性呼吸疾病、贫血、疲劳以及术后康复。

对于自然疗养地的治愈机制，前苏联认为，"不可过高评估任何一种疗养要素的效果，自然疗养地是各种要素对人体作用的综合，这种综合不仅包括气候、沐浴、理疗、营养及运动，还有转地效果、工作和生活条件的改变、新的印象、充分的休息等等"。为了确保疗养效果，前苏联很注意研究自然疗养地的适应证和禁忌，在访客选择方面有一套完整的方法，会有计划地、科学地根据适应证审查为访客指定疗养地。

前苏联鼓励就近疗养，他们认为长途旅行到远方疗养，可能会影响健康状态。在疗养时间上，前苏联更倾向冬季疗养，他们认为夏季适合疗养这个命题缺乏证据，而临床观察证明，几乎所有适用疗养地医疗的疾病，在冬天进行疗养会有更好效果。在疗养处方上，社区的主治医师有责任观察病人，并结合专科医师的会诊意见，制定合理的疗养处方。疗养处方需要上报"疗养甄别委员会"，最终由这个委员会决定疗养地点和疗养时期。

有关自然疗养地的几点新知

/ 树先生

为了做好森林疗养基地,我们又把森林疗养基地的老祖宗给刨了出来,并且搜了一遍身,有新收获。

2005年,德国自然疗养地联盟对"自然疗养地"给出了最新定义:完全具备适用于医学治疗的特殊环境和条件,并为此开展过相关评估的地域。从德国20世纪初开展自然疗养地认证以来,这已经是第11版定义。在这版定义中,前半部分旨在通过医学理论评价,将自然疗养地置于疗养地医疗的位置;后半部分旨在为各州制定自然疗养地相关法律提供依据。顺便说一句,德国自然疗养地为公共卫生部门所主管,但是由各州分别制定相关法规条例,自然疗养地的最终认定权似乎也在地方政府。

德国对自然疗养地进行分类管理,分类管理的基准包括疗养要素、生物气象条件、空气质量、认证前提条件、认证特别要求项目、环境保护、为医学鉴定的适应证和禁忌等等,不同维度分类有不同的管理要求。通常按照疗养要素,分为矿泉、海洋、科耐普疗法和气候四种类型的自然疗养地,其中矿泉、海洋和气候的疗养要素是治愈素材,而科耐普疗法的疗养要素是治愈手段。

在被认证为自然疗养地之前,申请地需要具备一些条件,这些条件既包含硬件设施的,也包含人员交流、课程、医疗基础、景观、环境等等。当然认证标准不只是这些一般条件,对于不同类型的自然疗养地,认证项目中还会有一些特别要求。这些特别要求项目也非常详细,比如矿泉型自然疗养的特别要求项有14项之多,涉及人员、设施和适应证等多个方面。

德国自然疗养地一般会有一位或多位医生驻点,这种医生和普通医生的最大区别是,他不仅要善用本地的自然疗法,还必须得到医疗保险公司的认可,需要与医疗保险公司签署协议。

重新认识自然疗养地

/树先生

德国人如何定义自然疗养地？

德国人认为自然疗养地是能够提供"以病后恢复和健康增进为目停留"的自然地域。这个概念有两个核心：一个是环境，它不仅要求自然环境优越，对社会文化环境也有一定要求；另一个是"停留"，它能够满足访客中长期停留要求，这不仅涉及食宿设施，还涉及"有效停留"的疗养辅助设施，以及"快乐停留"的休闲娱乐设施。为了促进自然疗养地建设，德国政府按照访客住宿费征收疗养税，疗养税主要用于自然疗养地环境保护、设施维护以及文化遗产修缮。

德国人如何利用疗养地医疗？

德国的康复型医疗保险非常发达，这种保险与我们所熟悉的医疗保险有所不同，它主要面向病后恢复以及提高患者社会适应能力的需求。有了这种医疗保险之后，便可以基于医生的诊断书，在自然疗养地做最长不超过4周的停留了。在德国，这种利用自然疗养地，进行康复和健康增进的医学领域，被称为疗养地医疗。目前国内康复治疗是可以适用医疗保险的，不过医保支付有特定的诊疗项目和药品目录，疗养地医疗纳入现行医保制度还有一定难度，未来或许商业保险可以先做出一些尝试。

德国人开出了哪些自然处方？

在德国的自然疗养地工作体系中，一线操作者是各种自然疗法师，但是受过自然疗法培训的医生发挥着至关重要作用。在医生的支持下，康复、慢性疾病的治疗和预防、保健等都可以通过疗养地医疗来实现。在自然疗养地进行康复是医生常用方法，适应证包括脑血管疾病后遗症、手术恢复、交通事故和体育外伤的后遗症、提高生存质量以及改善机体免疫力等等，近期利用自然疗养地缓解精神压力和心理障碍的案例也比较多。在我们的森林疗养师培训过程中，很多学员具有医疗工作背景，也有一些学员是货真价实的医生，不知道大家培训之后，能否在日常工作中开出森林疗法处方？

德国：自然疗养地民宿形式有变化

/ 树先生

服务设施收费是森林疗养基地的主要经济来源，而在所有服务设施之中，住宿设施的地位举足轻重。现阶段，什么样的疗养地住宿形式更受消费者青睐？这或许是一名基地经营者最关心的问题。

bad Hindelang 是德国拜仁州南部的一个小镇，2002 年被认证成为克耐普疗养地。实际上，当地的旅游业起始于 17 世纪，当时流行温泉疗养，很多农家便开始经营民宿。到了 19 世纪后半阶段，登山和滑雪运动火热起来，经营民宿的农家也多了起来。第二次世界大战后，当地经历了游客的快速增长，传统酒店数量急剧增加，但民宿并没有发展起来。1970 年，德国政府开始鼓励市民到农村去休假，民宿迎来了发展黄金期，之后民宿由发展走向成熟。

在 bad Hindelang，民宿大致有三种形式：一种是提供客房和早饭的酒店型民宿；一种是住宿包含 2 间以上客房，厨房、洗手间、西餐厅、游泳池应有尽有，但不提供早饭的别墅型民宿；还有一种是以上两种民宿形式的结合。2005 年，有学者统计了 1985~2003 年期间 bad Hindelang 民宿形式的变化。

1985~2003 年期间，bad Hindelang 共有 34 家民宿在运营，其中 20 家是 1985 年前就在营业，14 家是 1990 年以后开业的。在 1985 年，有 18 家民宿是酒店型的，另外 2 家是酒店与别墅混合型的。但是到了 1990 年之后，新开业的民宿基本上是别墅型的，过去部分酒店型民宿也开始向别墅型民宿转变，并且彻底抛弃农业转行经营民宿的农户也多了起来。2000 年以后，新开业的民宿都是别墅型民宿，原有酒店型民宿或是转为别墅型民宿，或是转为混合型民宿，单纯酒店型民宿只剩下 4 家。

与酒店型民宿相比，别墅型民宿不仅能够提供完整的乡村生活，经营起来似乎也要更省力一些，发展前景广阔。

自然疗养地对基础设施有要求

/ 树先生

德国 2005 年版《自然疗养地认证标准》对基础设施有 9 条要求，供森林疗养基地建设参考。

第一条：城镇外观，特别是疗养区域的外观要具有疗养地特征，比如园林绿化自然融合、建筑有放松感、疗养和观光设施随处可见等等。

第二条：所谓的疗养区域，可以是城镇的一部分，但必须能够为访客提供疗养设施、娱乐设施和食宿场所，满足长期停留的要求。

第三条：有专门的疗养公园，疗养公园要具有静养、交流和集会嬉戏等空间，并且造园设计精致，运营维护及时，对访客有足够吸引力。

第四条：疗养地特征必须在"区域发展规划"和"建设指导规划"中得到保证。

第五条：要特别避免工厂化经营、烟气排放等所造成的大气污染；定期举办文化集会、户外音乐会、体育赛事等对健康有促进作用的活动。

第六条：自然疗养地强调依靠自身责任感进行健康管理，所以在自然疗养地内，任何访客都可以自由使用室内外游泳池、网球场和其他体育设施。

第七条：做到动静分区，避免有噪音活动干扰访客静养需求。

第八条：满足法律对疫病、卫生和环境所作出的最低要求，提供安全的饮用水，下水设施和垃圾分类处理符合规定。

第九条：需满足门诊和住院两类需求，"疗养设施"可提供住院疗养的处方，疗养地行政管理机构协调"疗养设施"等相关单位提供门诊疗养的处方。

森林疗养：学有形易，学无形难

/ 树先生

对自然疗养地了解越多，就越能发现，设施等有形状的东西模仿起来很容易，而多样课程、经营管理政策等无形的东西，短时间内难以达到欧洲水平。最近搜罗到德国自然疗养地经营管理的一些信息，与大家分享。

谁在经营自然疗养地？

按照权属和经营主体，德国自然疗养地大致可以分为5类，其中公设公营的约占58%，公设民营的约占7%，民设民营的约占14%，教会设立教会经营的约占14%，民间和教会联合设立和经营的约占7%。需要指出的是，公营、民营和教会经营都是公司化经营，只是经营公司为政府、民间和基金所属。对于一直想通过市场途径来推广森林疗养的我们，相信德国经验会带来很多思考。

自然疗养地的运营形态？

从运营形态来看，以治疗为主的自然疗养地占21%，以保养为主的自然疗养地占24%，治疗和保养混合的自然疗养地占65%。说起治疗和保养的区别，可能不同自然疗养地会在个别条件上有差异，但主要的区别是，治疗可以适用医疗保险，而保养需要自己掏腰包。不过，德国从1997年改革了有关自然疗养地的保险制度，疗养地医疗的适用时间从每3年4周减少到每4年3周，以治疗为主的自然疗养地面临着客源减少的压力。

名字中咋都有"巴登"？

德国大部分自然疗养地名字中都有"巴登"（bad），这是被政府认可温泉类型自然疗养地的特殊冠名词。地名中有了这个特殊词汇，就标志着自然疗养地的生活环境质量达到了先进水平。因此很多德国城镇以名称中有"巴登"一词为荣，也愿意用十几年的努力来申请自然疗养地认证。森林疗养基地认证若想得到更广泛认可，是否也能采取相近策略呢？

鹿角森林疗养基地一瞥

/石亚星

秋田县鹿角森林疗养基地于 2008 年 4 月认定，它的主体是八幡平国立公园。八幡平公园森林资源丰富，树种以栎类为主，海拔不同，森林景观也不同。基地分为四个森林疗养区，每个区域资源禀赋不同，森林疗养活动也不相同。在八幡平疗养区，栎类和高山植物资源丰富，还有个性化温泉；在汤濑溪谷疗养区，可以体验新绿和红叶；在大汤疗养区，历史文化底蕴深厚，有 800 年历史的温泉，有多个瀑布，水景非常丰富；而东山疗养区位于市中心位置，交通十分便利，各类设施完备。

鹿角森林疗养基地有两个服务中心。在服务中心，除了可以获得鹿角市森林疗养信息之外，还有各种检测仪器，方便访客自己进行健康检查。服务中心有常驻工作人员，可以与访客协商森林疗养方案，同时访客也可以借森林疗养需要的器材等。为了方便访客放松，服务中心的"森林休息站"可供访客自由利用。另外，服务中心还有研修室、会议室等多功能的室内空间满足访客不同需求。

在基地北部，是一处名为"中滝森林治疗站"的服务中心。在这里访客可以享受各种各样的森林疗养活动，治疗站会有详细的路线说明、每条线路途径点、距离、耗时等信息帮助访客自己选择。治疗站里设计了森林疗养空间，可以开展北欧行走以及身体舒展、呼吸法等，并利用仪器随时监测森林疗养效果。因为设有住宿设施，访客可以自由选择当日往返还是多日疗养。中滝森林治疗站可以进行丰富的森林活动，滑雪、手工制作、森林游憩等，这里的餐饮食物也是访客亲手制作，可以来体验自然食材的原汁原味。

八幡平抚触温泉中心位于基地南部，这里常驻森林疗养师为访客提供更有效的森林疗养指导。与中滝森林治疗站一样，这里设有森林疗养空间，同时结合温泉浴，能够提高放松疗养效果。

  服务中心需要提前预约，访客在进行森林疗养前后，需要进行各项健康检查来体现森林疗养效果。在这里还可以练习健康呼吸法，这与太极拳一样，新鲜的森林空气呼吸到胸腔，能够放松、振作身心。利用当地的新鲜食材制作的森林疗愈便当，同样也可以帮助访客振作精神。访客还可以通过室内的影像资料了解北欧行走，并在教练的指导下进行正确练习，这样可以比通常的行走方式多消耗20%的卡路里。在森林疗养过程中，访客可以到森林里用耳朵感受那些平时没有注意到的声音，如小鸟的叫声等，还可以通过触摸树干、叶片，拥抱大树等使内心平静。芳香疗法也会被经常使用，根据环境安排按摩体验，访客可以感受到植物芳香带来的身心放松。

森林疗养基地应该是这样子

/ 树先生

很多人在尝试建设以森林为主体的自然疗养地，仅今年就有 6 家单位申请开展了森林疗养基地认证示范。为了方便申请单位对照整改，也为了便于向公众描述森林疗养基地的轮廓，我们将森林疗养基地认证标准简化为四项原则和八项指标。一起来看看，达到我们的标准可不容易哦。

四项原则
- 当地森林具有特殊疗养素材和疗养手法；
- 自然环境条件达标，污染控制得力；
- 具有合格的疗养设施；
- 疗养效果为循证医学（EBM）所认可。

八大指标

指标一：森林健康。森林第一观感良好。林分类型多样，能够提供丰富的五感刺激。森林天然起源，或人工林经过了近自然化改造。部分区域森林郁闭度可控制在 0.6±0.1。有害生物等级在轻度危害以下。

指标二：森林物理环境优良。森林面积不宜低于 100 公顷。夏季晴天正午，林中 1.5 米高度负氧离子平均浓度不应低于 1000 个/立方厘米。基地空气细菌含量平均值应小于 300 个/立方米。

指标三：无环境污染。空气中 PM2.5、臭氧及其他空气污染物浓度应符合《环境空气质量标准》(GB 3095—2012) 规定的一级浓度限值要求。地表水环境质量应达到《地表水环境质量标准》(GB 3838—2012) 规定的 Ⅱ 类以上要求。电磁辐射与天然本底辐射的年有效剂量不应超过 1 毫希伏（mSv）。土壤无化学污染，质量应达到《土壤环境质量 农用地土壤 污染风险管控标准（试行）》（GB 15618—2018）规定的一级标准。噪声夜间不应大于30分贝（A）。

指标四：生态保护得力。基地建设合法，符合城市总体规划、土地利用总体规划等上位规划。实施预约经营，或具有访客容量控制措施。具备森林局部轮休或整体休业计划。不存在对生态影响较大的生产活动，农林业生产采用绿色或有机方式。

指标五：风险有效控制。森林疗养活动能够区分适应证和禁忌。具有防灾避难场地和设施。设有负面健康影响因素清单，编制有主要植被的花粉日历和花粉地图。如为自然疫源地，应有相关疫源疾病监测设施。

指标六：疗养设施完备。具有多条森林疗养步道，步道符合自然释压系统的要求。步道总长度不少于5公里，能够满足不同群体需求。设有芳香园、作业农园、药草花园、水疗园、运动园、动物角等专类园。具有一站式服务窗口，具备休闲、康复、急救和环境监测等设施。住宿餐饮设施满足疗养要求。建筑、配套设施、标识体系等做到定期维护。

指标七：森林疗养课程有效。为访客提供不少于30种课程的森林疗养菜单。森林疗养课程能够体现当地森林资源特色。至少森林静息和森林漫步的效果为循证医学所认可。当地森林文化活动丰富。

指标八：经营常态化。常驻医生和森林疗养师，注册在基地的森林疗养师不少于3人。能够提供常态化的森林疗养服务产品。

森林疗养基地如何区划？

/ 树先生

无论是前期规划建设，还是后期经营管理，都有必要对森林疗养基地进行区划。但是坦率地说，对森林疗养基地进行分区是比较困难的。一方面，有些情况下，森林是连续的，除了河流和山脊线之外，很难人为对连续森林做出分区；另一方面，采伐迹地、人工造林地和原始林区都可以实施森林疗养，从森林疗养课程特征进行分区，有时会比较勉强。

目前，主流做法是按照疗法特征进行森林疗养基地区划，比如，人工程度较高的地区作为园艺疗法区，舒适度和近自然度较高的地区作为森林疗法区，而接近于原始状态森林作为荒野疗愈区。当然，能够与森林相结合的替代和辅助治疗方法有很多种，在做森林疗养基地区划时，需要对本地自然治愈素材和治愈手段进行深度挖掘，发现不同森林场地的健康管理新用途，为访客创造出更多疗养机会和可行性。

有些国家将森林疗养基地相关业态与高尔夫球场建设同等对待，因此处理好森林保护和利用的关系就显得格外重要，基地区划也主要是从森林保护和利用角度出发。例如，日本的自然休养林划分为风致保护区、风致整备区、作业调整区和设施区等四个区域。风致保护区不得有任何森林经营活动；风致整备区森林经营应以择伐为主，皆伐不得超过1公顷；作业调整区允许进行森林经营，但是皆伐面积不得超过5公顷；而设施区要求做到保持森林环境良好。

森林疗养基地区划还要考虑到可实施森林疗养课程的兼容性，比如露营地需要有静寂的时间，而拓展训练场地要喧闹一些，森林疗养基地区划要考虑动静分区问题。除了考虑森林疗养课程之外，作为疗养课程补充的一些森林体验活动，如运动属性较强的滑雪、狩猎、渔猎等活动，通常也会对森林空间有特别要求。

日本：「休闲森林」分级经营

/ 树先生

日本政府 1968 年开始指定"自然休养林"；1972 年整合自然休养林等工作推出了"放松之森"；1990 年发布了《关于增进森林保健功能的特别措施法》。这些政策法规虽然让人羡慕不已，但是从发展森林疗养的角度来说，总觉得日本森林经营相关法律政策还有些单薄。最近我们发现，日本很早便开始指定国立公园，国立公园与森林地域多有重叠，有关森林休闲保健的很多法规政策已包含于《自然公园法》之中，这其中还有些做法非常值得我们借鉴。

1. 森林经营分级

1959 年，林野厅与厚生省主导推出了一项政策，这个政策将国立公园森林经营分为多个等级：第一个等级是特别保护地区，这个区域是完全禁止采伐和经营的，即便是栽植竹子也要经过许可；第二个等级原则上禁止采伐，但如果不会影响景观，允许单木选择性采伐，择伐树木的年龄应该超过标准伐期 10 年以上，并且采伐量不能超过总蓄积的 10%；第三个等级允许择伐，树龄应该超过标准伐期，用材林可采伐总蓄积的 30%，薪炭林可采伐总蓄积的 60%，如果不影响景观，还可以皆伐，但是伐区面积不能超过 2 公顷；从第四个等级开始，便对采伐没有特别要求了。

2. 设施设置分级

发展"森林休闲"免不了设置食宿、步道等设施，为了兼顾森林保护和利用，日本规定，如果不是植被脆弱地区，坡度在 30 度以内，可以考虑设置高度 13 米以下、建筑面积 2000 平方米以下的建筑。具体来说，如果是第一等级和第二等级区域，现有建筑改建、灾害修复以及公益性新建都要经过严格审批。

第三等级以下的地区也要通过审批，但相关审批要轻松一些，如建筑面积不足 500 平方米，建筑遮蔽率应控制在 10% 以下，容积率控制在 20% 以下；如建筑面积在 500~1000 平方米之间，建筑遮蔽率应控制在 15% 以下，容积率控制在 30% 以下；如建筑面积在 1000~2000 平方米之间，建筑遮蔽率应控制在 20% 以下，容积率控制在 40% 以下。如果是新建各种道路，第一等级区域是不被许可的，对于第二等级以下，如果是满足当地人日常生活，或是农林业生产需要，才能够规划道路。

森林疗养，步道宽度有讲究

/ 树先生

在森林疗养过程中，为方便森林疗养师和访客并行交流，也为避免给对面走来的访客带来心理压力，森林疗养步道宽度不宜低于1.5米。另外，有些森林疗养步道是为残障人士服务的，为确保两辆轮椅能够安全对行通过，步道宽度不宜低于1.8米。有关森林疗养对步道宽度的要求，我们已经写入了《森林疗养基地建设技术导则》，可是随着森林疗养实证研究的不断深入，早前起草的标准正面临着"打补丁"。

千叶大学在森林疗养实证研究方面做了很多工作，其中就有人曾从视觉角度研究了步道宽度对心理的影响。研究人员选择喜马拉雅杉和扁柏两种类型森林，在林中各修建了3条步道，这些步道全长10米，宽度分为0.7米、1.35米和2米三个等级。研究人员组织受试者依次通过步道，采用Osgood提出的SD法，调查了受试者的心理印象。SD法是Semantic Differential法的略称，它以"言语"为尺度进行心理实验，通常使用"宽阔－狭窄""自然－人工"等10对形容词为变量，每对变量分为7个等级，定量地描述研究对象的构造。

作为研究结果，步道宽窄度可以显著影响访客的心理印象，但是研究人员并没有给出步道宽好，还是步道窄好。研究人员发现，步道窄一些的话，会给人自然的感觉；而步道宽一些的话，会增加人的安全感，给人以整齐的感觉。不过，研究人员还发现，步道宽度对访客心理印象的作用，受到了林分结构等因素的影响。例如对于透视度好、无林下灌木的林分，即便是步道不是足够宽，也很难给人以狭窄的印象。过去我们认识到步道不能过窄，实际上考虑到郁闭、透视和近自然等因素，步道也不宜过宽，步道设计应根据林分结构灵活掌握宽度。

一条森林疗养步道就是一个自然释压系统，很多因素都会影响到这个系统的减压效果，现阶段这些影响因素正在得到逐一研究。站在一个林业人角度来看，目前森林经营主要是围绕木材生产和生物多样性保护等传统领域，自然休养林还没有系统的经营方法，但是随着森林疗养实证研究的深入，或许用不了多久，自然休养林将会有更专业的森林经营方法。

这条森林疗养步道很特别

/ 树先生

鹿教汤是日本最有名的温泉疗养地之一，位于长野县的深山区，自然风情非常迷人。那里的温泉水没有硫黄臭，无需加热也无需加冷水，肌肤触感柔和，非常适合神经痛、风湿病、肠胃病的疗养和康复。不过我们关注到鹿教汤，不是因为温泉，而是那里有一处浅山疗法公园，以及鹿教汤温泉旅馆协会将温泉和森林整合利用的努力。

浅山疗法公园距离鹿教汤温泉1.5公里，乘车的话只需要3分钟，而步行也只需要20分钟左右。这座公园是2005~2006年建设的，那时的日本森林疗法工作风生水起。当时，为了提高鹿教汤的吸引力，上田市商工会征得当地山林所有者的同意，将30公顷森林改造成为疗法公园，作为活化温泉疗法的主要设施。这个浅山疗法公园与德国自然疗养地的治愈公园有几分相似。

浅山疗法公园有3公里步道，这些步道是3条九洞木槌高尔夫线路，公园有山野草保护地，休息广场、眺望平台、厕所和停车场等设施一应俱全。木槌高尔夫与普通高尔夫有着本质区别，其对果岭没有特别要求，场地管理成本很低，有点类似国内老年人喜欢的"门球"。我们之前见过的森林疗养步道虽然被称为"自然释压系统"，但形式上只是步道，浅山疗法公园将步道和门球运动结合起来，让人耳目一新。浅山疗法公园的开放时间是4月中旬到11月中旬，开放期间有管理人员驻留收费，一般是一天一人300日元（约20元人民币），个人会员是每年5000日元，家族会员是每年7000日元（限2人），费用还是比较亲民的。

来到鹿教汤的访客，体验完充满野趣的木槌高尔夫，享受过森林芬多精和负氧离子，身心会得到很好放松。但是所有访客在运动之后，最后一个节目一定是去泡一下鹿教汤温泉，这是森林疗法和温泉疗法双赢的很好案例。

上原严和他的"地森地健"

/ 树先生

我们急切地想树立以森林为主体的自然疗养地。与我们的关注点有所不同，日本森林保健协会的上原严教授痴迷于"地森地健"，他认为那才是森林疗养的未来。

上原严认为，森林环境具有多样性，即便是人工纯林，环境也具有多样性。因此要评估森林疗养功能是非常困难的，这是目前森林疗养研究面临的最大课题。森林环境确确实实千差万别，而且不断变动，无法一概而论，不能简单评价这片森林更好，那片森林更差。再加上日本现行森林疗养基地认证，都是十几位志愿者的小样本，实验对象的个体差异完全掩盖了科学规律。所以在上原严看来，树立以森林为主体的自然疗养地，现阶段技术水平似乎难以达到，于是改口强调"地森地健"。

目前，日本国内到处都是荒废的森林和休耕田。上原严认为，这些荒废森林和休耕田能给当地居民的健康、福祉以及医疗改善带来新的启发。特别是在医疗福祉领域，构建以当地森林为活动核心的区域共同体，在未来或许会成为一种全新的医疗福祉和保健疗养形式。正如"地产地销"一样，将来我们或许也会进入一个"当地健康由当地森林主导的地森地健"时代。事实上，利用身边的森林公园和山林资源，开展市民健康管理的各种尝试，已经开始在日本全国各地不断兴起，身边的森林环境正逐渐影响着普通民众的健康生活。

上述观点来自于上原严先生的新作《森林疗养学》，2018年我们着手翻译了这本书，目前书稿已经处于"二校"阶段，相信用不了太长时间就能和大家见面，敬请期待。

森林疗养馆如何规划？

/ 树先生

包括八达岭国家森林公园在内，很多规划建设中的森林疗养基地，设有"森林疗养馆"等相关设施。这类场馆应该包含哪些功能？又该如何进行分区？今天将我们掌握的一些资料，和大家分享。

森林疗养馆是森林疗养活动的室内起点，功能上应该考虑到"一站式服务窗口"的相关功能。在《森林疗养基地建设技术导则》中，我们将"一站式服务窗口"定义为"向访客提供接待、预约、咨询、产品展卖、休憩、用餐、如厕、心理疏导、诊疗、应急救助和紧急避险等综合服务的设施"。作为森林疗养馆，可能"产品展卖""紧急避险"这样的功能可有可无，而一站式服务窗口的其他功能都应该在森林疗养馆中有所体现。当然，森林疗养馆应该有更丰富的疗养功能，以实现需要室内空间配合的森林疗养课程。如果遇到不适合户外活动的天气，森林疗养馆还应该有足够丰富的森林疗养课程供访客选择。

从分区上来看，国外类似森林疗养馆的场馆，一般会分为三个功能区。第一类功能区是健康管理空间，空间的内容和形式主要服务于健康管理，比如说健康生活宣传设施、健康咨询室、健康讲座教室、健康监测和评价设施等等。第二类功能区是健康增进空间，拿森林疗养来说，大体会包括实施芳香疗法的芳香教室，实施以园艺、草木染、木工、草编等为媒介作业疗法的手工教室，制作品尝森林食材和草本茶的食物教室，以及用于器械运动、瑜伽、冥想、禅修等课程的身体调整教室。第三类功能区是舒适接触的空间，比如说用于休闲的咖啡厅、用于团体交流的座谈空间、专门的休息室等等，访客无需刻意做课程，也可以享受疗养要素。

医学地质学助力森林疗养基地选址

/ 树先生

最近,"医学地质学"这一新学科,引发了我们的关注。

医学地质学发足于1965年,它把地质环境与流行病学关联在一起,研究地质因素与人体健康之间的因果关系,强调地球科学因素对人类和动物健康的重要性。

长期复杂的地质作用确实会对人类健康产生深远影响,医学地质学在这方面积累了很多研究成果。比如说,人体缺硒会导致克山病,而硒过剩会导致碱毒病和蹒跚病;在花岗岩和变质岩地区,活动断裂带的氡气含量偏高,附近人群肺癌发病率也明显偏高;原生环境中缺钼的地区,也是食管癌的高发区;环境中硒、铁、铜和锌等微量元素的含量是否适宜,是影响克山病和大骨节病发病率的一个重要原因。当然还有一些研究结论是我们熟悉的,比如说,地方性甲状腺肿是因为人体摄入碘缺少;而如果铅、镉、汞、砷、氟等进入食物链,会导致人体中毒。这些医学地质学的研究结果,将深刻影响森林疗养基地选址、森林疗养课程制定等相关工作。

医学地质学还有很多研究结果对森林疗养工作有启示。比如说,孩子都喜欢玩泥巴,而有关泥疗的辅助治疗方式也有很多。自然的泥巴中含有特别多杂菌,让孩子或访客接触泥巴会不会有风险?最近医学地质学研究发现,有些特殊地质环境的泥巴对耐性细菌也有抵抗效果。科学家在美国Crater湖周边发现一种含铁的黏土,这种黏土对葡萄球菌、大肠菌等耐药细菌有极强的抵抗作用,用这种黏土做泥疗时,就无需对泥巴进行杀菌处理。

回过头来看,无论是森林医学的出现,还是医学地质学的出现,都说明传统医疗模式正在转变。医疗工作者们希望,在临床医学之外,用跨学科的方式和更广泛的手段,为人类健康提供服务。

儿童游乐园,这种最让家长放心

/树先生

走进日本的人工林,有一件事让我印象特别深刻。像柳杉这样的速生树种,林下会横七竖八放着很多间伐材,任其腐烂。这些间伐材最大直径约20厘米,每个希望物尽其用的人,看着都会心疼不已。实际上,日本人力成本过高,这种间伐材运出森林只会赔钱。为了克服这种现状,增加木材的使用,日本林野厅推出了"木材设计大奖",对木材创新应用给予奖励。这个奖项已经坚持多年,在2018年的获奖名单中,"全木质的室内儿童游乐园"吸引了我们的注意力。

这家全木质室内儿童游乐园位于宫城县,对外称呼是"感性之森"。现在很多城市孩子远离自然而缺少感性,这家游乐场便以培养孩子的感性能力为销售卖点。游乐场有四个功能区,主题功能分别是培养身体和语言能力、培养想象力和发散思维能力、培养创造力和专注力、培养思考和探索能力。

游乐园的设计者希望从多个角度刺激儿童求知欲和好奇心,在培养身体和语言能力功能区,设计者选用的游乐设施是小房子、小滑梯和30万只木球组成的"湖",游乐设施由9种不同木材做成,以提供不同的颜色、香味和触感。

在培养创造力和专注力功能区,设计者特意做了一些高处空间和狭窄空间,为孩子搭建了一个隐蔽的"家",以激发孩子想象力;通过设计起伏、登高和距离的游戏设施,锻炼孩子的判断能力、平衡能力,培养控制感和自信。

培养想象力和发散思维能力功能区是专门供2岁以下孩子使用的专门区域,在这个区域提供培养好奇心的木质玩具,还有丰富孩子想象力的绘本,一家人可以安静地享受亲子交流。

在森林中迷路可不是好玩的,这个森林迷宫可以锻炼思考和探索能力,为将来克服各种艰难险阻打下基础。

与普通的室内儿童游乐园相比，这种全木质游乐园让家长更放心，也更有吸引力。未来，结合儿童感统训练，这样的游乐园能否成为森林疗养基地的标配呢？

有森林缺服务咋疗养？这个方案可帮您

/ 树先生

2016年"森林疗养基地联盟"发起以来，主动申请加入联盟的机构已经超过112家。企业对于森林疗养热情很高，可是作为发起人的我们，没有提供出特别有价值的服务，联盟没有发挥应有作用，影响了森林疗养的落地进程。实际上，森林疗养在技术、人员和管理方面有明显门槛，即便资金充足，仅靠企业自身力量也会略显乏力。为此，我们推出了包含融资、技术和管理在内的森林疗养基地整体解决方案，希望通过合作共赢的商业模式，促成森林疗养基地建设。

一、我们可以输出的服务

（1）组织国内顶尖团队，开展项目策划和基地规划设计。
（2）派遣优秀森林疗养师，编制森林疗养菜单，实施森林疗养课程。
（3）培训基地运营团队，或提供基地托管服务。
（4）基于医学实证的森林疗养基地认证服务。

二、希望您具备的条件

（1）认同森林疗养是以森林为主体的自然疗养地，有志于开发非娱乐化的森林服务产品。
（2）具备一定资金实力，所属森林具有自然疗养地认证前景。
（3）产权明晰，具有可靠的经营收入分配机制。

三、双方的合作模式

输出的服务以折抵投资方式入股，双方在森林疗养基地运营中按约定分享利润。需要说明的是，我们只负责组织协调，不参与实质商业合作，最终协议由具体服务输出机构和基地签订。

  2019 年我们将优选 1~2 个项目进行尝试，欢迎咨询详细方案，也欢迎更多朋友加入服务输出行列。

森林疗养地从北京走向全国

/ 树先生

2019年1月30日,中国林学会团体标准《森林疗养基地建设技术导则》审定会在北京举行。中国林学会秘书长陈幸良先生亲自主持会议,北京林业大学原校长宋维明教授担任主任委员,来自北京大学医学部、中国康复研究中心和中国林科院等单位的7位专家参加了审定会。经过一上午的紧张审查和质询,标准审定委员会认为,《森林疗养基地建设技术导则》结合了国内外森林疗养基地建设经验和科研成果,指标合理、技术先进、可操作性强,对规范全国森林疗养基地建设和保障森林疗养产业健康发展都具有重要意义。至此,《森林疗养基地建设技术导则》从北京市地方标准变身成为中国林学会团队标准,正式面向全国推广森林疗养的北京经验。

实际上,森林疗养的北京经验早已悄悄输出到浙江等经济发达省份。不久前,受中国林学会森林疗养分会委派,北京林业大学吴建平老师带领多名森林疗养师赴浙江丽水编制森林疗养课程菜单。这是丽水三处森林通过基地认证第一阶段评估的后续工作,接下来基于森林疗养课程菜单,医疗专家将开展疗养效果循证工作,而这三处森林能否通过最终认证,实际取决于对《森林疗养基地建设技术导则》的遵守程度。在浙江桐庐瑶琳国家森林公园,森林疗养课程菜单编制和森林疗养效果医学循证工作均已经完成,如果在最后一轮评估中,专家组确认当地按照《森林疗养基地建设技术导则》和整改意见完成了设施改造,公园将通过森林疗养基地认证。

据悉,除了《森林疗养基地建设技术导则》之外,北京市起草的《森林疗养基地认证标准》《森林疗养基地认证审核导则》《森林疗养课程服务质量标准》和《森林疗养师职业资格标准》也将以中国林学会团体标准形式对外发布,森林疗养的北京经验将更好地为全国服务。

英国：立法保障自然步道通行权

/ 树先生

英国人爱徒步是出了名的，到自然中去徒步是英国最受欢迎的休闲方式之一。英国有超过14万公里的自然步道网络，这些自然步道不仅能够满足长途旅游和短时间休闲需要，甚至还能兼顾通勤、上学和购物需求。畅通无阻的自然步道体系，得益于多重法律保障，我们今天就搜罗了一些关于英国自然步道的法律法规。

1. 关于地图的规定

自然步道需要标注在1∶25000和1∶10000的地图上。首先地方道路管理部门要调查辖区内的自然步道，并做成概况图；然后通过报纸和官媒进行发布，征求社会各界意见，并按照意见修订为实用图。实用图是自然步道存在的证据，每5年修订一次。

2. 关于管理的规定

步道横穿耕地时，要与土地所有者协商，确保步道不被耕种，如果土地所有者耕种了步道土地，需在2周内恢复路面。地方道路管理部门有义务清除路面影响通行的杂草，路沿杂草的清除责任在土地所有者，如地方道路管理部门代行清除，土地所有者需支付费用；如果在不同土地所有者之间设有"门"，需维持"门"的管理良好，土地所有者可以向政府申请25%的设置和管理费用资助。从普通道路进入自然步道的节点，地方道路管理部门需设置标识。

3. 关于障碍物的规定

诸如有刺铁线、堆肥设施和残余农作物等障碍物，土地所有者必须及时清理。如政府代为清理，土地所有者需承担相关费用。

4. 关于公牛的规定

考虑到特殊生理期公牛对访客安全的威胁，在自然步道两侧违法放牧，最高可处 200 英镑罚款。

5. 关于使用者的规定

善意的旅行者有自由通行、观赏和休息的权力，侦察等行为属于违反道路通行规定；为了清除道路障碍，旅行者可携带剪刀等轻便工具，但是不能携带斧锯等重型工具；即便是善意旅行者，也不能偏离自然步道进入私有领地；机动车禁止驶入步道，但可以在步道入口处停泊。

6. 关于步道许可的规定

自然步道持续为公众提供 20 年服务后，土地所有者有权决定步道继续开放还是关闭。通常自然步道容易获得土地所有者的许可，期满之后一般都会继续开放。

森林疗养基地认证亟须改进！

/ 树先生

最近，咨询森林疗养基地认证的人开始多了起来，不过在听说认证成本需要二十几万之后，大多数咨询便没了下文。

目前森林疗养基地认证示范包含四个模块：一是评估项目地森林的治疗素材和治疗手段；二是评估项目地的气候、景观和污染控制等自然环境条件；三是评估项目地的疗养设施和接待能力；四是开展医学研究实验，从循证医学角度验证森林疗养效果。评估类认证模块无需太多费用，但医学实证涉及受试者的交通、食宿和身体检测，大部分认证费用消耗于此。有没有可能将实证研究也改为评估，让研究的归研究，认证的归认证呢？

很多经营者希望通过森林疗养实证研究，来说明本地森林环境具有医学价值。但实际上森林疗养实证研究，只能说明特点时间段某种森林疗养课程有效，将实证研究结果扩展到森林四季并不科学。要想发展真正疗养地医疗，并不是一两次实证研究就能够解决问题的，它需要对疗养地的治愈素材和治愈手段进行系统研究。我们在森林疗养基地认证示范中所推出的实证研究，只是系列实证研究的开端，初衷是希望经营者做更多研究。如果某处森林已经做过大量相关研究，完全可以利用循证医学的方法，对过往研究进行评估。

其实循证医学有一整套实证研究的评估方法。按质量和可靠程度，实证研究大体可分为五个等级：一级是按照特定病种特定疗法进行的随机对照试验，并具系统评价分析；二级是样本量足够的随机对照试验结果；三级是设有对照组但未用随机方法分组的研究；四级是无对照的系列病例观察；五级是所谓的"专家意见"。如果经过评估，某处森林具有一定数量、满足一定循证医学等级的森林疗养课程，就应该能够作为森林疗养基地的认证条件。

另一方面,"森林认证"的很多经验,值得森林疗养基地认证借鉴。森林认证有直接和间接两种费用。直接费用又称固定费用,它包括森林评估和年度审计等;而间接费用是为了满足认证要求,在提高管理水平、调整经营规划、培训员工等方面的支出。多数情况下,间接费用比直接费用更高。对于森林疗养基地认证来说,医学实证更接近间接费用,或许将医学实证和直接认证区分开来,森林疗养基地认证才会更有市场前景。

什么是康复景观？

/王晓博

记得我向别人介绍我的研究方向是康复景观时，一些业内人士总是会问一些很核心的问题：到底什么算是康复景观？它和我们平时的公园、小区绿地有哪些区别？如果所有的绿地都有助益健康的作用，算不算是康复景观呢？

关于这些问题，确实困扰了我很久，也是在大论文写作之初，最烧脑的地方。现在翻出七八年前的旧文，对应上面问题的思索，现在拿出来分享一下。

康复景观作为促进康复的景观类型，其对健康的关注超越其他方面功能的考虑，这也使得康复景观相对于其他类型景观具有特殊性。一般的景观可能具备生态、健康、审美、公共活动等多种功能，而康复景观始终坚持健康优先的原则，当其他功能与其存在冲突时，以促进健康为首选。这样的案例有很多，如传染病医院的康复景观优先考虑的是隔离宽度，而非视觉美观；烧伤及其他一些皮肤疾病的患者要避免紫外线的照射，而不是像其他人那样享受阳光；患有狂躁症的人更多的需要自然的景观（植物、水等），而非前卫的艺术；园艺疗法的花园可以没有漂亮的平面规划图，但绝不能缺少储存工具及展开园艺工作的场地；供人独处的冥想空间，需要相对狭小私密的场所，而非充满社会性活动的热闹场地。

与其功能相契合，康复景观区别于非康复景观的主要内容之一，就是其服务人群具备特殊性。患有身体及心理障碍的人群毕竟不同于正常的使用者，对于这些特殊人群行为需要的满足是康复景观的建设目标，而其他类型的景观更多考虑的是正常人的使用。在这里有一个使用主体主次的差别，当两者存在矛盾时，康复景观优先满足身心具有障碍的人的需要，而其他类型的景观则要考虑数量占多数的正常人的需要。这些矛盾，可能来自投资方面，其他类型的景观可能不会投入额外的资金去做抬高的种植池、沙坑,而这对于康复景观也许是必需的;矛盾也可能来自不同的空间氛围的营造,其他类型的景观中的大型聚会等活动,也许并不适合应用在某些康复景观中。

另外,康复景观也可以服务于健康人群的特殊阶段,如失去亲人,或者服刑的时候,还有遭遇大的自然或人为灾难而生存下来的人士在灾难刚过去的时间里。虽然服务主体的身体可能处于健康状态,而其情感需要经历一个独特的时间段,他们需要特殊的关怀与疗愈。这类康复景观与其他类型景观的差异在于其鲜明的主体性,如台湾的悲伤疗愈花园、监狱的康复景观、纪念花园等。

从另一个角度看,康复景观的使用人群具有短暂性。短暂性在于,康复景观不同于附属于居住社区与工作单位的一般景观,很多时候当人们的身心存在障碍了才会去康复景观中,典型的如医院的外部环境以一种临时性的应用为主,其中病人只有在就医或者住院时才会去使用。

因此,康复景观因其服务主体的特殊性,与一般的景观之间的关系,就像儿童公园与一般公园的关系一样。病人及残障人士及处于亚健康的人像儿童一样渗入到每个家庭,而同时这一群体又具备自身固有特征,因而其所对应的景观具备一定的独特性。其存在的地点,也因其受众的普遍性而存在于各个层次中。供儿童使用的园林可以是幼儿园的附属绿地,也可以作为主题公园单独存在,还可以在社区公园中以儿童活动区的方式出现。康复景观也有类似的特点,它可以是医疗机构的附属绿地,可以是园艺疗法花园、芳香疗法花园等主题公园,也可以是其他绿地中的一个功能分区,甚至风景区中的某些景观类型。由此,笔者对康复景观可能的存在形式归纳为医疗机构的附属绿地、主题公园、其他绿地中的功能区、风景区中的景观类型四个种类(下表所示)。

康复景观可能的存在形式

医疗机构附属绿地	主题公园	其他绿地中的功能区	风景区中的景观类型
医院外部环境	园艺疗法花园	植物园中的园中园	自然疗养地
临终关怀花园	芳香疗法花园	学校附属绿地中的部分区域	森林疗养地
疗养院中的康复景观	冥想花园 感官花园 纪念花园 复健花园	公园中的功能区 居住区绿地中的功能区	古村落 风景名胜

来自规划设计最前沿的声音

/ 大葱

作为森林多功能利用和民生林业的践行方式,森林疗养受到越来越多人的关注。森林疗养基地是森林疗养的有形载体,其规划建设正在我国各地逐步展开。

目前,国内对森林疗养基地建设进行了一些推动性尝试。但遗憾的是,大多未能落地,为什么落地这么难呢?主要还是"缺规划、缺投入、缺人缺技术"。身为风景园林高级工程师和森林疗养师,我是森疗基地设计者,也是森疗基地使用者,在为森林疗养基地建设服务过程中,有三点感想和大家分享。

1. 以规划引导项目建设,自上而下更易于落实

从我国法定的规划建设程序上来讲,森林疗养基地规划要从总规阶段开始考虑。我们以国家森林公园为例,在森林公园总体规划阶段就需要对森林疗养相关的资源条件进行评估,满足森林疗养基地建设条件的,方可编制森林疗养基地项目建议书。接下来,需要在森林公园的近期规划(近5年时间)中,编制可行性研究报告以及相关的专项规划设计工作等,最后才能逐步落实。由于森林疗养在我国还处于起步阶段,大多数森林公园的总规并不包含此部分内容,从法律程序上来讲需要进行调规,或者在编制新一轮的森林公园总体规划时将森林疗养基地建设的相关内容纳入。

2. 抓住森林步道为切入点

日本63处森林疗养基地,以森林疗法步道为基本认证单元,具有多条森林疗法步道的行政区域,就有可能成为森林疗法基地。实际上,从森林疗养课程操作和实施来看,森林疗养步道也是必备的基础设施,要想让体验者取得理想

地疗养效果，必须打造长时间有效进入森林的环境。如果各方面投入不够，对森林中原有步道进行梳理提质，使之满足森林疗养步道的基本功能，将可利用资源串联起来，甚至可以采取修建步道与作业疗法（参看台湾手作步道）相结合形式，进一步减少投入，以最低成本完成森林疗养基地过渡也是未尝不可的。从我国森林疗养基地认证趋势来看，并未对步道的新旧做出要求。

3. 找专业的人，做专业的事

森林疗养基地的核心是安全、安静、安心，讲求各方面的专业化。如何保护利用森林和地域资源？如何告别同质化做出特色？如何让访客在五感上有更多体验？如何为森疗师提供更贴近森疗课程的基础设施？如何使投入和产出更为经济……这些都不是传统意义上的旅游规划、林业规划、风景园林等设计专业单独能完成的工作，必须要对森林疗养原理、方式、方法有一定研究，从使用者、体验者的角度出发。换句话说，一个好的森林疗养环境必是使用者与设计者共同作用的结果，并在使用过程中不断地总结经验，逐步成熟。如果不能从更专业的角度来整体把握，森林疗养基地的功能将只是空谈。

千里之行，始于足下，建设有中国特色的森林疗养基地，我们才刚刚踏出第一步！

德国疗养地医疗"旧态"

树先生

德国的疗养地医疗历史悠久，运动疗法、温泉疗法、气候疗法、自律训练、食物疗法、物理因子疗法、健康教育、心理咨询等都是自然疗养地中的常用手段。作为现代医学的一部分，疗养地医疗应用广泛，自然疗养地的活跃度很高。从森林疗养角度来看，德国自然疗养地有哪些经验可以借鉴呢？最近我们找到了一份1985年的文献。

从研究上来看，德国1985年时有23家疗养地医疗研究机构，其中17家机构直接隶属于某个自然疗养地，8家机构为大学附属研究所。这些机构以公立的居多，也包含数量可观的私立研究机构。我们说"研究就是最好的营销"，国内森林疗养基地要想创出些名堂来，也离不开专业研究机构的持续支持。不过当时德国疗养地医疗研究面临"青黄不接"的难题，从业者多是老年人，相关研究对年轻医生缺乏吸引力。

从疗养地来看，德国1985年时有295处自然疗养地，这些疗养地有些以气候疗法为主，有些以海洋疗法为主，有些以克耐普疗法为主，有些以矿泉和泥浴为主（见下表），的确没有以森林疗法为主体的自然疗养地。不过，作为自然疗养地的组成单元，每个疗养地都会有一处疗养公园（kurpark），步道、景观和有地域特色的植物资源都是常用疗养素材。自然疗养地的经营主要靠疗养税、保险支付和非保险支付的治疗费、运动等疗养设施使用费、娱乐和食宿场所收费等支撑。

从适应证来看，疗养地医疗主要用于疾病预防、康复和慢性病治疗，德国每处自然疗养地对适应证和禁忌都有明确规定。想要接受疗养地医疗，首先要由家庭医生开出"处方"，再接受健康保险检查医生的审查，然后被指定到某个自然疗养地。当然，不想受保险限制，自费住进疗养地酒店和民宿的德国人也有很多。

适应证	矿泉	气候	海洋	泥浴	克耐普疗法	疗养地总数
心脏和循环	●		●		●	64
运动	●		●	●	●	121
呼吸	●	●	●			46
妇科	●			●		61
消耗和代谢	●				●	42
小儿科	●		●			20
皮肤科	●	●	●			21
泌尿	●			●		18
末梢神经	●					24
眼科	●					5
体力恢复	●	●	●	●	●	全部

从访客来看，52.7%的德国人认可疗养地医疗，其中认可健康维持的占20.3%，认可减压和调整精神的占24.7%，认可康复训练的占1.3%，而认可接受临床治疗的只有0.9%。与康复和治疗相比，普通德国人更愿意把自然疗养地用于预防和保健，尤其是调节城市生活的压力。另外，一份以250位医生为样本的调查表明，只有52%的德国医生认可疗养地医疗的效果。

森林疗养基地的医学价值

/树先生

森林疗养基地是以森林为主体的自然疗养地,它提供的服务本质上是疗养地医疗。那么,在医生眼中,疗养地医疗价值几何呢?我们最近发现了marburg大学康复医学研究所Gunther博士的一篇文章,摘录给大家。

一般说来,现代医疗是利用最先进技术和化学物质进行诊断和治疗的临床医学。这种医疗的目标和原理是克服排除疾病及其病因,比如说用药剂让脱离正常的机能回归正常,用手术修复异常的身体器官等等。所有这些手段都是直接作用于身体,不需要接受治疗的生物体积极协作。换句话说,现代医疗是人为的对身体进行干扰,是人为的技术性治疗。

现代医学进步非常快,急性病治疗、手术治疗、康复等领域都受益匪浅,但是对慢性疾病和调节障碍等问题没有太大功效。现代医疗还有一个重要特征,就是新技术不断开发和导入,而疗养地医疗可算不上是新技术,温泉疗法、气候疗法、运动疗法、按摩、食物疗法都有几百年历史了,应用疗养地医疗的传统很长。

最近,医生对医疗的认识,已经从被动医疗向主动医疗转变,特别是在运动疗法、放松技术和心理疗法等方面,认可这些干预手段具有医疗意义的医生,正在逐年多起来。其实这些治疗手段,很早以前就是疗养地医疗常用的方法,即便是从新兴的康复医学来看,疗养地医疗也绝不是异质的。不过,现在的疗养地医疗也在进步,在尝试基于现代医学原理来寻找证据。如果从驱动医学科学进步的角度来看,疗养地医学没有太大贡献,这是不争的事实,但以现代医学为基准的疗养地医疗,在今天也具有重要意义。

今后,医学研究还将不断向前,但是靠医疗技术的进步,依然有些疾病不能治愈，不用说不断增加的慢性病病和机能调节障碍，从预防医学层面来看，挖掘身体内在治愈能力的疗养地医疗也具有重要意义。未来，疗养地医疗不应该局限于病人出院后的康复领域，也期待能够在其他方面发挥更重要作用。说起疗养地医疗在现代医学中的位置，它首先是以现代治疗生理学为基础的治疗医学，它也应该与现代医疗同等重要，与现代医疗互为补充。

这处森林疗养基地不一般

/ 树先生

2018年3月份,神奈川县大井町的 me-byo valley BIOTOPIA 通过了森林疗养基地审查,这是神奈川县第4处森林疗养基地,日本森林疗养基地总数达到了63处。

me-byo valley BIOTOPIA 是一家以"治未病"为主要业务的企业,它拥有先进的预防保健设施,很多"治未病"措施只有实地到访才能够体验。为了用活周边的森林资源,这家企业通过森林疗养基地认证,开发出3条特色森林疗养步道,并将疗养步道和现有预防保健设施组合在一起,从运动、膳食和森林疗愈等方面,为访客提供健康管理服务。

2018年4月份,me-byo valley BIOTOPIA 已经正式作为森林疗养基地开门营业。打开企业的网站,我们发现这是一处以家庭为目标群体的森林疗养基地,设施和服务都非常有特点。特点之一,基地中有一处很具规模的卖场,卖场汇集了新鲜农产品、地区特色商品和有机食材,这些饱含生产者情义的商品,相信能够治愈消费者的身体和心灵。特点之二,基地内设有森林学校,不仅有供大人体验的料理、采摘和瑜伽等课程,还有丰富多彩的儿童自然游戏,当然能够受到全家人欢迎。特点之三,基地内提供多样的膳食服务,访客不仅能够品尝到传统和牛火锅和当地啤酒,还有精通法式大餐的洋厨师提供西餐服务。特点之四,三条森林疗养步道总长达5.4公里,访客可以安心地享受运动,在穿透树叶的阳光中,帮助访客实现五感的满足。特点之五,基地内有高科技体验设施,访客可以通过这些设施了解"未病"情况,以便及时改正生活习惯。

综合来看,无论是想接触自然、解放五感,还是想体验膳食、运动和森林疗愈的魅力,这家森林疗养基地都是好去处。

山小屋的兴衰史

/ 树先生

有朋友留言，希望我们多分享一些山小屋的资讯。上个周末，我们着实查了一些资料，不过查着查着就跑题了。

明治维新之后，日本社会全面西化，这种西化反映在登山方面，就是日本人把自己的飞弹山脉改称阿尔卑斯。现在如果你问日本人，飞弹山脉在哪里？恐怕知道的人不多。要是问阿尔卑斯山在哪里？可能有人会回答你，"在长野和岛根那旮瘩"。不过这个飞弹山脉，是日本的登山圣地，当地登山者的数量变化和山小屋的经营对策，或许对大家有参考价值。

从1877年英国人登顶飞弹山脉主峰以后，到飞弹山脉登山的人就逐渐多了起来。1918年，松本市在登山道沿途开设了第一家"阿尔卑斯旅馆"，此后陆续开设了各种山小屋。有设置山小屋的地方，就没必要雇用登山向导，也不需要准备泊宿用品，所以深受访客欢迎，来当地登山的人数迅速增加起来。第二次世界大战结束后，来当地登山的人数急剧增加，山小屋的数量也达到了顶峰。据说在1965年，当地甚至动用直升机为山小屋补给物资，行业盛况可见一斑。

进入1990年之后，日本年轻一代对登山兴趣锐减，又受到泡沫经济影响，来当地登山的访客不到1960年的一半，而且以中老年为主，维持山小屋的受益就成了难题。在这种状况下，规模稍大一点的经营者，侧重开发学校和公司等团体登山客，以维持经营稳定；规模较小的经营者，侧重于提高服务水平和服务特色，以求得生存；那些不能在登山者群体中赢得口碑的山小屋，始终挣扎在生死边缘。中国有句老话，叫"这山望着那山高"，喜欢登山的人，热衷于征服和挑战新山峰，登山难有回头客。在以上因素的综合影响下，登山运动对当地经济的促进作用愈发有限。

社会需求的背景变了，山林的社会服务功能也会随之变化。古代人们需要在森林中狩猎和采集，把森林作为信仰和修行的场所；但进入工业社会，森林便成为生产木材的场所。过去登山等森林运动红极一时，但现在很多人把森林作为放松和疗养的场所。未来社会需求还会怎么变化，没人能够未卜先知，但是看过登山的兴衰史，森林疗养工作是不是应该受到一点启示呢？

山小屋：意外的舒适，高调的满足

/ 树先生

森林疗养基地建设面临的不只是技术问题，也有经济问题。在关注经济问题的过程中，我们意外发现，日本国有林的主要盈利点竟然是"地租"，而地租的主要来源是"山小屋"。

日本从 1913 年开始公开发行 1:50000 的地形图，推广无向导登山。随着登山活动的普及，为了应对借宿、休息和避险需求，民间开始学习欧洲，在主要登山地设置"山小屋"。到了 1961 年，设置山小屋变成国家行为，政府推出了"国设避难小屋制度"。而所有这些山小屋，均需要向国有林管理部门申请"土地租赁"。1984 年，日本林野厅下达了一纸行政命令，所有山小屋的土地使用费以定额方式按照固定收益的 1%~3% 来收取。据说这一做法引发了众多山小屋经营者的不悦，很多经营方一直在与林野厅打官司，直到 2005 年收费方式的合法性才得到确立。

具体来看看所谓的山小屋。按照运营形态，日本的山小屋分为有人值守的营业小屋和无人值守的避险小屋。这些山小屋有的常年营业，有的季节性营业，有的只有周末营业，收容规模从数十人到上百人不等。根据地形条件，山小屋的设施有所不同，几乎每座山小屋都有自己与众不同之处，访客可以根据行程来选择山小屋。洗澡对于山小屋来说是个难题，建在山顶或山脊线上的山小屋，基本都不能洗澡，有些甚至不能刷牙洗脸。不过这些不同于日常的不便感，或许也是登山体验的重要部分。但是，准备好食材和寝具的山小屋还是大多数，到访之前一定要提前预约，像尾濑、富士山等地的山小屋，大部分是完全预约制。

森林如何对接运动需求？

/ 树先生

与放松和营养一样，运动也是常见的健康调理手段。在森林之中，能否让运动成为运动疗法？能否满足运动医学和运动心理学要求？这最能体现一个森林疗养基地的专业化水平。

森林中可开展的运动形式很多，徒步、搬运、慢跑、越野跑、树攀岩、山地自行车和划船等活动，在专业人士指导下均可为健康管理服务。我们今天想和大家探讨的是，以体系化的森林疗养步道为支撑，设定运动目标，用坡度、路面铺装和速度来控制运动强度的森林运动疗法。

运动目标和运动强度

对于没有运动禁忌的访客来说，运动对肥胖、糖尿病、心血管疾病、慢阻肺、骨质疏松、免疫力低下、抑郁等病征都有康复效果。目前康复医学已经大致建立起运动强度与目标之间的关系，只要合理制定和监测运动强度和运动时间，就能够实现运动目标。如果森林疗养基地标识出每条步道的坡度、铺装材料和长度，专业人士便可以推算出运动强度和运动量，并为访客提供满足健康管理目标的个性化运动方案。

坡度和运动强度

通常速度是影响运动强度的主要因素，除此之外便是森林疗养步道的坡度和铺装材料。目前有关坡度和运动强度的算法已经广泛用于跑步机，不过跑步机是设定好运动强度，然后转换成踏板转速和坡度，而森林疗养步道需要根据建议步行速度和坡度给出运动强度。

路面铺装和运动强度

由于摩擦力和阻力不同,路面铺装材料对运动强度有较大影响。在森林疗养基地,需要对坡度和速度主导下的运动强度进行修正,这通常需要利用路面系数进行推断。如果把柏油路面系数定为 1.0 的话,草坪和木栈道路面系数为 1.1,无铺装路面系数为 1.1~1.2,5 厘米厚松针或刨片步道路面系数为 1.3,过脚腕蹚水路面系数为 1.5,沼泽地区系数为 1.8,松软沙土铺装系数为 2.1。

发展森林疗养产业，寄希望于这些载体

/ 树先生

森林疗养产业要落地，不仅要有产品，还要有载体。不只是森林疗养基地才能提供森林疗养服务，在我们眼里国内外有很多"载体"，都或多或少地提供着森林疗养产品。

1. 森林疗养地

森林疗养地起源于德国，发展于日本，它是将特定森林疗养地的环境和林产品等治愈资源，与治疗、康复等各类医疗资源相结合，发挥森林在治疗康复和预防保健等方面的作用。森林疗养地通常需要专业认证，要求当地森林具有特殊治疗素材和治疗手法，气候、景观和污染控制等自然环境条件达标，具有合格的疗养设施，并且治疗效果为循证医学（EBM）所认可。

2. 自然休养村

自然休养村常见于日本，它是以自然资源和原生态民族村寨为支撑，以狩猎、草木染、精油生产、木工、园艺、森林经营活动等农耕文化为重点的体验式旅游服务体系。自然休养村经营灵活，准入门槛比较低。

3. 自然学校

自然学校是国外流行的一种营地教育，它在森林中以团队生活为形式，以达到创造性、娱乐性、有教育意义的持续体验为目标，通过领导力培训以及自然环境的熏陶，帮助每一位营员达到生理、心理、社交能力以及心灵方面的成长。

4. 森林幼儿园

森林幼儿园发源于丹麦，在欧美社会接受度较高，近年来已扩展到日韩。

并不是幼儿园旁边有一片林子就是森林幼儿园,真正的森林幼儿园是"森林中没有房子的幼儿园"。森林幼儿园的教育理念是多元的,除了认知教育以外,还有体能教育、艺术教育、感官教育、社会教育、健康教育、环保教育等等,但所有教育理念都是依靠森林来实现的。

5. 森林拓展训练中心

森林拓展训练中心是对特定人群进行野外生存训练的专业培训机构。拓展训练通常利用崇山峻岭、森林河流等自然环境,通过精心设计的活动达到"磨炼意志、陶冶情操、完善人格、熔炼团队"目的。

6. 森林运动中心

森林运动中心是巧妙利用地形、海拔和小气候提高运动效果的森林场地。一般认为最适合普通人运动的海拔高度是 800~2000 米,海拔 2000~2500 米是运动员高原训练的最佳高度。

7. 食养山房

食养山房常见于我国台湾地区,它是以禅修等森林文化为特色的主题餐厅。食养山房遵循生活美学,不局限于食物本身,从烹饪技法、摆盘装饰、环境氛围,甚至用餐之人都有文化层面的介入,提供从味蕾到精神的全方位服务,满足人们对于森林美食的追求。

8. 森林人家

森林常见于我国福建地区,它是农家乐在林区的变形。森林人家以良好的森林环境为背景,以有较高游憩价值的景观为依托,充分利用森林生态资源和乡土特色产品,融森林文化与民俗风情为一体,为游客提供吃、住、娱等服务。

9. 森林游乐区

我国台湾地区的森林游乐区与韩国的自然休养林有异曲同工之妙,森林之家、露营地、野生植物园、简易餐厅、丛林文化体验区以及各种游乐设施是这种载体的必要设施。

德国：海水浴场也有疗养步道

/ 树先生

德国自然疗养地类型多样，在疗养地医疗体系之中，森林运动疗法和森林地形疗法与森林疗养相关度都比较高，而这两种疗法都依赖于疗养步道。过去我们认为克耐普疗法地和气候疗养地才会设置疗养步道，实际上疗养步道同样也是温泉疗养地和海洋疗养地的标配。最近，我们就发现一个海滨浴场的疗养步道案例，分享给大家。

海洋疗养并不只是利用海水的治疗和洗浴，虽然海水浴非常有效，但海洋疗养地也可以有疗养步道。Thalasso岛制定了10条疗养步道，在那里访客需要一步步地走到海水浴场。

徒步的感觉非常美妙，访客可以沿着海滩欣赏白色沙丘，可以穿过美丽的诺德奈小镇。在徒步期间，德国北海的治疗气候让每位访客从中受益，当地海洋性空气中含有许多可以舒缓肺部和支气管的盐粒，非常适合过敏症患者和哮喘患者康复。

海洋疗养步道长1~13公里，部分步道是无障碍步道，步道中有清晰的标识，路线图会告诉访客步道通向哪里以及行走时消耗多少卡路里。在步道终点可以索取海水浴的方法，返回时访客可以选择乘坐巴士。

疗养步道通常有固定的起点，但是访客也可以从步道上的任意位置启动疗养课程，因为经营者已经确定了距离、持续时间和能量消耗的关系。地面性质和风向对访客能量消耗影响很大，软沙土和强劲的逆风会使访客能耗增加两倍。

北海气候疗法没有什么秘诀，在新鲜的北海空气中停留3~4小时，对健康便有一定益处，而疗养步道为访客自己进行海水浴和体验自然风光提供了绝佳方式。至于哪些步道适合入门，何时徒步才能更有效，则需要专门的疗养师进行指导。

如何建设森林疗养基地？

/ 树先生

我们做森林疗养基地建设示范快有5年时间了，可是该为一片森林做哪些有价值的工作？这个问题好像一直没有满意答案。过去做森林疗养基地建设示范，我们习惯上来就调整林分结构、修建疗养设施，现在看来这些工作没有摸到森林疗养的主动脉。那么，森林疗养基地建设该如何展开呢？

首先，我们认为应该做森林疗养资源评估，通过评估掌握森林及森林所在地的治愈资源和治愈手段，编制适合当地的森林疗养课程。然后尝试实施森林疗养课程，在实施课程过程中，按照医生和森林疗养师的意见，以方便森林疗养课程实施为出发点，适当修建一些疗养设施。至于这些设施改如何建设，我们之前起草了《森林疗养基地建设技术导则》，可供大家参考。

其次，在很多人眼中，森林疗养是森林浴效果的数据化和显在化，人们普遍关注"数据是怎么说话的"。所以在尝试实施森林疗养课程的过程，也是森林疗养效果为循证医学所认可的过程，有条件的地方可以结合森林疗养基地认证工作，将隐性的森林医疗保健功能显在地表现出来。另外，应对访客需求，森林疗养基地建设需要监测空气、水体、土壤等环境指标，并且将优良的环境指标实时或是定期传递给访客，增加访客信任感和满意度。

还有，访客关注每一片森林有多好，但森林疗养师关注的是每一片森林中风险如何控制。应对森林疗养师需求，森林疗养基地建设需要开展编制花粉地图和花粉日历、监测传播自然疫源疾病的蚊虫等工作，为森林疗养师开展场地风险管理提供支撑，共同营造一处安全可控的森林环境。有时森林疗养基地的存在价值，并不是自身环境有多好，而是森林中的危险因素能够得到有效控制。

最后，为提高治愈效果以及舒适性和安全性，森林疗养基地建设过程中会做大量工作，但是这些工作的成果很难表现在面上，导致森林疗养基地与普通森林公园区别不大。所以为了保护森林疗养基地经营者有价值的投入，必须对森林疗养基地进行认证。

从bad看德国自然疗养地成长过程

/树先生

与森林康养相比,很多朋友担心森林疗养做不大,无法形成产业。实际上德国在1998年就有400多处自然疗养地,每年接待1000万访客,其产业形态和成长过程非常值得我们关注。在德国的自然疗养地之中,bad Worishofen是克耐普疗法的发源地,而克耐普疗法是日式森林疗法的源头。

Worishofen位于巴伐利亚州,距离慕尼黑70公里,距离瑞士和匈牙利100公里,当地并不是林区,森林覆盖率仅为20%左右,牧草地在40%左右。Worishofen海拔也不高,最高处不超过700米,具有典型高原气候特征,夏天非常舒适,但冬季最冷时节,疗养地也会关门休业。据调查,Worishofen的访客以中老年为主,从疗养目的来看,45%是为了关节炎,25%是心脏和循环系统疾病,16%是神经痛。在1998年,Worishofen接待了73109位访客,访客平均停留时间为13天,这些访客让60%的当地人获得了就业机会。

Worishofen现在的行政级别是"市",不过在克耐普神父所在的时代,它只是一个"村"。克耐普神父创立了克耐普疗法,并在那里著书立说,吸引了很多周边地区村民前来体验。Worishofen访客数量增长非常迅速,1891年访客数量仅为1000人,但是到1897年就突破了10000人。随后有财团发现了商机,在当地设立了儿童医院、水疗中心等设施,受益于克耐普疗法医师协会的支持,再加上当地修道院有很多愿意提供护理支援的圣女,Worishofen作为疗养地已初具规模。

进入20世纪,Worishofen进一步完善了疗养设施,疗养公园、林间步道等设施都是在这期间设置的。不久发生了两次世界大战,Worishofen变成了伤兵野战医院,当地疗养地产业化进程一度中断。不过战争并没有影响到Worishofen

作为疗养地的名气，Worishofen 在这期间成功由村升格成为了镇，名称也加上了与水疗有关的"bad"一词。Worishofen 作为疗养地重新开放是 1949 年，以自然疗养地认证为契机，Worishofen 在成为首个克耐普疗法地的第八个年头，疗养住宿需求就超过了 100 万人次。由于对服务人员的需求急剧增长，于是当地设置了专门机构来培养克耐普疗法师，政府也专门成立了疗养地管理处。到 1975 年，Worishofen 的年访客数量达到 6.7 万人，此后大致保持稳定。

在 Worishofen 成长过程中，德国政府出台了《疗养地医疗制度》《疗养环境整备条例》《保健休养林指定办法》《疗养师资格认定制度》等一系列政策，这些政策对疗养地产业的促进作用是不可忽视的。从 Worishofen 成长过程来看，或许我们不用担心森林疗养产业做不大，其实就像是吹气球，做大似乎并不困难，困难的是做强和做精。

1公里路为啥走了3小时？

/ 树先生

一条只有1295米的步道，却整整用了5年时间才建成，它就是东京奥多摩町的登计森林疗养步道。多数森林疗养步道是基于原有道路进行改建，但登计森林疗养步道是在森林中新开道路，而且步道在建设之初就明确定位要满足康复医疗需求。

登计森林疗养步道的设计者是三谷彻，2013年中国（北京）国际园林博览会"大师园"的主笔。虽被称为大师，但三谷彻的设计团队却非常接地气。设计方没有等甲方提供大比例尺地形图，因为他们非常清楚，即便是1∶10000的航拍地图，实际应用起来也会有8~10米的误差，所以索性实地钻进森林，在树干上做标记来确定等高线。这样的做法，让经常在甲方和乙方之间转换角色的我，感慨良多。

在策划阶段，三谷彻吸收了步道认证主体、医生、护士、森林疗养师等不同方面的意见。比如，护士认为当地腿脚不方便的老人很多，而森林疗养作为老年人福祉的价值更大，所以三谷彻就很重视适老性和无障碍要求；当地政府关注闲置人工林如何用活，所以三谷彻就策划了很多间伐措施，把阴暗、潮湿、消极的森林，改造成为明亮、舒适、积极的森林。目前在国内，很多业主直接请园林设计师来提出森林疗养基地建设方案。由于缺少策划环节，很多方案都是漫山遍野的园林小品，不仅丢掉了森林中最宝贵的自然，过度设计还增加了项目投资，盈利前景堪忧。

在设计阶段，三谷彻立了三条原则：以白色为基调，不刻意使用色彩，来满足心理上的安心感；沿着等高线开设步道和设置设施，以水平为基本形态，来确保访客的身体安全；把内外空间有机地结合在一起，来提供多样的森林疗养课程素材。过去的步道通常以运动优先，而森林疗养步道却必须以休息和停留优先。三谷彻在步道两侧的森林空间中，巧妙地塞进了能够仰卧的长椅、满足克耐普疗法的手部浴槽、能够静听水流声的房间、背部有遮挡的坐观场、能够星空浴的山脊眺望广场、瑜伽平台、山间会客厅等十几处设施。这就是不足1.5公里的步道，能够满足2~3小时森林疗养课程的秘诀。

  登计森林疗养步道从2004年开始策划，2006年进入设计阶段，2007~2008年期间完成了三期工程的施工，2009年4月正式对外开放。由于这条步道是日本森林疗养领域的明星步道，所以目前利用情况是超过设计者预期的。不过，大部分访客还是习惯于散步和森林观察等疗养课程，设计者为作业疗法、克耐普疗法、食物疗法所设计的设施，应用情况并不理想。

妙高山的德式疗养地

/ 树先生

在德语里，与"森林疗养基地"意义接近的词汇，恐怕只有"Kurort"了。"Kur"是为了治疗、疗养和休养而滞留的意思，"Ort"有场所和地域的含义。这两个词汇合在一起，翻译成"疗养地"会比较合适，任性发挥一下，翻译成"自然疗养地"也应该没有太大问题。最近很多朋友想借鉴国外森林疗养基地建设的成功案例，如果有渠道搜索德国案例，用"Kurort"作为关键词检索，应该会有理想发现。

遗憾的是，我们不懂德文，没办法为大家收集更有价值的信息。不过在日本，也有一些地区在努力打造德式的自然疗养地，妙高市就是其中之一。妙高市位于新潟县，它是2005年由新井市和妙高高原町及妙高村合并成的新城市，市域面积超过400平方公里，六成以上为森林，而总人口不足4万人。妙高市有8个大型滑雪场、7处温泉地，自然和优质食材丰富，冬季很受滑雪爱好者青睐。但是，日本的"高龄少子化"问题在妙高市表现得尤为严重，2005~2015年的十年间，妙高市总人口减少了32.5%；另外，当地的人均医疗费用也居高不下，国民健康保险屡次出现"黑洞"。

为此，妙高市计划通过发展"综合健康城市"和"健康疗养地"，把妙高市建设成为"市民健康、访客健康、所有人都健康"的幸福小城，并"一石三鸟"地解决"应对人口老龄化、抑制医疗费用和升级观光产业"三个问题。为了实现这些目标，妙高市的生命学习处、健康保险处、福祉护理处、观光商工处都行动起来，与相关机构合作开发和实施健康疗养地课程。当然，这些工作得到了日本政府不同部门的政策支撑，比如林野厅的"森林疗养基地认证"、经济产业省的"健康旅游认证"、厚生劳动省的"住宿型新保健指导示范"等等。

在妙高市实施的健康疗养地课程之中，2013年8~9月份开展的18次健康疗养地体验课程的影响力较高。这一课程仿效德国"疗养地医疗"模式，每次选取13名市民，课程时长要持续3周，而有医学价值的手法是气候疗法加上温泉疗法。所谓的气候疗法，是利用当地高海拔优势的步行，通过低气压来增加运动强度，并利用森林空间来确保清洁环境。医生对疗愈效果统计发现，持续3周利用当地的森林疗养步道和温泉等自然资源，访客的腰围平均降低4厘米，而心肺功能提高17%。此外，访客的健康意识、身体柔软性、腹肌力量、臀部变形都有所改善。

社区花园：用绿色疗愈城市

/ 树先生

森林疗养"进社区"是一个难题。国外社区中有一种绿地叫做"community garden"，上海市在实践中将其称为"社区花园"，这种社区居民自种自管的花园，或许对我们有参考价值。

社区中的绿地管理，往往被物业公司当成负担，看着小区中绿地被管理得那么"惨"，很多人会觉得物业费缴冤了，实际上社区中的绿地可以承载更多功能。

首先，如果能按照康复景观原理进行设计，像森林一样提供丰富的五感刺激，社区花园就能变身为任何居民都能够使用的"绿色方舟"，可以帮助居民高质量地放松身心，预防生活习惯病。

其次，由于是自种自管，社区花园为居民制造相遇和对话的机会，它就像一家茶楼，把社区居民聚集在一起，有效促进了居民之间的交流。近几年，随着"社区自治"呼声的增强，有些地方把"社区花园"作为社区自治的突破口，推动城市管理体制革新。

再次，社区花园让人们认识到学习的重要性。对于老年人来说，莳花弄草可以感受到晚年生活的美好；对于孩子们来说，社区花园就是开展环境教育的绿色学校；对于社会弱势群体来说，社区花园可以助其完成园林绿化相关的职业训练；对于普通人来说，通过栽培花卉和果蔬，可以体验栽培、收获和品尝的乐趣。

还有，社区花园可以净化空气、增加绿荫、减少温室气体排放、提高社区景观，这对于维护城市生态系统、构筑低碳社区和提高房产价值也非常重要。

所以，无论从哪个角度来看，社区花园都具有很高的推广价值。在建设社区花园过程中，如果政府在初期能够有一些投入，后期再交由居民自种自管，项目可能更容易推广。

从轻井泽看森林疗养地的成长路径

/ 树先生

据2013年的一项调查，200个日本家庭中就有1个家庭拥有别墅，而17个别墅中就有1个在轻井泽。作为度假胜地，轻井泽在日本休闲产业界具有重要地位，可以说是妇孺皆知。轻井泽是如何成长起来的？它现在又面临哪些问题？想做森林疗养地的朋友，有必要了解下。

轻井泽是高山冷寒气候，又临近火山，当地的粮食产量很低，在明治之前的农耕时代几乎被荒废掉。日语里有一句谚语，"有舍弃你的神，就有眷顾你的神"。一个加拿大传教士救活了轻井泽。这个传教士从1886年开始，每年夏天都来轻井泽避暑，他将旧旅馆改造成西式别墅，修建了教堂，还把亲朋好友都介绍到轻井泽来。这样一来二去，轻井泽就成了以外国人为主的"国际交流中心"。

"崇洋媚外"绝非是吾辈特长，日本人面对更先进、更新奇的西洋文化时，同样也无法"文化自信"。现在的日本也是一样，西洋的东西意味着高档感，轻井泽西洋化后的这种高档感强烈吸引着日本人去归附。很快，有身份的人开始到轻井泽去修建别墅和度假，嗅到机会的商人开始在轻井泽修建和经营酒店。后来，信越本线设置了轻井泽站，从轻井泽可以直通东京，在交通优势的助推下，轻井泽一跃而成为日本知名的避暑胜地。

现在的轻井泽深受年轻人喜欢，高级商场、各种餐厅和咖啡馆、各种精品小店应有尽有。类似于德国的自然疗养地，轻井泽城市中心有一处面积4.6公顷的公园，城市周围长满落叶松和白桦，很多访客一到轻井泽就钻入森林享受森林浴。此外，轻井泽的温泉、露营地、网球场、滑冰场、高尔夫球场等设施也相当完备，一年四季都有吸引人的活动。

不过，受日本"高龄少子化"趋势的影响，再加上其他功能类似地域的激烈竞争，一股危机感正笼罩着轻井泽。据轻井泽町政府的调查，目前町内别墅数量倒是没有减少，访客数量也还在增加，但是除了避暑之外，轻井泽还能发出哪些核心吸引力来？这是困扰当地人的头等大事。另一方面，目前访客的类型愈发多样，通常要有多样的社区才能够满足多样的需求。这样下去，当地社区会不会就变得杂乱无章，而失去轻井泽本来的文化特色，这也让当地人担忧不已。

森林疗养基地：你的团体客在哪里？

/ 树先生

长野县信浓町是日本最成功的森林疗养基地，町政府每年都会主动去大企业"做工作"，所以会有源源不断的企业团体客到访。有充足的团体客源作为保障，这或许是信浓町成功的秘诀之一。

八达岭森林公园是国内森林体验工作的一块招牌，依托森林体验馆和森林露营地，公园的森林体验收入从去年的20万迅速蹿升到今年的70万。公园负责人自豪地说："前几年公园还会去主动拜访企业，现在公园名声在外，都是机构主动找上门来，森林体验这块没有散客。"八达岭森林公园每年开放时间不足半年，露营地只有十几顶帐篷，能够取得这样的成绩，得益于源源不断的团体客。

森林疗养基地要想获得成功，也必须有稳定的团体客源。如何获得团体客源呢？或许我们应该创新商业服务模式，从森林疗养师身上做做文章。坦率地说，如果森林疗养基地的疗愈资源不突出，仅靠不会说话的疗愈设施，是很难吸引回头客的。但是一个优秀的、有人情味的森林疗养师是会有回头客的，有些森林疗养师可能还会有自己的客户群。在我们看来，每位森林疗养师都是一家"机构"，每个疗养师都能带来源源不断的团体客源。如果能够接受十位森林疗养师注册，相信一处小型森林疗养基地就不会再为客源发愁。

近期，第三届森林疗养师已经进入在线培训阶段，150位学员是我们从600多位报名者中筛选来的。虽然整个培训体系还不完善，目前还只是培养"种子"，但是按照现在的发展趋势，森林疗养师将很快进入"量产"阶段，未来森林疗养师数量是有保障的。对森林疗养基地经营者来说，与其想破脑袋来吸引散客，与其挤破脑袋去企业争夺团体客，不如静下心来"讨好"下森林疗养师，吸引更多森林疗养师来自己基地注册，让森林疗养师和森林疗养基地共同成长。

从城市公园看森林疗养基地的魅力

/ 树先生

一位朋友曾毫不掩饰地对我说,"我家出门就是公园,连家门口公园都不会去,怎么可能去你们的森林疗养基地?""你说说森林疗养基地和家门口的公园有什么不一样?我觉得颐和园的林子比某些森林疗养基地还要好"。我想很多人也都会有类似的疑问,为此今天我们先说说自己的答案。

要说城市公园和森林疗养基地有什么不同?我觉得不同的地方真不少。首先,森林疗养基地远离城市污染和嘈杂环境,或许林分质量与城市公园不相上下,但在林分以外,诸如负氧离子、空气洁净度、海拔和气候优势等方面,城市公园是无法与森林疗养基地相提并论的。另外,城市公园多是人工打造,而森林疗养基地是不可复制的自然,它能够为厌倦城市生活的访客带来"转地效果"。还有在服务方面,城市公园以观赏、娱乐和运动为主要手段,而森林疗养基地以疗愈、体验和食宿为主要手段。比如您可以在森林疗养基地体验伐倒一棵树,也可以折一段枝条来嗅嗅树木的芬芳……

当然,对于森林疗养这个话题,城市公园和森林疗养基地并不是对立的,必须处理好两者之间的关系。目前国内的森林疗养,大家都在强调"森林的环境",但是忽略了"森林的方法"。其实若想把森林疗养作为福祉带给每位市民,城市公园是不可或缺的场地;而若想发展疗养地医疗产业,则非森林疗养基地不可。在培育森林疗养产业过程中,我们也意识到,如果真是不去公园的人,恐怕也不会去森林疗养基地,森林疗养客源或许应该从公园培养起。

不过,森林疗养基地经营确实是个严峻的问题。目前国内尚处于大规模城市化阶段,人口从农村流动到城市,很多人为城市中的名利所困,"自然志向"并不高。在八达岭国家森林公园,公园紧挨着八达岭长城景区,暑期去长城景区的游客太多，经常会在森林公园门口形成几公里的拥堵路段，但是这么多客人很少进入森林公园。公园游客目前主要集中在红叶节，暑期算是淡季，如果不计算参加森林体验活动的团体客，每天到访公园的散客只有十几人。森林公园与长城景区游客数量的巨大反差，让人惊讶不已。

如何改造自然疗愈空间？

/ 树先生

周六日，很多人喜欢带着孩子到浅山区森林中徒步或是体验耕作。对于城市居民来说，浅山区的自然环境，虽然与自然保护区和森林公园要有一些差距，但从不缺乏次生林、人工林、竹林、农田、水塘和草地，是疗愈身心的好去处。为了给访客提供更加安全和安心的休闲疗养环境，经营者通常会对浅山自然环境进行改造。但是坦率地说，大部分改造并不成功，访客对多数人工景点或设施并不买账，改来改去还不如不改。那么，访客究竟会中意哪些景观或空间？自然疗愈空间又该如何改造呢？

走进自然需要一点"冲动"。从访客自身动机来看，一般都是内心想追求些什么，比如新奇体验、放松；或者是想逃避些什么，比如日常琐事、环境污染。要满足访客的需求，自然景观不一定多宏大、多壮美，甚至不一定有多高的美学价值，有时一颗新芽、一朵小花也可以在访客心中留下永恒印记。所以不掌握访客对现有自然景观的评价，就贸然改造是不负责任的。但是访客的文化背景迥异，要想弄清大多数访客的景观偏好可没那么容易。

不过，现在大家都有拍照手机，很多人有随身摄影的习惯，遇见自己中意的景观，总是忍不住要拍下来。这种习惯或许为调查访客景观偏好提供了一个特别途径。最近就有学者提出，把访客游览过程中所拍摄的照片收集在一起，然后按照特殊方法进行分类整理和分析，便可以统计出访客的景观或空间偏好。而了解到访客的偏好之后，便可以对自然疗愈空间进行更科学的改造了，这是一个适应性经营的过程。

2014年，神奈川县的一处浅山区组织了一次亲子活动，活动的主要内容是森林徒步和农作体验。借助这次活动，东海大学的学者设计了一次调查，分析了成人访客的空间偏好。这项研究发现了很多接地气的访客偏好，据说"提高通视度而进行景观伐""在休憩场所周边设置一些点视场"等建议已经用于经营实践。

有关森林疗养地认证的新认识

/树先生

最近，我们对森林疗养地认证有几点新认识，供大家参考。

1. 森林疗养如何助力乡村振兴？

从乡村振兴角度来看，森林疗养地认证是一张好牌。现在农村年轻人流失严重，不仅是因为收入低，也有对传统生活方式不认可的问题，乡村振兴面临最大的挑战或许是人心。发展森林疗养产业，不仅可以为部分村民提供就业机会，通过森林疗养地认证，还能让全体村民理解所处生活环境和现有生活方式的优势，增加生活在乡村的自豪感，这或许可以帮乡村重新汇聚人心。

2. 医学如何介入森林疗养地认证？

在森林疗养地认证过程中，并不是对森林环境进行医学评价，而是对利用当地治愈资源的治愈手段进行评估。不仅有四季变化，也有阴坡阳坡，森林在时间和空间上的变化非常大，对某一块森林的某一时点开展医学评价，难以说明整个森林疗养地的治愈功能。仔细分析下，日本的森林疗养基地认证，实际上是对森林徒步和森林坐观两种森林疗养课程的释压效果进行评估，由于压力会引发生活习惯病，所以评估结果可以为预防包括高血糖、高血脂和高血压在内的疾病提供指导。

3. 森林疗养地认证的有效期？

随着时间的流逝，温泉的水质会发生变化，有时会出现温泉水老化的现象，所以温泉类型的疗养地的治愈效果每10年要核查一次。森林会不会老化？森林疗养地的核查周期又该多长呢？我们认为，受植物生长和群落变化影响，作为综合舒压系统的森林疗养步道，5年之后就有可能变得面目全非，但是过于频繁的核查可能不太经济，所以每5年对森林疗养地进行一次核查是比较适合的。

森林，残障人士的别样空间

/ 树先生

说起森林疗养，大部分人会想到"战略新兴产业"，其实在探索森林疗养产业化发展道路的同时，我们还在推广福祉型森林疗养。助残是福祉型森林疗养的重要内容，今天就一起梳理下，怎样帮助残障人士走进森林。

对于智力或精神残疾人士，上原严通常会安排一些经过评估的森林经营活动，并辅以散步、五感刺激和森林游戏等疗法，以此帮助残障人士提高和改善体能、交流能力、精神状态和生活节奏，这种特殊疗养方式为残障人士带来的变化是可喜的。在实践中，这类森林疗养对森林要求不高，只需要组织方进行场地评估，并不需要增加特殊设施，对基地建设也没有特别要求。或许对智力和精神障碍人士来说，最重要的是"服务"和"课程"，硬件设施反而没那么重要。

对于视力和肢体残疾人士，更需要设施，策划活动的助残机构一般也会对设施提出要求。但是森林中应该有哪些助残设施？目前国内外没有更多经验和标准，大部分森林疗养基地把重点放在了无障碍步道、残疾人专用厕所和盲文指示牌等方面。从社会公平的角度来看，普通人可以到森林中惬意度过一个周末，那么残障人士也应该享有对等权利。如果有了更多助残设施，便可以帮助残障人士破除"物理障碍"走进森林。从森林疗养效果角度来看，对视力和肢体残疾人士的森林疗养，目前的关注重点是提高残障人士的生活自理能力，这和大家所理解的"治愈"有差距。

帮助残障人士走进森林，除了破除物理障碍之外，还有制度、文化、意识等很多方面的障碍有待破除。例如，即便是在有很多成功经验的日本，大部分助残机构也只能两三个月安排残障人士去一次森林。在森林中，工作人员和残障人士需要一对一服务，而助残机构人手紧张，如果没有招募到志愿者，相关活动是很难成行的。

志愿者，森林疗养基地的守护者

/ 树先生

森林疗养基地面积一般都超过 100 公顷，基地内森林需要按计划经营，森林疗养步道需要定期维护，这通常需要大量的人手。理论上讲，我们可以把森林经营和步道维护都开发为作业疗法课程，可问题是并非所有访客都需要或喜欢这些作业活动，到头来这些工作主要还是由经营者来完成，而经营者往往没有那么多人手。

为了解决人手不足的问题，国外森林疗养基地在经营实践中，很注重发挥志愿者的作用。在一些成功的经营案例中，我们经常可以发现志愿者团体和志愿者的身影，他们有的为了保护和提高森林景观而义务做森林经营，有的为了提高访客舒适性和安全性而义务修补设施，有的为了美化环境而定期去森林里捡拾垃圾，还有人专门开展野生动植物保护工作。森林疗养基地的经营离不开志愿者的参与，这些志愿者让整个森林休闲地域都变得更加美丽。

为了表彰志愿者们的辛勤付出，日本"全国森林休闲协会"创建了"美丽森林工作奖"，每年为志愿者颁发奖励，这一传统已经延续了 30 年。"美丽森林工作奖"分为农林水产大臣奖（1 人）、林野厅长官奖（2 人）、学会会长奖（若干）、鼓励奖（若干）四个层级，开展相关工作的学校、地方团体和企业团体都可以申请这项奖励。这个奖项遗留着浓重的"官本位"社会特征，对于那些本应"随心而动"的志愿者来说，不晓得这样的一种激励机制能起到多大作用？

不过，获得这一荣誉也并不容易，"全国森林休闲协会"的评比条件包括"六性一度"。志愿团体的活动必须具有长年开展相关活动的"连续性"，将来也能从事相关工作的"可持续性"，能够为森林休闲利用者提供舒适的空间和环境的"效果性"，普通市民参与其中的"社会性"，能够为其他地区所借鉴的"示范性"，发挥地域的创造力的"独立性"，以及助于提高地域活力和经济振兴的"社会贡献度"。

森林疗养的"他山之石"

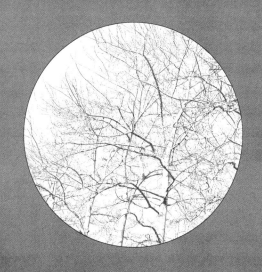

度假区里的森林疗法

/ 树先生

最近，在长野县轻井泽、群马县草津、山梨县清里等日本传统度假区，流行着一种森林疗法。

这种森林疗法的标准体验时间是四天三晚，访客既要参加有关养生和自然疗法的讲座，也会体验学习各种森林疗养方式，课程均以减压和提高自然治愈力为目标。开展这种森林疗法的度假区，一般森林环境都不错，步道和住宿设施完备，而且有一定数量的护林员或自然讲解员。

从疗法的角度来看，这种森林疗法会对访客的健康情况进行评估，评估指标包括自律神经平衡和活性氧损伤。在参加过这种森林疗法的访客中，大约有70%的人自律神经情况有改善倾向。测定自律神经是无创的，每次只需要3分钟，非常容易测量。而测定活性氧损伤，需要采集一滴血，测量过氧化氢浓度，5分钟可以出结果。

在四天之中，实际森林疗法课程并不止一次，每次课程大约一个半小时左右。课程大约有五种类型，首先是以森林浴为基础的森林徒步，在徒步过程中会安排各种各样的活动，大体上每次需要一个半小时到两个小时。其次是在森林中的各种养生法，比如说从森林中获取"能量"的"补气养生功"，或是与树木交流的"树木气功"等等。再次是森林中的自然向导，它以树木为中心，通过接触花草、动物和溪流等，记录感动，扩大视野。还有树木治愈，在熟悉森林环境之后，找到一个大树或感觉还不错的树，抚摸树木并与大树说话，或者什么都不做就静静地发呆，自我疏导。最后是森林独奏，一个人在森林中安静地独处，用心体验森林，反思如何回归日常。

虽说森林疗法课程有点神道，但活动的组织实施者却都是医疗相关人员，他们有医生、护士、药剂师，也有针灸师、芳疗师、言语治疗师。由于组织者都不是森林疗法方面的专家，所以活动过程中也没有过多的说明，不过从某种意义来说，这或许也是一种好事。

向高山范理学森林疗法

/树先生

在流派众多的日本森林疗法之中，高山范理所提倡的森林疗法，是以健康人群为对象，把森林疗法作为释放日常压力和休闲放松的一种方法。高山范理设定的治愈目标虽没有太多噱头，但治愈手段和课程设计确是相当讲究。

高山范理提倡"预约服务"，森林疗养师事前需要对访客信息进行筛查，判断哪些人适合用森林疗养解决压力问题，然后对访客进行必要的评估和分类，有针对性地选择森林环境和制定森林疗养课程，尽量减少个体差异的影响，让每位访客都达到理想的森林疗养效果。

在森林疗养活动当天，高山范理会做受理面谈，进一步确认和掌握访客需求，开展身体压力状况测试，引导访客选择合适的森林疗养课程。当然，在活动开始前，高山范理会介绍下森林疗养理念，帮助访客设定合理的健康管理目标。

高山范理制定的森林疗养课程也分为固定课程和可选课程。固定课程包含四个方面，首先是森林徒步，它实际上是考虑运动量、运动强度、运动肌肉和消耗能量的运动疗法和地形疗法；其次是森林体验，包括呼吸法、自律训练以及结合五感体验的心理疏导等；还有食物疗法和营养指导，主要是考虑摄食能量，将药膳、地方特色菜、当季食材和粗纤维食材组合在一起；最后是提供日常健康管理建议，包括工作、营养、休闲、运动和睡眠等内容。可选课程内容比较丰富，主要有芳香疗法、森林作业、树林气功、瑜伽、温泉浴等等。

对于疗养效果评估，高山范理主张仪器和量表并用，比如用仪器测定心率变异性、唾液皮质醇、唾液蛋白酶、血压和脉搏等等，用量表来度量访客身体、精神和社会方面的健康程度。基于评估的结果，森林疗养师可以修正之前制定的森林疗养课程和为访客提供健康管理建议，并为下次森林疗养活动设定目标。

如何做好五感体验？

/ 树先生

手机、电脑、电视是现代人获取信息的主要来源，很多人5分钟不碰手机就会不适应，专家戏称这种现象为"5分钟规则"。过度依赖视觉获取信息，导致我们听、味、嗅、触等感官的使用机会越来越少，不仅造成感觉器官退化，还会带来很多潜在健康损害，对儿童身体发育的不良影响尤为显著。

森林疗养或许是解决五感失衡问题的有效方法。在技术层面，森林疗养一直以基于森林环境的五感疗法为技术核心，强调均衡使用五感。比如在设计森林疗养课程时候，森林疗养师首先是从五感资源角度来评估场地，不仅会制作"五感地图"来辅助森林疗养课程实施，还可能会调查"五感履历书"来评估森林疗养效果。

说起五感地图，世界上第一例五感地图出现在日本熊野古道。为了给访客提供丰富的五感刺激，当地人每月都要请来一批志愿者，这些志愿者分为五个小组，每个小组专注于评估视、听、味、嗅、触中的一种感官，然后当地人将获得的五感刺激信息标识在地图上，就形成不同季节的五感地图。目前，森林疗养场地的五感资源评估，是由一位森林疗养师进行多次探查，像熊野古道这样多人参与评估的方式，显然更具有优势。

对于五感履历书，相信目前还应用得不多。五感履历书是用来评价访客过去经历的五感体验印象，比如说什么时候、在哪里、有什么样的印象。五感履历一般要在五感体验前调查一次，在五感体验一个月之后再调查一次，通过前后对比来评价访客五感认识力的变化。这种方法对于评价有意识的五感体验非常有效，但对于无意识的五感体验的评价，今后还要进一步探究方法。

美国：森林疗养的八个步骤

/ 石亚星

在美国，大众对森林疗养的认识等同于日式森林浴，人们将森林疗养作为生态意识和行动的重要基础，期待通过森林疗养找到自我，认清自我在所有生命体关系中的位置，并与自然建立牢固的联系。

想知道美国人如何做森林疗养吗？石亚星女士找到了一些相关资料，资料改编于 M. Amos Clifford 编写的《森林浴指南：体验自然的疗愈力量》，这对于做好森林疗养非常有帮助，分享给大家。

1. 所在地区是否有森林向导

训练有素的森林向导能够帮助你学习森林浴的基本原理，这样就可以构建有效的森林浴活动。尽管森林浴比较简单，但如何减慢和调整感官很难。森林向导对森林环境比较熟悉，他们已经找到了最好的森林浴路径，能够让体验者最便捷、充分地了解森林，并且能够在过程中鼓励体验者反思并和他人分享经历体验。森林向导通常组织体验者一边品味野生植物制作的茶叶一边进行讨论，如森林浴起源、传播、科学依据等内容来结束活动。

如果没有森林向导或更喜欢自己体验森林浴，那么下面的 7 个步骤会对你有所帮助：

2. 学习这些一般准则

（1）森林是你的伙伴，不只是一个活动的场所，只有你完全地对森林放开自我，它才会给你积极的回馈。

（2）把注意力集中在体验以及感官上，不要过度地思考。

(3)尽量减少实现任何目标的努力。

(4)理想情况下,应该持续2~4小时的森林浴,这样才能让身心充分地减慢、放松。

(5)不需要走很远,一般情况是半英里(约800多米)或者更少。

(6)明确主要的目标不是锻炼,而是有冥想色彩的游戏,如果发现自己正在锻炼,那么需要停下来放慢节奏。

(7)虽然在任何自然环境中都可以进行森林浴,但理想的环境是树木繁茂、有溪流、草地以及人工因素(建筑、噪声)最小的自然场所。

(8)散步的路径必须是适合行走并且易于到达的。

(9)远离电子产品,在你的感官与森林之间没有科技的障碍。

(10)不要过分强调诸如"正念"或"行走冥想"之类的概念。

(11)不要尝试用其他人的经历描述任何感受结果,不要尝试去拥有别人相同的经历,让每一步都是自己的经历,避免尝试重建先前的积极体验。

3. 发现一个适合森林浴的地方

发现一个适合开展森林浴的地方,这个地方最好拥有以下几个因素:

靠近居住地:要开发一系列的森林浴练习,首先要探索离家较近的小径,以便在一年四季的很多时候能够轻松的来往。

轻松步道:找到一条让你轻松愉快的步道,这条步道不需要消耗太多的体能。

坐着的地方:沿途应该有舒适的地方,可以安静地坐着休息。

享受自然水域:理想情况下,至少有一个地方可以让你安全地享受在自然溪流中流动的天然水环境。

混合体验:包括林冠和开阔草地的步道是最好的。要特别注意树林和草地的交界;这些地方往往是你能找到最大多样性的地方。你也可以沿着海岸、沙漠,在几乎任何自然环境中开展森林浴。

自然的声音:理想的声音是由完全自然的声音组成,比如潺潺流水声、树林里的风声、鸟鸣声等等。

4. 到 达

到达意味着远远不只是到达小路的尽头,这意味着注意到三件事:

(1)你所在的地方。站在一个地方,环顾四周,大声评论你注意到的地方。这样做直到你觉得你对现在的位置有更深的认识。

(2)你的身体。注意你的身体,感受你的动作。拿起一块苹果大小的石头,慢慢移动,当你这样做时,追踪你全身肌肉、肌腱和骨骼的运动感觉。

(3)调整你的感官。你的感官是连接你和森林的纽带。花15分钟的时间站在一个地方，并倾听它们，闭上眼睛可能会对你有所帮助。首先注意你皮肤上的感觉。给意识足够的时间来发展，这样你就会注意到最初不明显的感觉。然后将注意力转向听觉。试着听听附近最安静的声音，最远的鸟的声音。接下来，张开你的嘴，呼吸的声音要足够大，以混合你呼吸的声音和森林的声音。让这个组合的声音成为一种减少任何感觉的方式，你可能会感觉到你和森林的分离。当你继续用嘴呼吸时，注意空气的味道和质地。接下来，用你的鼻子呼吸，发现尽可能多的气味。最后，慢慢睁开你的眼睛，让森林给你展示一些你从未见过的东西。

5. 慢慢地走

在15分钟内，慢慢地走，同时静静地注意森林里的活动。

即使事情看起来完全静止，但总会有变化。一缕蜘蛛网在空中飘荡，树木在微风中移动，鸟儿飞过，松鼠在树枝上爬来爬去，草丛弯曲，昆虫爬行，溪流不断地改变着形状和曲调。你的内心也有运动。你的内心运动无法避免反映你周围世界的运动，反之亦然。舒缓的微风将在你内心反映出平静；反过来，你的冷静会鼓励松鼠和鸟儿不要在你靠近时逃跑。

如果你开始时感到匆忙或心烦意乱，完全停下来，把注意力集中在附近的东西上，观察它是如何移动的。

6. 和森林交朋友

注意你觉得最吸引你的树、石、花或森林中的其他生物。以友好的方式接近它，大声地自我介绍，和它交朋友。

作为朋友，花点时间去倾听。注意在你的脑海中出现了什么，也许你会有一连串的影像、记忆、身体感觉和想法，作为你和新朋友之间的一种对话，并反馈给它你收到了什么。

诉说和倾听，让你们的友谊在丰富的想象中成熟，直到你觉得你的谈话是尽兴的。

最后，别忘了对你的新朋友表示感谢，继续你的散步。

7. 静坐地点

静坐是一个非常简单和非常强大的实践。这是最好的与自然连接方法之一，支持治疗、培养自我和他人的意识，并且能够加深与其他动植物世界的关系。在森林沐浴的背景下完成静坐，这也是一种练习。

一个非常常见的静坐经验是"慢条斯理"，坐的时间越长，你就会注意到越多。你可能静坐15分钟会意识到小花儿正在你面前成长，也许过了20分钟，害羞的狐狸才会从灌木丛中探出鼻子，以便更好地嗅出这种异常安静的人类。在相对的静止中，内心的静止也会出现。当内心静止时，你会感知到所在区域的其他生物对你做出的回应。

20分钟是静坐的最佳时间。

8. 回　馈

互惠性提高了人们对于多种与外界联系方式的认识,它支持了关系的发展。在所有森林浴活动中创造性的练习给予和接受,可以随时随地按照以下方法执行此操作:

(1)注意你周围的事物。无论是沉默还是安静地说话(最好),感知并描述你从中得到的信息,如"这是一棵树,为我们提供树荫和休息的地方"。

(2)找些东西给它,这可以是一个手势或者一首歌,也许你想写一张纸条,并将其藏在只有地球知道的地方,用足够的耐心让灵感跳跃。

学会把这个方法融入到所有的森林浴活动中,这会有助于你更好地理解你与其他所有事物的关系。

森林之水功用多

/ 树先生

说实话,很不愿意提及水疗或温泉疗法这个议题。在自然疗养地这个领域,无论是技术,还是产业,水疗都要比森疗成熟得多。很担心水疗提得多了,就撑破了森疗这个概念。不过,森林中有很多与水有关的治愈素材,要做好森林疗养,我们不可能对这些治愈素材视而不见。

水疗是用水温对身体进行刺激,或利用水流水压引发身体各种生理反应的治疗方法。水疗不仅能够促进血液循环,调节自律神经,提高自我治愈力和自我调节能力,还可以安定心神,强化精神力。在欧洲,水疗的方法有数百种之多,包括冷水浴、温水浴、冷热交替浴、注水、湿布、清擦、蒸汽浴等等。如果和森林疗养相结合,我们觉得以下方式比较适合。

首先是 kneipp 式水疗,这种疗法擅长利用水的"刺激作用"。比如,清晨光脚在充满露水的草地上散步,或是冬天裸足踩雪,以此来提高免疫力和生理反应。又比如,将手和脚直接泡在冷水里,以此来提高免疫力和调节自律神经。使用 kneipp 式水疗,有时需要在森林中设置水槽。如果设施条件再好一点,可以尝试用强弱交叉刺激或冷热交叉刺激的办法,来提高治疗效果。

其次是放松入浴和治疗入浴。欧洲有一种是长时间浸泡在 37 摄氏度的温泉中的"放松入浴疗法"。国人喜欢水温更高一点的温泉,不过水温提高之后,容易产生疲劳感,也难以长时间入浴,而放松入浴疗法能够入浴 2~3 个小时。另外一种是由专业人员辅助下进行的"治疗入浴",可以利用强劲的水流进行按摩,或者在水中导入微小电流的电流治疗入浴,还有躺在热泥中的泥浴,这些治疗都需要专门的场地。

最后就是利用水中矿物质做文章。如果在含碘泉水中入浴,肌肤会更加富有弹性。另外在欧洲，为了追求健康，很流行饮用矿泉水的饮泉法。很多疗养地都有饮泉疗法设施。摄取含有矿物质水的饮泉疗法，也叫做"喝的蔬菜"。蔬菜含有各种矿物质，但是在阿尔卑斯山北部地区，寒冷的冬天没有蔬菜，所以那里的人矿物质摄取不足，结果很多人发生了各种身体不适。而沉睡在地下几万年的泉水，吸收了各种大地的矿物质。饮泉疗法就是通过饮用矿泉水，消除蔬菜摄取不足带来的疾病。需要说明的是，有些泉中因为含有硫化物而不适合饮用。如果要饮用泉水，一定要事先确认是否可以饮用。

赤足，不一样的疗愈方式

/ 树先生

现在有很多大公司在专注于研究鞋子，采用各种新技术来缓冲、减震和助力双脚，以此来保护足部和降低踝关节损伤。不过科学家最近发现，有了高级鞋子之后，人类足部正变得越来越娇弱，反而更容易发生运动损伤。树先生突发奇想，有没有可能在森林中发起一场"赤足运动"？而发起这场"森林赤足运动"之前，我们先来了解下赤足对健康有哪些益处和风险。

在中医眼中，脚底穴位密布，有60多个反射区，所以赤足能够充分刺激这些穴位，达到强身健体的效果。从运动医学来看，赤足可以增强足部肌肉及韧带，促进足弓发育，得益于足部神经末梢对地面微小变化的感知，赤足还能够促进身体各运动器官的锻炼和调整。另外，通过脚部直接接触地面，可以去除身体多余静电，消除静电对人体健康的危害。

在健康风险方面，短期赤足体验只要注意不要划伤就好。值得庆幸的是，森林环境人为活动比较少，没有玻璃碴、铁钉等危险因素，路面又富于变化，比较适合赤足行走。如果长期赤足行走，可能会出现足部变形、足跟开裂和足部皮肤粗糙等问题，赤足发烧友应该及时做好足部护理。

回到森林疗养，它主要是通过丰富的五感刺激来实现治愈目标，通常视觉、听觉、嗅觉、味觉刺激都容易实现，也容易为访客带来难忘的森林疗养体验，而触觉刺激难度要大得多。我们尝试过很多触觉有关的森林疗养课程，除了赤足行走之外，访客对这类疗养课程都反应平淡。为了提高访客的触感体验，很多自然疗养地都在赤足行走方面下足了功夫。2012年，德国的巴登·威利斯赫恩就建设了一条1550米的赤足步道，赤足步道由25种不同材质铺装，有鹅卵石、木桩、沙子、草地、泥潭等等，步道的终点是kneipp疗法的踏水池。在这条步道上，访客可以让双脚从鞋子束缚中释放出来，尽情体验各种天然材质的触感。

如何做好森林中的作业疗法?

/ 树先生

  虽然最终目的都是回归社会,但森林中作业疗法和康复医院中作业疗法似乎有所不同。康复医院中的作业疗法侧重于肢体功能锻炼和训练穿衣吃饭等生活技能,而森林中的作业疗法更侧重于精神方面,比如充实生活、稳定情绪、提高交流和自我掌控能力等等。要在森林中做好作业疗法,我们有一些零星感悟,供大家参考。

  作业活动设计要从易到难,避免挫伤访客行动意愿。对于押花、叶拓等复杂的作业活动,建议将作业活动分解为若干个容易执行的步骤来实施,这样更有利于帮助访客树立信心和增加成就感。另外就是要注重做好访客引导工作,尊重访客的参与意愿,根据访客的兴趣爱好选择作业活动,不能强迫访客。

  在选择作业内容时,最好根据访客过去经历选择活动,适当增加怀旧因素,与过往经历建立起关联,这样可以激发访客回忆,增加访客表达和交流意愿。另外,部分森林经营活动作为作业疗法课程或许有些"高冷",最好的作业疗法课程是能够与日常联系在一起,回到家中也能够练习,这样才有助于回归社会。还有,选择多人合作完成的作业内容,对于建立友谊和增加交流是非常有帮助的。

  在实施作业活动时,要及时发现访客的进步,并适当进行鼓励,以增强访客自信。但是这种鼓励应该是发自内心的,不能将从小板凳跳下来说成轻功,夸大的鼓励只能适得其反。另外,在森林中开展作业疗法要注意改良工具和评估作业环境,避免访客自伤和误伤。比如说,常规的修枝剪,访客可能握不住,针对特定访客应该开发出便于携带和有助力装置的修枝工具。

  最后,作业疗法课程一定要有分享环节,这样可以增加访客交流互动,通过升华作业经验还可以强化认知。

吹海风有益健康

/ 树先生

做森林疗养要用活所有治愈资源和治愈手段。在濒海森林地域，不仅有森林，还有海洋，如果将森林疗养和海洋疗法结合在一起，可以为访客带来更多疗愈体验。德国有50多处海洋疗养地，去看看他们是怎样做的。

说起海洋疗法的作用机理，首先是通过海水浴、海岸空气浴、海岸徒步、温湿度和海风刺激，改善体温调节机能，提高耐寒适应能力，增强身体免疫力；其次是利用空气中细微的海盐粒子，至于海盐粒子是刺激因素还是舒缓因素，我们还没查到可靠资料。目前国内多将空气中海盐粒子作为设备腐蚀的有害因素来研究，对海盐粒子的保健功能尚缺乏研究。还有就是利用海边太阳光线对皮肤的刺激作用。

Nordemey是德国北海地区的一个小岛，面积不足20平方公里，那里是德国著名的海洋疗养地。海岛远离城市和工业污染，空气湿润，气温日变化不大，风速是大陆地区的二倍，气候条件比较稳定，非常适合作为疗养地。岛内疗养机构针对气候做了大量工作，详细掌握气候变化规律，并面向医生开通了医学气象预报。因此在岛内疗养各种疾病都有明确的适应和禁忌时期，对支气管哮喘和风湿关节痛等疾病还进行专门气象预报。

Nordemey有1.8万张疗养床位，以儿童疾病疗养、皮肤和过敏疾病疗养为特色，其中儿童疾病疗养在德国尤为有名。1977年，Nordemey接待了1600多位儿童患者，每位孩子的平均滞留时间为60天。Nordemey的治愈手段以营养、脱感作疗法、运动为基础，通过结合海水浴、空气浴等方式，提高疗养效果，疗养过程中原则上不使用抗生素。

Nordemey的设施完备，疗养设施和游步道自不用说，海岛上还建有专门的疗养公园，并通过配置海岸防风林来获取理想海风。作为水疗特色设施，Nordemey建有利用海水的温水浴槽、利用海底泥的泥浴设施、人工海浪浴池、海水雾化治疗室等设施，海洋治愈资料得到了最大化利用。

德国：气候可治病

/树先生

在德国，各种自然疗养地超过375处，其中大部分自然疗养地与水相关，比如克耐普疗养地、温泉疗养地、海洋疗养地等等；只有"健康气候疗养地"与水关系不大，治愈素材和治愈手段更容易为森林疗养基地所借鉴。

健康气候疗养地主要是通过适应疗养地气候条件来调整和锻炼身体机能。如果要取得健康气候疗法地资格，必须由公共研究机构对疗养地的气候条件进行严格认证，而这种认证需要基于气候医学、生物气象学和疗养地医学专家开展的循证医学研究。目前德国的健康气候疗养地数量只有68处，其认证过程一般要经过以下程序。

（1）预评估。通过实地踏查，预测地形、植被和建筑物对人体健康的影响；基于气象部门提供的气象数据，了解风速、风向、太阳辐射等因素的日变化，评估气候的人体热负荷。

（2）气候鉴定。主要是评估当地的气候特性和大气适应性。

（3）气候分析和生物气象学评价。全面评价影响生物气象学重要因素的时间和空间变化规律，调查不同地形和小气候下的风况，对当地所标榜的气候治疗效果进行循证研究。气候通常包含保护性、刺激性和负荷性三类要素，在认证过程中需要对这三类要素进行全面评价，比如全年气温变化带来的温度刺激、早晚温度变化的热负荷、风速和光照带来的人体负荷等等。

（4）定期检查。土地利用形态、建筑物、人口和道路等因素的变化，通常会改变一个地方的生物气象学状况，因此健康气候疗养地每十年需要再评估一次。如果作为治愈素材的气象条件发生退化，认证机构会指导相关部门通过调整城市总体规划和限制交通等方式进行改善。

海培计划：特教儿童森林疗育初见成效

/ 安琪

"海培计划"是北京市林业碳汇工作办公室与北京林学会共同打造的森林福祉项目，它将森林与特殊人群教育结合在一起，让智力障碍儿童也有机会亲近自然和享受森林，为孩子本已受限的生活带来更多可能。"海培计划"2015年正式启动，在前两年实践的基础上，2017年开始尝试着通过园艺疗法等作业手段促进孩子们的身心发展，全年累计对9个班级的80名学生进行了48次园艺疗法课程干预。"海培计划"实施三年以来，得到了海淀培智学校师生和家长的广泛好评。目前我们正在总结实践经验编制相关教材，期待可以在更多的特教学校推广使用。

在日本和我国台湾地区，园艺疗法在特教领域应用广泛，相关课程也比较成熟。在实践中我们发现，通过植物移植，可以增强特教儿童对小肌肉的控制；通过对土壤的直接触摸，可以缓解自闭症儿童的紧张情绪，并更正其洁癖等不良习惯；通过植物贴画，可以调动孩子们的颜色感知以及触觉感知；通过插花类活动，可以训练孩子们的空间感以及有序工作的能力；通过五感刺激，将森林知识和森林体验融入生活，使孩子感受和认识自然，可以减少攻击行为。另外综合来看，充满自然的学习情境，摆脱了班主任说教的枯燥形式，比较受学生的欢迎，将园艺融入感统训练不仅能够帮助学生建立良好的关系，宣泄不良情绪，更能促进培养学生的注意力和与人沟通的能力。

一张图看懂所有植物相关疗法

/树先生

园艺疗法原本是作业疗法的一部分,不过最近在国内外有一种倾向,与植物相关的很多疗法都被当成是园艺疗法,园艺疗法的内涵出现了扩大化。站在工作推广的角度,我们可以庆幸园艺疗法被发扬光大;但是站在实践应用的角度,如果理不清园艺疗法的内涵,在确定适用对象和适应证以及选择治愈途径方面会存在很多问题。

松尾英辅是日本园艺疗法的领军人物,他在东京农业大学生物疗法学科任教期间,发表了20余篇有关园艺疗法的论文。在松尾英辅看来,把泛化的园艺疗法称之为"植物中介疗法"更合适。在植物中介疗法之中,以照料和培育植物为主要手段的,是传统的园艺疗法;以感知植物和手工制作为主要手段的,其特征是"感"和"艺",可以称之为植物感艺疗法。植物感艺疗法的本质是满足人类的创作和猎获需求,并不是照料需求。

在植物感艺疗法之中,以猎获为媒介的,称之为植物受容疗法;以创作为媒介的,称之为植物工艺疗法。植物受容疗法是用五感来感知植物,活动四肢来收获植物,具体来说,观赏、闻香、体验肌肤接触的快乐、亲近植物氛围、品尝食物味道、收获蔬菜和水果都可以作为植物受容疗法的手段。植物工艺疗法是用植物制作工艺品和制作料理,比如押花、插花、香薰、花绘等等。植物工艺疗法与艺术相结合,讲求创作,通常作为艺术疗法的应用案例。

有关植物的替代治疗方法，松尾英辅曾画过一张图，您是否觉得一目了然呢？

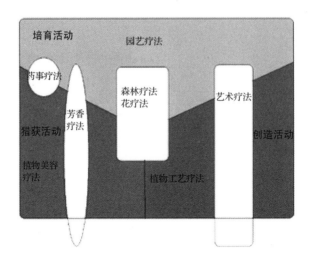

村前村后的那片山林该如何用活？

/ 树先生

"浅山"一词最近频繁出现在政策文件中，究竟什么是浅山？浅山是与深山相对应的，是指人为活动强度较大的山区，它与海拔高度和距市中心远近相关，但又不能完全用海拔和距离来划定。简单点说，浅山就是村前村后曾供人们拾薪砍柴的那片小山，但是生态文明时期的浅山该如何用活呢？

在日本大阪的堺市有一片浅山，当地人选择建设以"自然学校"为主题的"亲近自然之森"。"亲近自然之森"主要是民间机构在推动，由市民委员会、政府官员和大阪大学共同设计和管理，项目从开始筹划到最终建成整整花了5年时间。从公园角度来看，这样的建设管理模式在日本国内还是独一份。现在"亲近自然之森"由一家生态设计研究所和市民志愿者团体来共同运营，公园不收取门票，但是除当地学校之外，其他机构开展团体活动要提前进行预约。

"亲近自然之森"整理了浅山废弃的旱田和杂木林，新建了森林馆、多种野外活动空间和步道，并通过丰富多彩的体验活动，来重建人与当地森林的关系，继承和发扬传统的森林文化。我们估计"亲近自然之森"没有砸进多少钱，之所以深受市民欢迎，还是得益于各种森林体验课程。在即将过去的12月份，即便天气寒冷，"亲近自然之森"也坚持做了11场主题活动，一起去了解下。

12月2日，旱田收获体验，挖芋头和播种橡子（20人，参加费200日元）；

12月3日，森林手工教室，用树枝和果实制作圣诞花环（不限人数，每作品50日元）；

12月3日，市民自然观察会，用五感观察森林，用落叶联系生命（15人，参加费200日元）；

12月9日，制作榉鼠，观察榉鼠窝，听古老的故事，用羊毛制作一只榉鼠

(10人,参加费500日元)

12月10日,森林作业,学习森林经营及工具使用方法,收集落叶进行堆肥(10人,参加费200日元);

12月10日,森林亲子会,家庭一起观察生物,感受这个季节的自然(10人,参加费200日元);

12月14日,森林幼儿园,让孩子在自然中悠然地度过一天,观察生物,快乐地游戏(10人,参加费200日元);

12月14日,森林故事会,读一本漫画书,表演木偶剧(免费,不限人数)

12月16日,制作迷你门松,清理林地,并利用清理出来的材料制作一棵迷你门松(10人,参加费300日元);

12月17日,落叶浴,悠然地森林漫步,寻找生命的气息,然后享受一次落叶浴(10人,参加费200日元);

12月23日,森林收获季,观摩伐树,制作年糕,森林徒步走(60人,参加费200日元)。

康复医生眼中的森林疗法

/树先生

一年前,在中国康复研究中心的电梯间,我遇见一位等电梯的医生。急于将森林疗法推荐给康复医学的我,厚着脸皮和医生攀谈起来,结果医生的反馈让我很吃惊,"森林疗法早就有啊,我上学的时候就学习过,它就是人本主义疗法的一部分"。我们刚刚引进森林疗法,怎么会出现在以往的教科书中?今天我们就按照那位医生的提示,去一探究竟。

心理咨询和心理治疗的流派很复杂,人本主义是其中很有影响力的流派之一。人本主义疗法是建立在哲学的基础之上,注重"理解、沟通和关注",通过无条件支持与鼓励,使访客深化自我认识、发现自我潜能、回归本我,并以此来改变不良行为,矫正自身的心理问题。人本主义在心理治疗与心理咨询过程中发挥着重要作用,但是其疗愈途径并不清晰,人本主义学者一直在试图发现其中机理,究竟是什么促成了有效的治疗?

20世纪末,有一个叫简德林(Eugene Gendlin)的学者发现,除了共情、真诚、无条件的积极关注之外,访客对当下自身体验的察觉和描述,也是促进心灵疗愈的重要因素。后来简德林在人本主义疗法的基础上,创立了以体验为核心的心理疗法,这种疗法一度被称为体验疗法,现在被称为聚焦取向疗法(Focusing Oriented Therapy)。森林当然可以是聚焦取向疗法的一种介质,难怪医生认为森林疗法是人本主义疗法的一部分。

聚焦取向疗法拥有可靠的实证研究依据,被广泛用于处理创伤、创伤后应激障碍(PTSD)、家庭暴力和物质滥用成瘾问题等方面的治疗,很多学者把它用于犯人、精神病患者、抑郁症患者、癌症患者等群体,还有人将其运用于正常人群,以协助老人调适心态、帮助儿童管理情绪、协助父母更恰当地教养孩子、指导教师减压和心理保健等等。

说说森林疗法的流派差异

/ 树先生

"森林セラピー"和"森林療法"翻译成中文都是"森林疗法",但这两种"森林疗法"却有所不同。至于这两个流派的理念有何不同,过去我们并没有作深入比较。最近,我们搜到了一篇文章,作者是日本森林综合研究所高山范理,他系统比较了两个流派的差异。

	森林セラピー	森林療法
提出时间	2004 年,在上原严的基础上提出	1999 年,由上原严提出,借鉴了德国自然疗养地理念
研究方法	以科学研究为主	以临床试验为主
研究对象	以健康人群为主	以疾患和残障人士为主
应用领域	放松和休闲,主要用于生活习惯病的预防	福祉、医疗和心理咨询
场地要求	主张森林疗养基地认证,旨在建立以森林为主体的自然疗养地	主张任何森林都可服务健康管理
主导机构	日本森林疗法协会	日本森林保健协会,协会成立时间稍晚

目前日本森林医学研究的成果,主要集中在这两个流派,但有开创意义的研究,基本是由日本森林疗法协会完成的。现有研究证实,森林疗养对神经、免疫和内分泌系统均有显著影响。在影响神经系统方面,20 分钟的森林浴便可以降低血压和心率,转换情绪和缓解身心紧张的效果非常明显,这就是森林疗养的短期效果;在影响免疫系统方面,三天二晚的森林疗养可以提高和保持自然杀伤细胞的活性,这被称为森林疗养的长期效果;在影响内分泌系统方面,

森林疗养影响多种压力激素的分泌水平,但是现有研究尚未系统建立不同压力激素变化与疗养时间之间的联系。目前,上述研究成果已服务于森林疗养基地认证,并为高品质森林疗养体验和高效果压力调节提供指导。

从温泉疗养经验，看森林疗养方向

/ 树先生

法国拥有较完备的温泉疗养社会保障制度，全国 103 处温泉疗养地每年大约接待 50 万访客。温泉疗养和森林疗养有相通之处，法国的温泉疗养制度很多地方值得我们借鉴。

很多朋友在纠结森林疗养这一提法是否合适？森林疗养基地的既定目标是促进健康还是治疗疾病？在法国，温泉疗养地既可以促进健康，也能够治疗疾病，这两个目标从来都不矛盾。只是有些服务可以适用社会保障制度，而有些服务不适用社会保障制度，例如在温泉疗养地的常见服务中，美容、预防关节变形就不适用保险，而肥胖、糖尿病、乳腺癌术后康复则可以适用保险。如果访客希望使用保险，需要挂号向主治医生出申请，由主治医生推荐疗养地，同时主治医生也需要向保健部门提交适用申请。保健部门核准后，访客直接联络疗养地，疗养地来提供疗养日程、住宿设施和温泉医。需要说明的是，温泉医的职责有点像森林疗养师，他们没有处方权，只辅助简单的临床观察。

也有朋友在纠结森林疗养基地要不要住宿？在法国，同时具有住宿设施和疗养设施的温泉疗养地只有 33 家，而剩余 70 家均为疗养设施与住宿设施分开设置的。尽管大部分温泉疗养地疗养和住宿设施是分离的，但是在相关部门的推动下，不同设施之间有良好的合作机制，通常还会有免费巴士将住宿和疗养设施连接在一起。据统计，有 72 家温泉疗养地都得到了政府部门的支持，疗养地相关设施之间合作良好，无法确定是否得到政府协助的温泉疗养地只有 31 家。

相信法国温泉疗养地在实证研究方面也做了大量工作，不过只有一处温泉是无论如何也无法成为疗养地的，有多处自然涌泉才有可能成为温泉疗养地。

另外，法国温泉疗养协会是 2002 年才成立的，这说明温泉或森林类型的自然疗养地并不是老古董，而是适应社会需求的新事物，欧洲相关工作也在不断发展完善之中。

森林疗养确需从娃娃抓起

/ 树先生

作为国民的森林福祉，韩国非常注重面向孩子提供森林疗养服务，从森林胎教到森林幼儿园，从普通孩子的森林体验到残障群体的森林疗育，韩国都有成熟做法。过去我个人不太看好面向孩子的森林疗养，质疑这一群体森林疗养的必要性，对疗养效果也将信将疑。近来收集到一些研究成果，才发现韩国从孩子抓森林疗养是有道理的。

目前，国内外很多研究发现，人越"穷"，个体的健康风险越高，患某些生理疾病的几率越大，死亡率也越高。这当然与穷人的医疗等条件不佳有关，但只有将环境和社会压力因素与疾病联系起来，才能够更好地解释个体的健康影响机制。

研究发现，高压环境长大的孩子，控制糖皮质激素受体的基因不活跃，细胞无法充分登录皮质醇分泌的信号，导致皮质醇的过量分泌，机体经常对压力做出过度反应，提高了成人后患传染病、呼吸道、心血管疾病的风险。比如，儿时贫困的个体，成年后患感冒的几率是儿时富裕个体的3.8倍，中老年患冠心病的几率是儿时富裕个体的2.4倍。早期的处境不利会嵌入在生活中，儿童时期面临压力，会提高成年多数慢性疾病的发病率。实际上，压力对生理健康的损害存在累积，压力情景下产生的生理损害在子宫内就存在，经历婴儿期、儿童期、成人期直至老年期，持续于整个生命历程。

当然，压力对孩子健康的影响也反映在当下。研究发现，如果父母经济能力有限，对婴儿存在看护压力，1个月大的婴儿就会出现高呼吸性窦性心律不齐反应，并在3岁时出现内隐和外显的行为失调；另一项研究发现，父母受教育程度及收入水平不高的话，6~12个月婴儿皮质醇基线水平比正常孩子要高，这种差异一直持续到 4 岁。还有人用两年时间追踪了 54 名青少年的皮质醇水平，发现家庭的储蓄情况会影响长期神经内分泌系统活动，延长皮质醇分泌，对身体健康产生影响。

这样看来，孩子面临的生活压力超出了我们的想象，所以从小抓森林疗养，不仅是给孩子一个美好的童年，更是一个美好的未来。

森林体验教育工作该由谁主导？

/ 树先生

与森林疗养有所不同，公众对森林体验教育认知较早，认识也较为深刻，所以林业、环保和教育等部门目前都在做相关工作。会不会出现"九龙治水"的问题？如何确保资源管理部门的主导地位？我的一位体制内朋友，对森林体验教育工作的现状充满担忧。我们没能力回复这些质疑，但是了解下国外森林体验教育工作，或许能够帮助大家解忧。

有人统计过日本全国森林体验教育设施的设置情况。2014年，日本国内共有992处森林体验教育设施，其中受林野厅支持的有401处，受环境省支持的有300处，受日本野鸟协会支持的有579处，受教育部门支持的有68处。上述森林体验教育设施所受支持存在重叠，如果仅统计接受单一支持的情况，依然是日本野鸟协会最多（321处），其次是林野厅（267处）和环境省（74处）。对于日本的森林体验教育工作，说哪个政府部门在主导都比较勉强，反而民间机构发挥的作用更大。

略去部门权力纷争，在日本917处环境教育设施中，真正由"国家"出资设置的只有9.1%，由"省"政府设置的占35.8%，由最基层"市町村"政府设置的占41.3%。日本森林体验教育设施的设置主体是地方政府，当然这其中也有各类社团组织的贡献，当地人和森林所有者在牢牢把握森林体验教育工作的主动权。在这种背景下，社会参与越广泛，部门和机构参与越多，森林体验教育工作的社会影响和社会效益就会越大。

另外，从森林教育设施的设置进度来看，日本是从1950年开始陆续设置的，从1965年开始设置数量明显增多，1975年迎来第一次高峰，1980~2000年期间一直维持着高速增长。森林体验教育设施偶尔有关闭的情况，但每年也会新增一些森林体验教育设施，目前设施总量仍然保持增长。日本森林体验教育"市场"尚未饱和，而我国相关工作起步较晚，前景将更为广阔。

森林疗养
案例

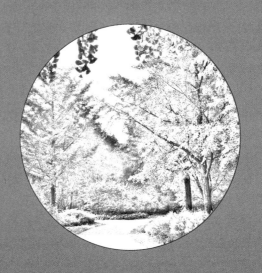

这样的森疗产品，您是否满意？

/ 韦依

有朋友提醒我们，森林疗养的关键在于产品，能不能推出像样的森林疗养服务产品，是推广工作能否取得成效的标志。最近，在众多森林疗养师的共同努力下，森林疗养体验活跃起来，几乎每天都有各种各样的活动投放，这应该就是朋友们所关注的森林疗养产品。在这些各具特色的体验活动中，韦丽荣老师策划的一次融合中医元素的森林疗养产品，让我们眼前一亮，一起去瞧瞧。

1. 时　间

2018年10月10日上午7:30~9:00。

2. 场　地

广州市碧水湾飞鹅山。

3. 访客特征

12位空中管制员。管制员担负着空中交通安全责任，工作时精神高度集中，时间持续长，心理压力大。管制员多处于亚健康状态，其中生理特征为用嗓过度、颈肩综合征、腰椎病、睡眠问题、头疼、心跳加速、肠胃不适、头疼、神经衰弱、生理周期紊乱等；心理特征为焦虑、疲劳感和困乏。

4. 健康管理目标

以缓解身心压力以及颈肩腰不适为主。

5. 森林疗养课程

(1)播种许愿，用正念的方式，感谢自然、感谢自己，调整心情，许下健康的心愿。

（2）制作自然铭牌，让自己跟一种植物有直接连接，观察年轮体悟人生。

（3）森林采气，教访客练习"养生益智功"，加强采集植物精气，以养气血，强壮腰腿，按摩腹腔脏器等。

（4）森林漫步，选择了一段鹅卵石路，按摩脚底。

（5）石疗，用劳宫穴抚触特选的黄蜡石，起到连接自然，凝心安神的作用，同时沐浴山风，听鸟鸣。

（6）我的树，全身心地连接自然，感受自然。针对颈肩腰不适的情况，让访客在自己喜欢的树中，开展撞背活动，以激发督脉、膀胱经的经气，舒展腰背；用左右手分别开展爬树的动作，拉伸肩背部肌肉；仰望树冠并拍照，感受自然的同时活动颈椎。

（7）大地曼陀罗，集体作画，取名字，放松身心、连接自然，加强彼此的沟通和交流。

6. 效果评估

以量表形式，让访客开展自我评估。所有访客情绪比活动前好转，4人自感健康水平有所提高，所有访客活动的满意度都为100%。

森林疗养规模服务初尝试

吴奇

森林疗养师自律协会在天津蓟州梨木台风景区进行了森林疗养规模服务的初步尝试，商业模式略见雏形，简单总结一下，供大家参考。

1. 为什么选在梨木台？

（1）梨木台具有区位和自然条件优势。梨木台风景区位于首都圈，坐落于天津市蓟州区下营镇船舱峪村北，距离县城35公里，总面积1000多公顷，是国家森林公园、国家地质公园、国家4A级景区。历史上曾是清代道光三十年和同治九年间的皇家园林，至清朝宣统二年（1910年）开禁，新中国成立后划为国有林场，文化底蕴深厚。梨木台景区地层古老，地势较高，地形复杂，降水量和空气湿度大，森林覆盖率高，森林生态系统完整，自然条件十分优越。

（2）梨木台景区认同森林疗养理念，希望与森林疗养师自律协会通过团队形式合作。

2. 合作模式

（1）基本原则：资源共享、优势互补、各司其职、利益共享。

（2）组织框架及分工：森林疗养服务由森林疗养师自律协会、森林疗养师、梨木台景区、第三方策划团队等四个主体共同完成。

①自律协会：整体沟通协调，访客招募，组织符合条件的森林疗养师，审核疗养师制定的课程方案，对森林疗养服务进行评估，疗养师费用的结算。

②森林疗养师：场地评估，制定森林疗养课程，实施森林疗养活动，提交总结。

③梨木台景区：准备活动材料，配合疗养师场地评估，提供吃住行、场地

和必要疗养设施。

④第三方策划团队：具体活动的沟通和协调，招募方案制定和宣传，访客招募。

（3）操作流程：

第一步：由自律协会派出疗养师团队（10人团队），对梨木台基本情况（基础设施、配套设施、交通条件、自然条件、游客构成等）进行实地考察和场地评估。

第二步：疗养师团队根据考察结果，给出森林疗养开展方向和具体落地方案。

第三步：自律协会派出疗养师团队组织梨木台景区工作人员进行一次森林疗养流程的初次试水。

第四步：商业招募初步尝试。

（4）运营方式：

第一步：自律协会和景区就什么时间开展什么类型的森林疗养活动达成意向。

第二步：自律协会一方面组织符合条件的疗养师根据活动的时间和类型制定具体的森林疗养方案，另一方面与梨木台及第三方策划团队沟通活动具体事宜，同时进行招募宣传，由梨木台微信公众号、森林疗养公众号共同发布招募。

第三步：森林疗养活动中四方各司其职，自律协会负责协调、景区负责主导和具体活动配合、森林疗养师带活动、第三方策划团队做好前期和后期宣传工作。

3. 初尝试的基本结论

（1）总的来说，目前这种模式是成功的，是可以继续推广下去的。

（2）在具体的推行过程中，存在来自各个方面的制约因素，需要一个具有较强"运作艺术"的团队。

（3）由于篇幅和脑力所限，我会在后续文章中专门和大家分享一下天津梨木台商业尝试经验和教训，并提出一点建议，谢谢大家。

聆听身体 对话心灵

/孔捷　胡梅

1. 目　标

为配合地理教学，缓解教师群体工作压力，我们将森林疗养引进教师群体，设计了为时半天的森林减压体验活动，帮助一线教师提高核心素养及教学实践能力。

2. 时　间

2018年10月16日 9:00～11:30。

3. 地　点

北京西山国家森林公园。

4. 森林疗养师

孔捷、胡梅。

5. 课程内容

(1) 通过制作自然铭牌破冰。开始的环节老师们就兴致勃勃，地理老师不缺实践，自然名都有特色，"愿做大树为学生遮风挡雨，愿为石头坚毅刚强"，好感动！

(2) 在森林漫步中打开五感。由于专业的关系，场地评估时净看地形、地貌了，没有仔细看过路，也没有注意脚感体验，这一次真是不一样的感觉。

(3) 盲行。以往老师都在关心学生，偶尔被照顾一下，这个环节真是被暖到了。

(4) 森林冥想。很久没有静下心来了——放松，同时听到风声、鸟鸣，这种感觉真好。

（5）集体大地艺术创作。利用森林中的枯枝、落叶、松果、石头等素材进行艺术创作。这个环节，老师们很认真，也很兴奋。

6. 现场反馈

在盲行环节，访客反映"对盲人的感受有了深切的理解！平时需要多从别人角度看问题""被照顾的感觉很好，过去从未有过被照顾的感觉，这次有了体验，应该学会照顾自己""信任同伴，有了安全感""能体会到作为引领者时要承担的辛苦""心与心之间的距离拉近了""不希望给别人添麻烦！多锻炼自己""感受到身心健康的联结，身体会影响心理的感受，心理也影响身体""学会换位思考"。

在集体大地艺术创作环节，访客反映"能体会到秋天的美""对作画的过程感受很好！很神奇""在作品的解读中感受到留白的意义，作品中留白，生活中同样留白"。

整体来看，访客"能敞开心扉，与平时的单纯活动比较，体会到不一样的感觉""感到放松"。大多数访客建议"多普及森林疗养理念，让大家都能了解，可以带领全家参加"，有些访客"也想学习这方面的知识""希望能有针对学生的减压活动"。

7. 森林疗养师心得

人体具有超越头脑的反馈、应对、修复的智慧，需要我们去聆听和与之对话，觉察和捕捉身体传递给我们的信息，忽视身体的智慧是所有疾病的开始。作为森林疗养师，我们认为这次活动效果比较理想，达到了放松、减压的目标。这次体验者是地理教师，他们对自然教育、植物知识方面的了解还是比较多的，融合度也大。通过实践，我们认识到了场地条件和设施很重要，西山森林公园在这方面还有待加强。另外，方案设计时针对性也非常重要，应结合需求设计方案。综合来看，森林疗养可以帮助人们调整和适应学习、工作压力，是达到身体健康、生活美满幸福的一种途径，在未来的发展空间很大。

看专业机构如何做疗养

/ 韦丽荣

1. 时 间

2018 年 11 月 14 日 16:00 至 11 月 16 日 12:30。

2. 场 地

从化碧水湾温泉度假村，位于广州从化流溪河畔，地处从化 80 公里绿色旅游走廊的中心，四周层峦叠嶂，树木葱郁，碧水环绕，180 万亩森林环其左右，80 公里绿色走廊横亘南北，背依飞鹅山，幽枕流溪河。碧水湾温泉属于苏打型温泉，又名碳酸钠温泉。这种温泉世界稀有而珍贵，迄今在全世界范围内发现的仅有两处，另一处远在欧洲瑞士。

3. 对 象

UTS 教师团队，该团队为都市白领，工作压力大，属于集团定制化森泉疗养服务，提前给了基本的健康信息和疗养目标。

4. 人 数

21 人，3 名工作人员，共 24 人。年龄结构由中、青年组成；男女比例：男 5 人，女 19 人。

5. 疗养师

森林疗养师：韦丽荣。

助教：任芳慧、韩筱玲。

6. 活动目标

本活动旨在以碧水湾特有的森林资源、人文环境、河流资源、温泉资源为基础，通过森林疗养、温泉泡浴、乐水桨板体验，让参加疗养人群逐渐融入到自然环境中，放松自己，与自然亲近联结，打开五感。疗养活动后以和谐平静的心态回归到社会生活中。

7. 理论依据

森林具有独特的物理环境，包括光、热、声、绿视野、小气候等；释放独特的化学物质，如芬多精(植物杀菌素)、负离子等。医学研究证明，森林环境和森林浴可以起到生理放松和改善睡眠的作用，可以降低心理压力，提高活力。同时对内分泌系统、免疫系统、血液系统、神经系统等有积极的改善或提高作用。

碧水湾温泉，富含钙、钾、钠、镁、铵、氟等 20 多种有益人体微量元素，水温最高可达 71 摄氏度。其中很多元素经专家鉴定具有重要的医疗价值，对人体的各种皮肤病、肩周炎、腰肌劳损、关节炎、肌肉萎缩、肠胃病、神经性疾病、高血压和动脉硬化等 30 多种疾病有明显疗效，对美容减肥、保健理疗也有良好功效。

8. 活动道具

太极球、空白松木名片、铅笔、水彩笔、蒲团、沉香茶、线香、瑜伽垫、桨板、压花系列工具、打火机。

9. 活动设计

(1)扶阳温泉泡浴。现代人由于长期在空调环境下、饮食不节、缺乏锻炼、熬夜等不良生活习惯，常常为阳虚体质。而温泉最主要的特性就是温热，结合中医扶阳的理念，在充分运用温泉区水疗设备、药池的基础上，为 UTS 团队设计了扶阳温泉泡浴流程。

①讲解扶阳温泉泡浴的设计理念。

②泡浴前礼仪：沐浴——静心祈福。

③水疗设备：利用水疗设备冲击经络、打开经络、刺激皮肤、充分打开五感，以便更好地利用温泉水资源，更好地在温泉水中感受水、感受自然。利用鹅颈浴冲击任督二脉、肩井穴、天宗穴，激活身体的免疫系统，缓解肩颈疼痛；利用维琪浴冲击膀胱经，激发阳气，缓解疲劳；利用气泡步道、气泡浮浴冲击按摩脚底，刺激涌泉穴，缓解脚底酸痛，颐养肾气。

④泉中冥想：采用道家的和合手势，在三叠泉开展冥想。感受身体中的水分跟温泉水互换，感恩水带给我们身体的健康，倾听周围自然的声音，感恩自己、感恩温泉水、感恩自然，缓缓放松，想象自己在一片安全的水域中自由自在地行走、漂浮。

⑤中药池泡浴：重点推荐了艾叶池、红花池、香薰池、酒温泉。

⑥石板浴睡功练习：将双掌置于肾俞穴的位置，掌心向下，静静地躺在温暖的石板浴上听轻音乐，做缓慢的深呼吸。

⑦干蒸五分钟。

（2）森林晨练：在流溪河畔练习升阳功、养生益智功。

（3）太极球练习。

（4）飞鹅山森林浴。

①制作自然铭牌：将自然名与记忆中的植物关联起来，并在闻蒜香藤中开启嗅觉。

引导语：大家闻一闻这个木片，猜猜是什么树？对了，是松树，香不香？好的，现在请把木片放在手心，双手合十放在胸前，轻轻闭上双眼，在脑海中找一种植物出来，今天，这个植物的名字就是你的名字，慢慢地在脑海中清晰地看到它的身影，看到它正在风中摇曳，对你微微一笑，你也回应它一个甜甜的微笑。好，现在请你睁开眼睛，拿起手中的笔，在松木片上写上这棵植物的名字，并数数木片的年轮，记录下来，您可以用彩笔将木片画成您想要的模样。

②蒙眼毛毛虫：两个人一组，闭着眼睛感受双脚踩过草地、鹅卵石、沙滩、台阶等不同质地路段的感觉，在这个过程中与同伴同频呼吸，学会信任与被信任。

③森林漫步：寻找果实之旅。为了心仪的一颗果实，重新回到童年，爬了一回树，并且邂逅了可爱的松鼠；利用采集到的果实，做一幅自己满意的作品。

④身体扫描：躺在大自然中，在音乐的唤起和疗养师的指引下，大家安心地把身体交给大自然，放松身体每一个器官，放空自己，逐步与自然融为一体，感谢生活中的幸福，感谢自己……

⑤五感回忆。

⑥找一棵团队树。将所有人的植物名写在一个大铭牌上，找一棵团队树，将铭牌挂在这棵树上，让心有一个归属、一个念想。

（5）流溪河泉修：流溪河上碧波荡漾，清风徐徐，虫鸣鸟叫，阳光明媚，静静地躺在桨板上沉思、冥想，顺流而下，感受周围的一切。

也许不会游泳，但山好、水好、玩性大，还是壮着胆子跟教练学习技术

（6）园艺疗法——压花体验。

10. 规则与要求

①爱护大自然，不能破坏环境，不随便乱扔垃圾；

②在森林漫步和身体扫描环节时请大家止语，关闭或静音手机；

③集合时尽量不要迟到，以免影响体验效果；

④对活动过程中有特殊需求的体验者，要给予融洽处理；

⑤分享环节，虚心接受体验者提出的各种问题。

11. 评估方法及结果分析

（1）评估方法。活动前后均进行了网络健康评估、POMS压力评估、HRV短程检测。

（2）评估结果。疗养后各项满意度分析：整体满意度为100%。活动前16人参与了体检，活动后有11人参与了体检。心率变异性指标敏感，影响因素很多，短期监测只能反映当下的状态，不适合评估疗养期间的综合疗效，且数据变量多，分析有一定的难度。

减压型森林疗养课程实录

/圆柏 百结

1. 目标人群

科研院所的研究人员。在多数人看来,这部分人群薪资傲人,职业高端。但是一项全国性精神健康方面的调查发现:抑郁症"偏爱"高学历高智商人群,研究人员抑郁症患病率逐年增加。究其原因,高工作强度、高压力可能是诱因之首。

2. 课程目标

在森林里,通过一系列减压的森林疗养活动,引导体验者打开五感,亲近自然、减轻压力,并把本次活动学习到的健康管理方式运用到工作和生活中。

3. 时间和地点

2018年11月3日9:00~15:00;百望山国家森林公园。

4. 森林疗养师

圆柏、百结。

5. 前期准备

(1)场地评估。在活动招募发布前和实施前,森林疗养师对活动场所进行了全面的评估,做到对植物资源的种类和分布、场地边界、气候、地形、道路以及必要设施等了如执掌。

(2)课程制定。制订了以"给自己放一天假"为主题的活动方案,包括做自然名牌,练习八段锦,森林漫步,品森林甘菊茶,相框拍照,参观古迹,我的树,正念行走等,以使体验者减压放松、心情愉悦。

（3）材料准备。根据本次森林疗养活动的主题和内容，准备初始面谈表、终了面谈表、木头片、线绳、眼罩、镜框、彩笔、急救包。

6. 实施情况

首先进行初始面谈，目的是初步了解体验者的身心状态，为及时调整活动方案做准备。本次体验者 7 人，面谈结果表明体验者中没有不适宜参加本次活动的人员。

通过做自然名牌，起自然名，向大家介绍自然名，使体验者之间相互认识，引导体验者初步建立与森林的联结，走进自然。大家都起了自己喜欢的自然名，森林疗养师引导体验者，从现在开始，大家都以自然名相互称呼。

由森林疗养师带领大家做了一套八段锦功法，为接下来的森林漫步做活动准备。同时八段锦舒展的动作，全身的运动，活动了筋骨，舒缓了情绪。正式进山前，提示访客注意遵守进山守则，尊重自然，敬畏自然，保护环境。

在森林漫步的过程中，森林疗养师引导体验者享受森林景观的变化，一边走一边沿途观察各种植物，闻一闻侧柏叶子、油松叶子特有的松柏清香，仔细观察甘菊茂密的小黄花，黄栌已经变色的彩叶颜色，通过体验于外，感受于内，慢慢打开五感，在观察大自然的过程中与森林进一步建立联结，体会投入到大自然中的惬意和自在。

沿生态健康步道森林漫步 1.7 公里后，来到森林教室小憩，吃自带的午餐。森林疗养师用带来的一个旧饮料瓶、捡拾的枯枝、彩色落叶和干草做了一个漂亮的插花，放在桌子上，增添了欢快的气氛。有的体验者没有带热水，正好森林疗养师事先准备了 2 升多热开水，用刚采摘的几小朵甘菊花，冲泡了热乎的甘菊花茶，请大家品尝，受到体验者们的称赞。森林疗养师引导体验者们观察水杯里甘菊花的变化，品一品甘菊花茶的味道。刚开放的甘菊花在水杯里被热水冲泡后，不但没有蔫巴，反而更显得生机盎然，喝一口热乎乎带着清香的甘菊茶，惬意悠然而生。这些环节都是森林疗养师事先设计的，意在使体验者时时处处感受"活在当下"，与森林环境一步一步加深联结，达到释放压力的目。

小憩午餐之后，在宽敞的榆树林森林教室区域，森林疗养师又带领大家练习了八段锦功法。八段锦功法是一套独立而完整的健身功法，动作舒展优美，简单易学，健身作用显著。体验者可在对此功法有所了解的基础上，进一步学习掌握，平日里在工作、科研的间隙锻炼身体。

沿着山沟的木栈道继续森林漫步，行进中发现目及之处景色越来越美，体验者们纷纷拿出手机拍照留影。这时森林疗养师发给每人一个小相框，让大家边走边随意拍照，可以使用相框框景把美景收入其中，栈道下面有湖水，栈道两侧是成片的元宝枫林、栓皮栎林，林中个别独具色彩的树木构成独特的美景，都被体验者们收入相框。北京深秋森林丰富的色彩,一路漫步,一路观察,一路欣赏,忘掉了平日里的疲劳,轻松地走到了木栈道的尽头。这些平日里在实验室、办公室里忙于工作的体验者,难得有这样的休闲时间来放松,这一路走下来,情绪得到明显改善。

在儿时山林的平台稍作休息后,欣赏着彩叶的美景走到了这片区域的尽头。在一片比较开阔平坦的树林里,我们体验了"我的树"活动。被蒙眼走着一开始很担心,怕走到坑里,后来就不怕了,相信领路人。蒙眼摸着树干找特征,摘了眼罩就容易找到那棵树了。通过互相引领找我的树,访客互相之间增加了信任和友谊。对我的树诉说了心里话,排遣了心里好久要说的话。

从儿时山林往黑山头观景平台行走的途中,有一段地势平坦,路两边是茂密的元宝枫红叶树景观,且安静无人的路段,森林疗养师抓住这宝贵时机,引导体验者正念行走,得到体验者们的响应。按照森林疗养师的引导语,体验者们充分体察自身的感受和周围的世界,完全地活在当下。

漫步到黑山头休息观景平台,放眼望去,颐和园、玉泉山、中央电视塔、奥林匹克森林公园尽收眼底。体验者们都没有到过这里,新奇的环境,开阔的视野,使体验者们心情愉悦。

返程途径法国教堂,这是有着百年历史的建筑。在这里偶遇一条大型宠物犬金毛,趴在围栏中间露出头和墙外围观的游人交流。大家不由地感叹,狗也怕寂寞,需要和人交流,更何况情感更丰富的人了。

下午3点活动按照计划在法国教堂附近结束。在分享环节,大多数访客觉得非常开心,收获很多,结识了新朋友,长了不少新知识,表示以后还会参加此类活动。

7. 效果评估

初始受理面谈对参加人员现在的身体状况(身体、情绪、健康程度、头天睡眠、身体不适等)、生活习惯(运动、用餐、烟酒、睡眠、生活方式等)、心理压力等数据进行收集,活动结束后终了面谈对参加人员的身体、情绪、健康等数据进行收集,回顾五感,分享感想。

如何做好3小时森林疗愈体验？

/ 大葱

1. 活动时间

预计半天(实际活动时间最终只有2个小时)。

2. 活动地点

杭州市桐庐县瑶琳国家森林公园(陌生环境)。

3. 体验者

参会人员10人。

4. 做什么？

做什么才能在最短的时间内，突出森林疗养的核心，并给体验者留下深刻的印象？

12号和13号两天，几乎走遍了瑶琳国家森林公园一期的所有步道和景点，发现出发前自己准备好的初步的课程计划，并不适合现场环境条件，必须调整。最后根据线路踏勘、植被调查、可利用资源的收集的情况，我选择了心身调和作为活动的主题，以感觉统合练习作为活动的内容，以中国传统文化体验作为活动的特色。

5. 怎么做？

在森林疗养课程设计中，森林漫步与森林静息是森林疗养的最核心的内容，森林疗养课程由运动疗法、五感体验、放松练习3个部分组成，每个活动按照动静穿插进行。

首先，选用中国传统太极运动中的陈氏太极养生功进行热身，舒展身体。9

个动作简单易学，特别适合久坐人群对肩、颈、腰的放松，做好进入森林前的准备。

接下来是森林漫步，并在漫步的过程依次穿插进行闻香（嗅觉）、听音（听觉）、寻色（视觉）、盲行（触觉）、品茶（味觉）等五感体验。所有五感活动利用的材料，都是踏勘时发现的林下各种中草药植物。比如体验不同草药植物的气味，并就其功能进行简单的介绍，激发了体验者们浓厚的兴趣；盲行时候对不同肌理的树干的触摸，对灌木叶片的连续轻触，用与平时不同的方式同森林进行联结；在森林漫步结束时一边品尝提前准备好的由森林里采集的植物做成的草本茶，一边了解这些草本茶是由什么植物炮制，有什么样的功效。当日本专家找我给他续杯的时候，我想这次活动应该打动了他。最后是放松练习，在清风徐徐的休息亭里，给疲惫的体验者做了一次身体扫描，恢复体力，身心调和，并在导语中加入了关照心身健康的部分。伴着柔和的音乐，结束了全部的活动。

6. 效果如何？

不同的体验者对于活动的体验都有自己的兴趣点。

最后根据反馈，总体上觉得时间太短，大家都有想要深入体验的愿望。另外，国内体验者对于能与森林发生特定联结的活动比较感兴趣，特别是对森林漫步中的五感体验。而有中国文化特色的活动，如太极养身功，中草药辨识、草本茶比较受外国专家欢迎，给他们留下了深刻的印象。

我希望自己将来的每一个课程设计都是有主题、有特色的。特别是在我国森林疗养事业初期阶段，融入更多的中国传统文化和地方文化的内涵，才会是有生命、有活力的。另外，森疗师即使是像空气一样存在，那也要做那股清新的空气，用心去做，必有收获。

如何高质量做森林浴？

/ 树先生

从森林疗养的角度来看，森林疗养是森林浴的进一步发展，与森林浴不同的是，森林疗养有明确的疗养目标，需要对森林环境进行评估，疗养课程需要得到医学实证，疗养效果评估方法可靠，一般还需要森林疗养师的指导。不过，40年前的那场"森林浴"运动，似乎并不是简单到森林中走走。植田理彦是当时森林浴领域的权威，他眼中高质量的森林浴，至少应该包含五方面内容。

1. 休 养

所谓的休养并不是单纯让身体安静休息，植田理彦所主张的休养，是让日常频繁使用的器官休息，让日常不怎么用的器官得到充分使用，休养活动根据个人兴趣，可动可静。比如说，平常总盯着电脑屏幕的办公室职员，来到森林中可以闭上眼睛，听听松涛和鸟鸣，让听觉活跃起来，治愈视觉的疲劳。

2. 日光浴

太阳光中的紫外线具有重要生物学意义，通过日光浴可以补充维生素D、预防骨质疏松和提高免疫力。不过紫外线对身体也有损害的一面，在高山和海边皮肤受损就是紫外线过强惹的祸。在森林中，阳光射过树冠时，有80%的光线被森林吸收了，这种光影摇曳的森林环境，非常适合开展日光浴。

3. 有氧运动

徒步不仅是人类生存的基本技能，也是能量消耗最少的一项优良运动。在森林中进行徒步这样的有氧运动，可以通过提高心肺功能来锻炼"不容易疲劳的体质"，对心脏病、高血压和动脉硬化等心血管疾病也有很好预防效果。

4. 体 操

随着年龄的增加,我们感觉身体在变得僵硬,特别需要做体操进行拉伸。不过森林浴时不一定做广播体操,无论是太极拳还是瑜伽都是全身运动,在改善肌肉活力和促进全身血液循环的同时,还可以提高新陈代谢水平、平衡自律神经和安定大脑神经活动。

5. 唱 歌

很多人进入森林就忍不住要唱一首歌,其实歌唱对于调节压力、增加食欲、改善社交恐惧都非常有效。歌唱还有深呼吸的作用,能够提高肺功能,增强腹肌运动。

如何玩转森林？

/ 树先生

到森林里该怎么玩？当然是想怎么玩就怎么玩，创意不受限制地放开了玩。不过专家们可不这么想，最近就有人专门对森林的"玩法"进行了调查研究，还提出了分类。一起去看看，或许对增加森林疗养素材有帮助。

1. 与森林资源要素有关的"玩法"

（1）森林资源利用，包括木工、根雕、草木染、烧炭、提精油、草编、采种子、捡蘑菇和挖山野菜等。

（2）森林经营管理，包括植树、割草、间伐、修枝、修步道、搭休息亭等林业作业。

2. 与自然环境要素有关的"玩法"

（3）保持森林环境功能，包括学习了解森林功能、捡拾垃圾和清扫步道等。

（4）森林生态系统的观察、调查和保护，包括科学调查、观察植物、昆虫和野鸟，挂鸟巢，采集植物和昆虫做标本等。

3. 与接触森林有关的"玩法"

（5）保健休养，包括赏红叶、爬树、森林浴、五感体验、夜行，以及以放松为目的的游戏等。

（6）户外活动，包括绘画、摄影、戏剧和音乐会等艺术活动，以及徒步、登山、溯溪、骑马和竞技体育等运动项目。

4. 与当地文化有关的"玩法"

（7）了解当地环境，包括体验当地有关森林的风土人情，与当地村民交流等。

（8）体验林区生活，包括露营、砍柴、野炊、野餐、自建木屋等。

用森林疗养熟悉一座城市

/ 百结

想熟悉一座城市，就在那里开展一次森林疗养活动。

六九寒冬，北方处处是万物萧条寒风萧瑟。作为一位在北方读书工作的南方人，来到春意盎然、生机勃勃的南方的陌生城市，看到满城尽是好山好水好风光，立马有一种要在这里开展一次森林疗养活动的想法。

在人生地不熟的地方开展森林疗养，面临几方面的挑战：南北方植物截然不同；当地的自然禀赋、植被情况、公园情况、人文历史、风俗人情、交通设施等等都一无所知。幸好百结人品大爆发，朋友遍天下。在当地朋友的推荐下，选择当地著名的顺峰山公园开展活动，并提前近一个月发出了招募通知。但是，在开展活动的前三天，百结来到顺峰山公园踏查，公园为了迎接春节，大规模施工。在朋友的帮助下，我把活动地点改在大风山公园。

通过来回几次的踏查和无数次的查找资料，百结对广东佛山市顺德区的情况虽然没有熟悉到了如指掌，但也比较熟悉了。这次异地开展森林疗养活动在6位体验者的积极配合下开展得非常成功，临近活动结束，百结发给体验者相框，经过前面的活动环节，体验者都熟悉了，也充分与森林联结了，体验者们纷纷与美丽的大自然合影留念，要不是百结提醒时间到了，大家根本都停不下来了。

体验者说这次活动和以前不一样，以前来过这个公园，只是沿着公园的生态步道一直走，这次在百结的引导下充分打开五感，沿着公园的生态健康步道漫步，步道的石头按摩脚底穴位，观赏着沿路变换的森林景观，摸一摸厚朴光滑的树皮、白千层粗糙的树皮。聆听森林鸟儿们时不时发出悦耳动听的音乐，闻一闻森林里植物散发的芬多精的清香和微风送来的若隐若现的桂花香气，满目尽是茂密的亚热带常绿阔叶树和热闹盛开的红艳艳的羊蹄甲花，阳光透过层层绿叶洒在身上，享受着大自然带来的美好时光，进一步与森林环境联结，愉悦心情，释放平日里的压力，心情非常好。

这次的森林疗养活动除了1人的血压前后没有变化，其他人的血压在森林疗养活动前后都有明显变化。一个有20多年高血压史的体验者体验前血压98/141毫米汞柱，体验后血压为72/119毫米汞柱。这更是印证了百结之前一直强调的，你把自己全身心交给大自然，大自然也会给你丰厚的回馈。

希望越来越多的人参加森林疗养活动，让更多人来体会森林给人们带来的美好。

放松心情 寻找自我

/王海英

上周末有两位森林疗养师申请实操考核,茉莉女士去做义务考官。不晓得作为考官茉莉女士是否足够严格,但作为森林疗养的体验者,她收获良多,一起来分享。

2月14日的雪,给原本就浪漫的情人节,多了些天作的浪漫。这一天,浪漫的事情很多,但给我印象最深的是杂草先生和玫瑰花女士两位森林疗养师策划的雪中森林疗养之旅,让我们在浪漫的雪景里,儿时的记忆中,静心修自己!

生活在都市快节奏的烟火男女们,每天都步履匆匆于家和单位之间,然后埋首于似乎永远也完不了的工作事务中。相信都是压力满满,忧心于各种忧心事,虽然少为有了上顿没下顿的困扰,却有我的上司为何没有别人通情达理?我如此努力却得不到公正对待?在这大都市找到了工作如何稳定?如何在此长久立足?如何和另一半在此城立足?婚后如何让孩子更好?如何让孩子受到更好的教育?让父母享受幸福晚年?——现在的都市人似乎没有人没有压力。

而本期活动的目的正是要让参与者缓解压力(工作、生活),回归自然,放松自我。雪,总是会让人产生怦然心动的感觉,久违的雪更是如此!无论小孩还是大人,一到雪里都会有尽情撒欢的冲动!此次活动在雪中进行,正合时宜!

活动之日我们如约来到集合地点——百望山森林公园东门。

习惯了两点一线,出门就开车,而且久不运动的我,虽然为参加本次活动买了一副手套,但还是担心是否能适应这寒冷。

活动从制作自然名牌完成破冰开始。在大家相互熟悉起来后,接下来是森林漫步,这段约20分钟的路程要求全程止语。

原先期许的雪已经变成了水，在森林中静静地游走。而我，在静默的漫步中，看到身边不同树种在冬天的样子，远眺了城市中的高楼大厦。路过的一对年轻父母带着两个小孩在下坡，父亲在大声制止孩子慢一些，说这么陡的路会摔倒！慢一些——多么熟悉的场景，曾经我们也如此经历过。心中不由得升起诸多感慨：自然界的生命都在倔强地表现自己，一草一木，一花一果，她们不因别的树种值钱或因树姿优美等受到关注就想变成别人的样子，或想变成别人期许的样子，而我们不管是为人子女还是为人父母总是被要求也总是时不时要求别人达到自己想要的样子。当孩子们想尝试没有尝试过的，觉得自己可以的时候会一次次被善意地阻止，也正因为父母的一次次善意，也许会让孩子的自我力量一次次丧失，变成最后的依赖。我们都让各自自由一些、独立一些，相信每个人的力量都是足够的，不管别人如何，我就在这里！

接下来我们开始了信任之旅。信任之旅是森林疗养的经典科目——蒙眼毛毛虫游戏，时间大约20分钟。每个人是毛毛虫的一节，只有第一个人是睁眼的，其他人都是蒙眼，在完全未知的路程中感受跟平常不一样的体悟，比如原来靠自己，现在要依靠队友的引领；原来只有自我，现在要考虑如何兼顾到自己身后的团队；原先靠眼睛看世界，现在靠听觉、触觉以及其他方式感受外界。虽然我有过几次活动经验，但前几次还是会有一些害怕！这次在开始游戏前，我突然想起一句话，"一个人不可能掉进同一条河里"。万事万物无时无刻不在发生变化，人的每一个细胞在变化，河里的一切物质也在变。

这次我也要有所改变！

于是，我拿出百分百的信任给我的队友，很快找了个舒服的跟随方式开始体验这段旅程。开始一会上坡一会下坡，一会上台阶一会下台阶，前面的队友脚步很慢，尽量照顾到每一个队友的安全，突然，脚底下平稳了，好像来到了平地，马上感觉到速度加快，让我感觉无法立刻适应，最后我们来到了此段终点地，重见了光明。短暂黑暗的体验让我们更加珍惜身边的美好，前面自己体验很舒服，是享受了面面俱到的照顾，当领路人自认为到了安全地带时的加快速度引起了自己极大的心理不适，让我感慨生活中其实我们常常是这样，自以为是地把自己的认为强加于人，"我是为了你好，你听我的没错"。常常忘记了你认为的好不一定是她需要并适应的。

最后我们来到了一片仅存不多的有雪的草地，沿途我们带着一支冬日里少见的透绿的松枝，开始了我们的大地艺术创造——浪漫小屋。大自然就是神奇的，我们几个人齐心协力很快搭建了一个像家的小屋，用的是自然界的枯木，最后我们几个像孩子似地撒着新鲜的玫瑰花，给这个家注入爱、注入能量、注入希望，最后我们一起合影留念，相信在场的每一个人都与森林有了联结，每次来到这里就会想起我们5个人一起搭建的这个浪漫小屋。

爱是神圣的,美好的,每个人都向往。祝愿每个人都有一个属于自己的浪漫小屋。

开心的时光总是过得很快!我们在开心中结束2个小时的冬日疗愈,有点小冷,把我本来就胖的手冻得像个馒头,但相信我们每个人心里是热乎乎的。释放多少压力不知道,有没有找到自我可能也不是一次能做到的,关键是你愿意走到这里来,愿意敞开自己跟森林联结,就能收获属于自己的期待。

感谢此次森林疗养师杂草先生和玫瑰花女士,感谢一直参与并给予专业摄影的树先生;感谢这一场雪让我们有了不一样的森林疗养体验,期待每一次的创造,相信每一个疗养师都能带给我们不一样的森林感受。我的自然名是茉莉,希望我们的森林疗养事业如茉莉的清香沁人心脾,森林疗养的好处润物细无声地走进每一个人的生命。

森林助你摆脱失眠

/ 奔跑着

人和人很不一样,面对压力的反应也不一样,有人压力大会失眠,有人压力大则会睡不醒。树先生本人大概是属于后者,比如我在得知高考弄砸了的时候,突然觉得好困,立刻瘫睡在床上,一觉到天亮。在吉首大学,有几位年轻人面临的是压力大而失眠,刘建兰老师通过森林疗养改善了学生失眠状况,一起去看看。

1. 基本情况

(1)访客基本情况。本次活动招募到吉首大学学生四人,均为外国语学院2015级的学生,女性三人,男性一人,四人均参加过森林疗养体验活动。

(2)访客希望解决的问题。访客之一觉得自己睡眠不好,迫切希望解决失眠问题,有两位访客也觉得有睡眠问题,另外一位访客觉得自己没有睡眠问题,但是愿意一起参加活动。

2. 小组目标确定

经过初始面谈和睡眠质量测评,发现访客的睡眠问题主要由生活习惯引起,目标定位于减压助眠。

3. 计划实施方案

(1)叶拓:直接用叶片自身颜色敲击拓印,释放压力。

(2)盆栽换盆换土:了解生命扩张力和花盆生存空间局限间的矛盾,认识压力普遍存在,降低压力感受。

(3)手工制作:使用具有舒压助眠功能的薰衣草制作让人沉静下来的助

眠枕。

（4）叶拓创作：用颜料在自己的衣物上进行拓印属于自己的logo，增加自我效能感和自我认同感。

（5）森林漫步和我的树：助访客获得内心的释放。

（6）森林漫步和大地艺术：沿途采摘植物材料做大地艺术，改善情绪。

（7）森林冥想：从第一次活动开始，依次安排了腹式呼吸、自我肯定、放松、静听声音等内容，让访客逐渐领会冥想的方法和作用。

4. 具体实施记录

（1）叶拓：这次活动在2017年的最后一天，围着学校后山进行了森林漫步，沿途采集叶片，最后到健身坡进行了叶拓活动。学生采到一种橙黄色的浆果，因为都没有带刀，不能切片拓印，有一个同学直接把果弄破，擦到画纸上去。

（2）盆栽换盆换土：因为生存空间有限，盆栽植物需要经常换盆换土。小苗长大了，原来的盆就不合适了，需要给它更大的空间；或者经过一年的生长繁殖，盆里土壤的营养被吸收得差不多了，需要补充新的营养；再或者根系会出现老化现象，需要把老化的根系清理掉；等等。在过程中访客对"为什么要换盆换土""为什么山上的植物不用换""为什么要在花盆底部出水孔放置石头"等问题不停询问。

（3）手工制作：手工制作具有让人沉静、获得心流的作用，这次活动以薰衣草为主要原料，制作手工薰衣草助眠枕。活动分享的时候，有人说突然觉得自己好像古时大家闺秀，那种优雅的感觉充满了内心，感觉特别放松，特别舒服。

（4）叶拓创作：这次活动是用颜料在自己的衣物上进行拓印，创作属于自己的logo。分享时一个同学说到，他自己特别喜欢这类活动，之前曾想让学美术的同学帮自己弄一个个性的图案，但是担心浪费人家时间，今天实现了自己的愿望。还有一个同学说，这些不起眼的小东西竟然能给自己这么美好的感觉。

（5）森林漫步和我的树：一大早大家集合上山，森林漫步过程做了爬行、蒙眼行和正念行走，最后做了我的树。分享的时候，有人说没想到她的树让她想到了妈妈，她对树说的事情竟然跟妈妈都没有说过，访客感觉获得了内心的释放，以及对自己的觉察。

（6）森林漫步和冥想：最后一课从学生宿舍上山，听着虫鸣走进一片树林，清风时有时无，踩着落满松针的小径，访客不断附身捡拾小松果，沿途看了树的眼睛。走出树林来到环山防火道，我们进行了正念行走，正念行走结束后一个同学说，通过这个环节她突然认识到无论多么复杂的工作，都是一个一个简单环节组合而成。

5. 每次课程总结

每次活动结束前，都会进行学员分享，并进行总结，每个人讲一下自己的感受、发现和今后的打算。

6. 效果评估方法

对访客睡眠状况使用匹兹堡睡眠质量指数量表（PSQ）和睡眠状况自评量表（SRSS）测量，测量分三次进行，第一次活动开始前、活动过半和最后一次活动的时候。每次活动进行的时候，对访客的心情和精力进行简单的评价记录。

7. 活动中问题和反思

（1）活动中遇到的问题：

①关于遵守约定的问题：访客的睡眠问题并不是病理问题，只是生活习惯引起的不正常，虽然活动开始与大家签订了小组契约，建议大家自己根据情况定时关闭手机，每个人都约定了自己关机的时间，但是仍然有人会在约定的关机时间后使用手机。

②关于按时参加活动的问题：活动开始前就约定小组活动共六次，每两周进行一次。开始的三次按约定进行，后来学生外出课程实践后，时间就乱了，有两个学生分别有一次没有参加活动。

③关于总结和分享真实想法的问题：叶拓创作课程中，我一个家庭治疗师朋友参加了活动体验，活动总结分享后，治疗师提出访客存在不一致表达问题。

④关于不愿意触碰泥土的问题：在给盆花换土的课程中，女生普遍不愿意触碰泥土，说害怕虫子，示范给他们看并解释虫子没有伤害能力后，才小心翼翼地下手接触泥土。

⑤在艺术学习和创作课程中放不开：第一课的叶拓和第四课的叶拓创作中，有学生总不太动手，他说没有艺术细胞，给他反复说明只要去做、去体验就好。

⑥我的树上有虫子：我的树活动中，有同学看到树上的虫子，害怕地大叫，影响到其他访客。后来他看到树上很多虫子，就不做了。

（2）自己的反思：

①森林疗养活动要带出效果，需要多学科的知识背景，通过这半年的系列活动，发现自己有很多知识和技能需要学习和运用。

②场地踏查怎么强调都不为过。

③访客普遍缺乏与自然接触，需要在活动前做一些准备性的告知。

失独老人的森林疗愈

/ 婷婷

1. 活动对象

社区失独老人,年龄在 65~80 岁之间,人数 35 人。

2. 服务人员

医生 1 名,森林疗养师 1 名,志愿者若干,社区干部若干。

3. 活动主题

利用大自然的五感刺激,激发老人的生活热情,放松身心。

4. 课程内容

活动1:林间漫步

活动目标:利用视觉、听觉、嗅觉和大自然联结,同时利用触觉激发身体感觉,调整走路姿势,放松身心。

活动过程:评估走路姿势,在木栈道带领老人缓慢行走,林间漫步,注意身体感觉,体会行走动作——重心转移、抬脚、提臀、推前、放下——缓慢的行走过程中发现不良的走路姿势,了解身体平衡,并预防和纠正不良的步态。

活动2:止语进食

活动目标:享受当下原生态的农家美食,激发视觉、味觉、嗅觉和全身感觉,活在当下。

活动过程:清脆的铃声响起之后,全体止语,欣赏面前的美食,嗅美味,品味农家饭,享受美好生活。

活动3:静坐减压

活动目标:静静坐着,观呼吸,与当下的自己联结。

活动过程：跟随指导语把注意力放在自己的身体，观呼吸，吸气时留意空气的进入，呼气时注意气体的流出，一吸一呼，不用做什么，只管坐着，体会和感受当下生命的流动。

活动 4：河畔自由活动

活动目标：可赏美景，可拍照，可静坐，融入大自然。

活动过程：自由行走在拒马河畔，跟随视觉、触觉体验和内心声音，赏美景，听水声，拍照，静坐，融入大自然，享受美好生活。

4. 效果评估

在前往活动地点的车上非正式地和老人交流，了解老人身体状况，简单介绍森林疗养及活动流程，一方面普及森林疗养，一方面使老年人对活动有所了解，获得部分掌控感。活动结束后回程车上，和老人非正式交流活动感受，了解到老人对本次活动感到好奇、兴奋和喜欢，身心得到了放松，品味了香甜农家美食，体会了大自然带来的轻松和愉快，感觉生活真美好，很多人期待下次再有机会参与。

5. 不足与思考

由于是一次户外活动基础上的森林疗养体验活动，没有数据验证和支持，但从老人们的主观反馈来看，这样的活动是受欢迎和有利于身心健康的。后续如有条件和机会，建议设立专项研究。

案例：老年人乐享健康有新招

/ 婷婷

背一个双肩包，戴一顶遮阳帽，手握一个有很好拍照功能的手机，一群老人开开心心地上车了。这是西城区一个社区老人们一次普通的户外活动。

车上，婷婷作为志愿者，受邀和老人们简单介绍了自己以及今天会参与的活动，当婷婷问大家："老人们最关心的就是身心健康，对不对？""对～～"老人们齐声地大声回答，且爆发出了笑声。"那太好了～～"接着婷婷说道，"今天我会利用大家这次外出活动，在大自然中为大家开展一些健康管理活动，也就是森林疗养。"说健康管理大家都能说出一二，可是说"森林疗养"，却是一个新名词，老人们纷纷询问，"什么是森林疗养？""如何开展？""都做什么？"

看着老人急切的样子，婷婷耐心地给大家简单介绍了森林疗养的概念，以及森林疗养在德国、日本和韩国等地的发展，老人们立刻表现出好奇和想要体验的愿望。由于这次是户外活动，森林疗养只是为活动添彩的部分，事先主办方只是希望这个部分能为活动增加丰富的内容，现在见老人们热情如此高涨，主办方的负责人感觉很开心。

一路的期待自不必说，到了房山张坊镇，老人们在当地负责人的带领下参观了酒庄，在玻璃平台合影，享受着大自然凉爽的同时，来到了一片鲜花开放的平台区，这里有一带一路的雕塑，有银杏与百花争相斗艳，还有那沟壑之间架起的回廊、亭子和木制道路，婷婷自然地问大家："大家有人走路鞋子有磨损的么？""有""有啊"……立刻有几位老人停下来抬脚看自己的鞋跟，有人鞋子外侧磨坏了，有人是内侧磨损了，于是，婷婷说："这可能和咱们的走路姿势有关，我来教大家纠正走路姿势。如何？"老人们马上响应，于是，便自觉地站在婷婷后面跟随学习，"注意重心前移，抬脚，提臀，推前，放下，重心前移，换脚……"简单的行走被分解为四五个缓慢的小步骤，老人们一边跟着学习行走，一边惊讶地说，"噢，发现我走路站不稳"，"啊啊，走了几十年路，才发现两只脚不一样。"……有人大声说："今天我们一岁了，刚刚学会走路。"大家哈哈大笑，老人们学得很认真，立刻觉得好玩又有意思，原来简单的走路也有很多学问。有好几个老人发现自己脚落地时是脚尖先落地，并不是像婷婷说的那样脚跟先落地，难怪会膝盖疼。在这样缓慢的行走过程中，老人们发现，清风拂面的感觉很舒服，脚下的木地板可以保护膝盖，路边的鲜花随着微风袭来阵阵清香，大家都陶醉了，忘记了赶路，直到对面的组织者喊大家集合，才呵呵呵说笑着加快了脚步。

来到路边等车的功夫，婷婷带大家做观呼吸进一步和大自然联结，同时指导大家做腿部放松、踮脚跟等拉伸活动，并讲解了活动后放松对腿部肌肉的保护作用。老人们开心地说，平时也经常走路，从来没有意识到走路的姿势对健康的影响，以及结束后做放松保护肌肉，今天在大自然中活动，不仅有美丽的树木和鲜花，还学会了健康常识，拥有了美好心情，同时也懂得了利用大自然来调节身心健康。视觉、听觉、触觉、嗅觉的体验让大家了解了森林疗养并喜爱上了这个新生事物。

午餐更是有趣而别具一格，虽然人人知道古语："食不言"，但却从来不了解其意义，婷婷带领的正念进食让大家感受到了嗅觉、味觉、视觉和身心一致地享受美食的全过程，地道的农家饭，一下子抓住了大家的注意力，美美地享受了之后立刻有种"生活好幸福"的感觉涌上了心头。餐后的正念静坐一方面带给大家放松的感觉，另一方面将这一上午的美好体验由外到里地融入了每个人的身体和心理中。"静静地坐着，什么也不用做，只管坐着，除了呼吸，没有什么更重要，生命就在这一吸一呼间流动，……"跟随着婷婷的指导语，大家静静地坐着，享受着这样的美妙时刻，真希望一直持续下去。

下午大家漫步行走在拒马河畔，或被美丽的河流所吸引，或被河边的鲜花所迷惑，或拍照，或静坐欣赏，和大自然融为一体，流连忘返。

这只是一次森林疗养的普及活动，仅仅是户外活动的一个部分，也是一次新的尝试，尝试把森林疗养活动和其他活动结合，向大众普及，促进认知，尤其是面向有健康管理需求的老人们，在这次体验后，他们高兴地说"希望以后还能有这样的活动"。虽然因野竹林生态园正在重建中而无法在林子里做活动，不能体验小竹屋，但未来也许这里不失为一处近郊的森林疗养普及场所。

/森林疗养师

醉疗当下，文养八森

5月29~30日，在美丽的八达岭国家森林公园开展了两天一夜研修式森林疗养活动，本次活动由陕西省森林文化协会森林康养专业委员会定制，共有22人参加。活动目标是，了解学习并体验北京八达岭森林疗养活动流程及做法，同时减缓压力让身心得到放松。活动由丁香、白桦、蒲公英、多肉等4位森林疗养师策划组织实施，云杉作为观察员对此次活动给予了大力支持，现将活动课程设计及效果分析评估结果分享给大家。

一、课程设计

1. 初始面谈

健康管理目标：初步了解体验者的身心状况和病痛情况，尤其是可能影响森林漫步等活动的疾患和过敏症状；了解体验者参加疗养活动的目的与需求，并微调森疗方案。介绍活动流程，让体验者避免因不清楚活动情况带来的过度好奇、兴奋、思索、焦虑，有助情绪舒缓。

2. 作业疗法

（1）制作自然名牌。破冰游戏（我与自然名的故事），滚雪球自然名接龙游戏。

健康管理目标：打破疏离感，认知角色和当下。

（2）干花书签与大地艺术创作与分享。学习干花材料的压制，创作干花书签；用森林枯落物及自然物共同创作大地艺术作品。

健康管理目标：培养团队信赖感，促进团队协助沟通，享受创作过程，提高专注力。

3. 五感感官疗法——五感体察，与植物共情

健康管理目标：充分调动视、听、触、嗅、味感官功能，发现并感受自然的美好，疏导压力、焦虑等；引导觉知当下；分享感受、认知；导向是五感觉知和当下对疗愈的积极作用；导入顺其自然、为所当为的积极心理觉知。

4. 正念进餐介绍

健康管理目标：介绍观察食物、感受色香味的方法；视觉、嗅觉、味觉和饥饿感，感受食物给身体带来的生理心理变化；获取对生命的尊重和感恩体验；提升觉察力，促进健康饮食体察；调整自我欲望等。

5. 运动疗法——长城野趣漫步

（1）运动前身体拉伸活动。

健康管理目标：提前热身，活动开筋骨，避免扭伤；打开身体关节，调整身体机能状态。

（2）长城野趣漫步。登长城，森林徒步行走至微汗，继续五感体验，充足的有氧运动，感受不同森林步道；体察赤足长城行走的触觉、热疗刺激身体。感受古长城六百年人世沧桑；沿途识别植物，少量采摘野菜。

健康管理目标：强健心肺；刺激脚底穴位、促进微循环改善；体察文化和环境对心理产生的变化；感恩自然馈赠，体察美好、安详内心。

6. 食物疗法——野菜、草本茶制作与品味

亲手制作酸枣叶、玫瑰花草本茶及短尾铁线莲、蒲公英、苣菜、车前等野菜，打开味觉，享受药食同源植物的味道。

健康管理目标：有助于养颜美容、安神助眠、调节血脂、清热利湿。

7. 暗夜疗法——夜游森林

夜晚毛毛虫野行（蒙眼识物），我的树，独步行走一段山路。觉知信任与合作激发暗夜感官功能。

健康管理目标：心理松紧按摩；觉知交付和集体的信赖依托。

8. 气候疗法——漫步青龙谷

健康管理目标：呼吸林中芬多精，消耗体内多余热量，促进血液循环，平复心率，降低血压和应激激素。

9. 森林催眠、森林冥想、层林透视、色彩对比觉察等系列课程

健康管理目标：放松精神，有助于失眠症改善，提高注意力；听觉觉察，增加耐心，平复心情；觉察当下。

10. 终了面谈

了解体验者身心情绪变化，本次疗养活动是否达到预期目标，以及对活动满意度的评价与建议。

健康管理目标：获得日常健康生活的建议。

11. 分享、交流与研讨

在每个活动实施之后都设置了分享环节。为了满足客户需要了解学习体验八达岭森林疗养做法及企业运营管理等情况，在活动最后进行了1小时的交流、研讨与总结。

二、身体状况、心理状况和健康程度数据浅析

参加本次森林疗养体验者共22人，年龄28~56岁，平均年龄44岁。通过对初始面谈和终了面谈关于身体状况、心理状况和健康程度数据进行分析。题目采用5点计分的形式。1分为非常好，2分为良好，3分为一般，4分为不好，5分为非常不好。通过使用SPSS19.0，对前后测数据进行配对样本 T 检验，结果如下表。

森林疗养效果的前后测差异检验

变 量	前测（M±SD）	后测（M±SD）	T	P
身体状况	2.36±0.49	1.68±0.47	5.63**	0.00
心理状况	1.91±0.52	1.45±0.59	4.18**	0.00
健康程度	2.36±0.73	2.09±0.68	2.32**	0.03

注：**表示 $P<0.01$，差异极其显著。

由表中结果可知，体验者在身体状况、心理状况和健康程度三个问题上前后测自评得分均有极其显著差异，说明森林疗养对体验者身体、心理和整体健康的自我评价有极其显著的提升作用。

三、效果评估

通过设计体验者满意度调查表，在活动结束前由观察员实施，让体验者以不记名方式填写了问卷。通过对满意度调查数据整理分析，了解到大家对此次活动满意度较高，尤其是对森林疗养师的服务给予了很高的评价。体验者对森林疗养师的服务评定等级为很好和好的比重为95%；对森林疗养课程评定等级为很好和好的比重为75%；对森林疗养活动整体（含基础设施）评定等级为很好和好的比重为80%。

体验者最喜欢的疗养课程按照得票多少分为 5 个等级：①赤足长城热疗；②夜游森林；③森林冥想、森林催眠、森林野趣漫步；④蒙眼毛毛虫（蒙眼识物）团体游戏、大地艺术与作品分享；⑤森林历史文化、树屋体验、渐进式放松、我的树、森林手工。

此外，大多数体验者认为，八达岭森林公园的住宿、洗漱、卫生间等服务设施及森林疗养步道等硬件设施需进一步提升。

一棵树的疗愈

/JJ

我参加了婷婷老师的森林疗养体验活动，其中一个环节，婷婷老师让我们在花园里寻找属于自己的一棵树。我找到了一棵绿皮松树，用手抚摸着它斑驳的树皮，用力嗅着树枝间的丰盈气息，听到两只鸟儿在耳边轻轻的对唱，瞬间似乎真切地感受到我与树木之间有了联结。在交大校园里已经生活工作了将近20年了，直到执行这个小任务，我还从来没静静地思考过。在这个熟悉的地方，会有一棵树一直和自己心灵息息相关，它一直在那里守候着，从未离开过。我知道，从那一刻开始，这棵树对我来说意义已经改变。

环顾整个园子，各种绿植和花朵，不管是地势好也罢，阳光差也罢，每一株植物都是尽全力向着阳光在生长，没有一棵植株萎靡或枯萎，哪怕是瓶子里的一株草，根部离水很远，也是一样拼命地生出细细的须，以便离水近些再近些。也许植物比人类更智慧，虽然不能主动去寻找最适合自己的完美环境，它们索性塌下心来汲取天空和大地的营养，拼力地呈现出自己最美的样子。

后来婷婷老师让我们用画笔把自己的树画在纸上，平时我从不会画画，也从不认为自己会执笔作画，但当我把自己的画呈给女儿和老公时，他俩竟然夸我的树很有艺术感。我突然理解了，艺术不是一种技能，而是一种体验，能够呈现情感的活动就可以称之为艺术。这种被称之为"艺术"的活动，可以属于我这样从未受过系统训练的普通人。

这次活动之后，我们每次出去，看到喜欢的景物时就会停下来拍照，甚至在本子上画下来，并附上几句话。当我带着家人出行的时候，也有意识地提醒他们关注周围的环境，停下匆忙的脚步，让他们描述所观所感。学习婷婷老师，我想做一个没有证书的森林疗养师，让小小的植物安抚自己，安抚家人。

感谢婷婷老师的一堂课教会我如何用自然和心理学的方法帮助自己及家人。

一种别开生面的义务植树

/ 小玲 晓冬

每年春天，很多单位都会组织义务植树。在 30 年前，义务植树是硬着头皮去山里劳作，而现在城市周边能够植树的地点越来越少，义务植树成了人人都想的"香饽饽"。我们的社会确实发生了翻天覆地的变化，而新时代的义务植树应该有新时代的方式。比如把义务植树作为森林疗养的一种方式，交由森林疗养师来组织，这或许能够成为增加市民森林福祉的好办法。

不久前，森林疗养师们结合义务植树活动，尝试开展了多次森林疗养体验。虽然这些活动并不是由森林疗养师主导，植树作业活动与其他森林疗养课程也没有统筹起来，但是透过这些活动，我们能够察觉到义务植树与森林疗养相结合的生命力。2018 年 4 月 26 日，在史长峪自然休养村，北京林学会和北京市科协就联合组织了一次别开生面的义务植树活动，一起来分享。

1. 集体面谈、切断现实和拉伸【开端 10 分钟】

植树后，森林疗养时间相对比较短暂，我们选择一个树木环抱、宽敞舒适的木质板平台，进行简单集体面谈，对身体和情绪进行了简单询问沟通。考虑到疗养人群早晨 5：00 ~ 6：00 开始准备出发进山植树，身心双重疲惫，特安排了一个简单仪式进行现实切断，之后才开始简单放松与拉伸，慢慢将身心放下，融入森林环境。

2. 健步走、寻找童趣、森林漫步和蒙眼漫游森林【发展 20 分钟】

拉伸活动筋骨之后，开始健步走。健步走是上下肢体肌肉同时拉伸唤醒身体，通过有节奏健步走产生的能量调整身体状态，同时通过山道行走感受自然的静谧和绿意，带动身心迈向森林。根据大家的活动情况逐渐调整步伐，由开始的健步走调整为森林漫步，尝试进行身心放松，调用五感感知森林的美好，尝试远眺高空，近闻花香，聆听鸟鸣，面触徐风，再次将身体调至静谧祥和之位。

柿子园的童趣设施，足以引导成人不能自已的追寻童心，有人攀爬、荡秋千、滑滑梯，进入暗室尝试探索，找到本真的童年之心。为了追寻本我体验，达到人与森林的融合，我们安排了蒙眼漫游森林的环节，此环节将身心彻底交给森林环境，也将森林体验推向一个新的高峰。路段的急缓坡调取身体不同的能量，路面灰土、砂石、石块等不同材质对脚底产生不同的刺激，枝叶带来的斑驳阳光，山谷间的阵阵风响，林间不同鸟鸣，啄木鸟敲木捉虫，蜂蝶嗡嗡耳边作响等多种感触，将触觉、听觉推向体验高潮。

3. 森林冥想【高潮 20 分钟】

在进行了前期的身心铺垫之后，进入了山楂树平台。山楂树平台依谷而建，山楂树环抱，平台中间有一颗山楂古树，使得平台与环境无缝衔接，相得益彰。我们选择在这样一个自然舒适的平台进行森林冥想，大家围绕山楂树舒适地躺下，阳光的斑驳带来了自然的感受，徐徐春风吹走了疲惫，不时的鸟鸣将思绪拉向远方，温暖的阳光舒缓了内心的平静，森林冥想活动将身心舒适推向了高潮，达到了身心的放松，自然的融合。

4. 正念吃葡萄干、品香草茶和双人解绳魔术【回落 20 分钟】

此环节主要是唤醒五感，回归自我。正念吃葡萄干和品香草茶环节给人以味觉回归，重新自我感知的一个体验，感受当下自我，找到我与自然的这种静谧美好。双人解绳魔术也是为了唤醒身体，回归超我现实。

5. 终了面谈【结尾 10 分钟】

在回归的路上进行简单的沟通，对森林疗养活动进行回访和了解。这次森林疗养体验时间短暂而紧凑，但达到了预期效果，建立了人与森林的联结，疗养人群实现了有效放松。

森林疗养师是怎样炼成的？

/ 紫薇

作为一名处于在职训练阶段的森林疗养师，每次看到有新森林疗养活动发布，我心里都痒痒的。但是平常工作很忙，在职训练的机会不多。一周前，云杉老师的一个电话，让我欣喜不已。五一期间，云杉、百结、杨柳老师要共同完成一次在职训练，我受邀参与其中。

森林疗养活动有很多细节和材料需要准备，在准备期间我们多次视频会议沟通课程方案。方案定下来之后是招募访客，我数次发布朋友圈，咨询的人很多，但是通过我定下参加的人并不多。好在公众号和其他几位老师的能量很大，我们最后招募了足够多的访客，超出之前的预期结果，很是欣慰。

在活动开始前一天，我们便来到了北农林场做场地评估。在从市里来的路上，看着道路两旁熟悉的青山绿水，不禁想起了6年前在山区工作的点点滴滴。北农林场位于怀柔区宝山镇四道河村，三面环山，没有工业污染，是京郊少有的生态处女地。区域内植被资源丰富，白天能看到小动物的踪影，夜晚抬头能够仰望银河，看到伸手可及的萤火虫。

场地条件虽然不错，但是我自己还是有一点紧张。这次招募的访客学历比较高，还包括一些专家学者，很担心这次活动办不好。好在同行的老师们森林疗养实操经验都比较丰富，特别是云杉老师，前期已经数次探查过林场，经过她对活动场地细致的介绍和安慰，使我紧张的情绪稍稍缓和。

入住之后，我们四位森林疗养师便开始讨论这两天的行程。从整体流程到活动细节，从注意事项到路线选择，我们都反复演练，逐一讨论，敲定完已到深夜。第二天早晨起来，我们又爬上了海拔1500米的森林步道，下山时在枯枝中选取了适合做名牌和活动时使用的木棒，回到驻地身体已经酸软。看来要做一名合格的森林疗养师，自己的身体素质过硬是必需的。

来访者是在12点左右陆续到达的。找到各自的房间稍作休息后便来到会议室，开始测血压和心率，了解一般情况，做受理面谈。期间大家品尝了刚采摘的榆钱茶，这是他们首次和森林亲密接触，有了第一次的联结。中饭后稍作休息，我们便开始了森林疗养活动。

在一片开阔的平地上，大家围成一个圈，云杉老师简单介绍森林疗养的起源和发展，我们分发名牌、水笔、白纸，大家用自然名自我介绍，杨柳老师带着做活动前的热身，在白纸上做了手型的敬山誓言，然后我们就出发了。上山的路弯弯曲曲，路边有各种自然生长的花草，很多树木都挂了牌子，但也有很多植物没有标注，好在我们有农林专业背景的老师，随时回答访客对于自然的好奇。在下午行程进行到一半儿的时候，安排大家坐下来休息，感受周围的环境，并且品尝草本茶。这次的草本茶是杜鹃花茶，杜鹃花是我们早上踏查时在悬崖边采的。

早上采花茶的时候，云杉老师还给我们上了一节爱护植物的课。植物都是有生命的，我们要爱护她，只能在不影响她们生长的同时满足我们的需要。所以采花茶的时候要避开直立枝头的花朵，分多个部位采摘，最好是把并生花序去掉一个，这样可以起到树木修剪的作用。

不过第一天活动进行到一半，空中就飘来了大片的乌云，远处传来了沉闷悠长的雷声，我们及时调整活动方案，从林区撤回驻地，改做室内活动。云杉老师带领大家做了撕报纸的游戏，让大家体会到破坏容易、修复难的道理，引导大家要热爱大自然，避免去破坏，否则修复大自然是一个漫长的过程。游戏结束时给获胜组小朋友每人一包饼干作为奖励，经过半天的体力加脑力消耗，孩子们都饿了。没有得到饼干的孩子们盯着吃饼干的孩子们在咽口水，这些小朋友情绪更明显地表现出来，说"不公平，报纸有彩色的好拼"，老师们及时进行了疏导，借此事给大人孩子们上了一堂直面机遇和挫折的课。最后给每个孩子一包饼干作为鼓励，孩子们都高高兴兴的拆包吃了，普普通通的饼干在这里是那么的香甜，相信他们会记住这次撕报纸游戏。

晚饭后，体验者们陆续来到会议室，成人组来听中医讲座——十二经络与养生，和大家共同学习了十二经络所对应的时辰和养生注意事项，站桩的原理和基本的肢体动作。儿童组做独一无二的显微镜观叶等活动。本来计划活动后夜行森林观星，因为天气的原因取消，之前我们前期制定的备用活动方案在这时发挥了作用。

第二天早上，天气格外的晴朗，云杉老师安排提前上山，介绍完无痕森林的环保理念，我们分成两组向森林高处行走。

来到一片开阔地，我带着大家一起站桩，"虚领顶劲、沉肩坠肘、含胸拔背、松腰敛臀、立身中正、心静体松……"，这是站桩的要领，"吸天地之灵气，收万物之精华"，在林中闭上眼睛，沐浴着阳光，踩着枝叶，听着周围的风声、鸟鸣，调整呼吸，放松肢体，这种感觉让人无比惬意！昨天晚上的站桩是在室内进行的，今天再次在山林中练习，五感打开，汲取大自然的力量，身清心灵，访客们明显地感觉到了森林的疗愈作用。

练完站桩后我们继续向海拔更高的地方行进，在一个树木比较多、地势相对平坦的小亭子附近，我们做了"我的树"活动，在蒙眼找树过程中，对伙伴的信任感更强烈了。休息时，我们一起品尝了山楂叶茶。听觉、视觉、触觉、嗅觉和味觉五感都已经打开，这是在其他活动中无法完全体验到的。下山后我们利用手中的材料分四组做了大地艺术，每一组都非常美，本着"赏林观景人舒心，物归原主山清静"的原则，我们把手中的物品还给了大自然。

午饭休息后作终了面谈，测血压和心率，我们作了最后的分享。参加活动的一位先生说："参加这个活动很有意义。远离喧嚣、贴近自然，是很多隐士高人追求的目标，我们平时很难有机会体验。通过集体活动结识了新朋友，几位老师介绍了新的锻炼方法，还有健康咨询……对改进生活、提升保健水平都很有帮助。对小朋友们来说，这基本就是一次短期夏令营，通过交流大家也能发现孩子的优缺点，总结自己在教育孩子方面的经验教训。美中不足的是，赶上五一假期，大家堵在路上的时间太长了。"还有人建议"疗养的时间可以更长一些，更深入地了解自然，调整身体""计划秋季游""根据体质分组活动"。来访者提出的意见和建议都很好，下次活动我们会考虑并改进这些问题。

案例：不同寻常的森林疗育

/杨柳　百结

"五一"小长假期间，四位森林疗养师在怀柔做了一期两天一晚的森林疗养体验活动。活动招募了20位体验者，其中包括9个孩子，这些孩子平均年龄为9.5岁，非常活泼好动，在某一事物上的兴趣持久度不长，注意力容易转移，规则执行力弱，安全隐患多，情绪控制弱。为了确保家长的森林疗养体验不被干扰，森林疗养师将孩子单独分为一组，在分析孩子的年龄特点、兴趣爱好、知识构架、活动预期的基础上，设计了在森林中可以进行的三项个体和六项团体疗育活动。

第一天

少儿不做问卷式面谈，而是以聊天式的方法分别了解了年级、对这次活动的期望等。12点午饭，午饭后休息半小时集合，进山。

团体活动一：团建

活动目标：破冰、宣传生态文明理念。

活动具体操作：在进山口做自然名牌、敬山宣誓游戏、活动拉伸、觉察山林景色，然后沿着进山1.5公里油路森林漫步。

团体活动二：声音地图

活动目标：锻炼孩子们的注意力。

活动具体操作：给孩子们纸和笔，闭眼1分钟，静静地听森林中的声音以及声音传来的方位，可用纸笔标示出来。

团体活动三：破坏与重建

活动目标：宣传环保理念。

活动具体操作：将报纸或树叶撕成30份，打乱顺序，然后重组恢复原状。

个体项目一：显微镜观察植物细胞——准备显微镜一台及细胞玻片

活动目标：让孩子能通过白天登山时感受到的视觉体验，对我们所处的大自然宏观世界的特点和肉眼所不能看到的微观世界的特点做对比，更深层次地了解植物和了解大自然。

活动具体操作：首先讲解了显微镜的功能；显微镜的构造和特点；植物细胞的特点。其次老师将玻片调整好，让每一个孩子走到显微镜前观察，同时自己手动调节倍数并观察。最后进行分享，每一名孩子都和大家一起分享自己所看到的特点。

个体项目二：自然笔记——剪刀，纸，彩色铅笔，落叶

活动知识目标：仔细观察树叶的构造，叶脉的走向并用笔画出树叶的另一半。

活动心理目标：接纳自己，提升和改进。

活动具体操作：这一活动通过讲解对称的原理，让孩子们给自己喜欢的树叶起一个名字，并给它的这个小伙伴配上自己认为最完美的另一半。同时引导孩子们体会观察每一片树叶的特点，进而引申为孩子们自己就是一片树叶，世界上没有完全一模一样的树叶，如同他们自己一样都是世界独一无二的存在。有的树叶会有瑕疵，如同我们每一个人一样，都有优点也有缺点。认识自己的缺点，接纳自己的不完美进而努力改进变得更优秀。对每一个孩子的作品无论怎样都不给予评论，只要是他们自己认为最完美的另一半树叶即可。

个体项目三：叶拓画——白纸，彩色铅笔，2~3片落叶

活动目标：进一步认识树叶的构造。

活动具体操作：首先让所有的孩子对每一片树叶观察并用手触摸质感找出各自的特点。然后让孩子们选出自己最喜欢的那一片树叶放在白色的纸下面。最后用彩色的铅笔轻轻地在纸上划密线，树叶的形状及叶脉就会通过彩色铅笔显现出来。

第二天

团体活动一：森林不倒——胶带，林下枯枝

活动目标：让孩子们体会到团队的力量，做事情不能只考虑自己，也要照顾你身边的人，如果想让森林不倒，我们除了保护，还需要换位思考，团结协作。

活动具体操作：首先在活动踏查的时候在森林中找到一些枯枝，老师根据孩子们的身高进行锯切，保证枯枝不划伤手，不触碰到儿童的颈部以上。对于常用手握住的地方用胶带缠绕，确保在快速行进过程中不会受伤。其次老师根据口令，让孩子们顺时针转圈同时松开双手去接住自己前面要倒下去的枯枝，并确保自己手里的枯枝同时也能被后面的小伙伴顺利接住。

团体活动二：我的树——眼罩

活动目标：通过暂时关闭自己的视觉，依靠同伴的双眼带领自己寻找自己的树，信任感的培养。

活动具体操作：两人一组，分别交换蒙上对方的眼睛，带着同伴找自己的树，并进行交换。

团体活动三：反向行动

活动目标：锻炼孩子们的注意力和快速反应力。

活动具体操作：制定好正向操作的规则要求后，教师喊做动作的口令，孩子们听到要快速反应出相反的动作，如，在森林里老师会喊出"背靠大树"，孩子们需要作出拥抱大树的动作。

一份不可多得的森林疗养观察报告

/ 桃子

4月27日,作为一名森林疗养师,我以观察员的身份参加了咨询师成长之家系列活动,活动由婷婷组织并主导。在活动开展前,我与两位森林疗养师交流了活动内容,进行了场地考察,以便做好观察工作。在活动期间,我协助拍照、帮忙准备活动材料,配合开展体验活动等,与体验者也有所接触。现将我观察到的情况分享如下:

1. 身体联结环节

由于体验者中有未准时到达的,后来的体验者没有听到完整的引导语,前面因着急赶路来到教室后进入安静状态较慢,个别准时到达的体验者也受到影响,有动静时会睁开眼睛寻找声音源。绝大多数体验者能沉静在此过程,个别体验者出现游离现象,比如睁眼看别人,中间起来拿手机等。

2. 课件听讲环节

此环节由森林疗养师婷婷给体验者讲授"团体体验在森林疗养中的应用",无观察记录体验者有关情况。

3. 出发前结对环节(此环节进入止语阶段)

体验者共16人,通过自由结对组成8组。自由结对过程中,体验者在一定范围内慢慢走动,去观察和感觉其他的人,不断地形成结对。在结对时,如果发现是要寻找的结对者,彼此之间会不由地相视一笑,点头示意,有很快结好对的,也有转悠了好几圈才结对的。观察结对环节时感觉人与人之间有一种吸引力,彼此相吸地结为一对。

4. 外出实践环节

此环节进行了拉伸、正念行走、盲行、寻找我的树、静息等活动。

(1) 拉伸：放松身体，进入实践状态。

(2) 正念行走：体验者比较随意，在保证大方向的前提下按照自己的路线、快慢去行走，有个别体验者会留意路边的植物等，由于要求止语，想让其他体验者也观察自己感兴趣的植物时通过肢体语言交流。

(3) 盲行（信任之旅——打开触觉）：此环节以出发前自由结对为单位，一方体验者戴着眼罩完全把自己交给另一方，由对方带领在不同场地行走，在花间，在树下，在草丛、在水边；有的走石板路、有的走泥土路、有的走台阶，有的触摸树叶、有的触摸小草、有的触摸树干、有的触摸花朵、有的触摸石墙，有的触摸幼儿的小手，有的闻花香、有的感受阳光……不同的场景体验有不同的反应和表情。当视觉被关闭，触觉等其他感觉更加投入和深入，体会更加深刻。

最初，因为止语，多数带领方不知道如何去引导对方去跟随自己，出现合作不协调、不信任等现象，但在不断磨合熟悉的过程中逐渐配合默契，彼此信任，等交换带领者时合作配合更加默契。

(4) 寻找"我的树"环节：请体验者在规定的园区找一棵自己喜欢的树去感觉、去观察、去交流。有的体验者很快就找到，有的体验者需要花一些时间去对比去寻找，也有个别体验者中途换了选好的树，但最终都找到了自己要找的树。不同的体验者与树交流的方式不同，有触摸、有拥抱、有依靠、有静静地观看，还有安静地蹲在树下等。与树接触的距离不同体验者的反应也不一样，距离远一些的表情比较淡然，距离靠近一些的或者更亲近一些的，比如触摸、拥抱等能感觉到体验者更投入，与树的交流更深入，情绪变化更明显，有体验者将额头靠在树上与树交流，感觉彼此，眼角有泪水。与"我的树"交流完后让体验者把自己的树画下来。当时忙着拍体验者各种画树场景，没有去仔细观察画出来的树有什么不同，这点有些遗憾。不过在这个环节有人在看手机，森林疗养师发现后建议体验当下和大自然的联结，于是其放下手机，安心参与活动。

(5) 静坐（五感体验）：此环节请所有体验者坐在水池边的石质台子上，闭上眼睛静息。除了一位体验者时不时地用手拢头发，其他体验者均能沉浸其中，阳光下表情安详静谧。

(6) 放松（外出体验活动结束）：主要是舒展放松身体。

(7) 总结：在此环节要求体验者从"事实、感受、发现、将来"四个板块记录或表述今天的经历和感受，并进行了分享。能够感觉到这个环节体验者真正地开始关注自己内心、关注当下，体会到自己应该多一些接纳和感恩，应该放慢速度去感受和体验生活，进入一种放下、投入、反思、满怀憧憬、重新出发的状态，有种释然或如释重负的感觉，心灵得到净化和宁静，刚来时或多或少存在的压力、怀疑、不自信、受挫、烦闷、漠然、迷茫、急躁等情绪得到缓解，表情变得轻松，五官更加舒展，心情变得愉悦。

整个外出体验过程全程止语，相互之间只能通过肢体或心灵去感觉和交流，观察到不同人与人、不同人与不同的自然物具有不同吸引力，也有不同的接触或表达方式，能够感觉到无声胜有声的境界。

5. 问题与思考

（1）由于初次担当观察员，对于要观察的核心与重点，具体哪些方面等都没有明确的想法，所以只是简单记录观察和感觉到的过程。

（2）全程因为忙于拍照、协助活动、准备材料，感觉有些忙碌和顾及不暇，很多情景和现象没有观察到。

（3）此次只是关注了体验者，没有去刻意观察森林疗养师在整个活动中的情况，而对于观察森林疗养师在实践过程中各类情况也非常重要，希望以后可以开展此方面工作，前期需预设好观察重点内容和参考指标，以便提高观察效果。

（4）要评价一次森林疗养活动的效果需要两名以上的观察员（抑或叫督导），后期综合几个人的观察结果才较为客观。

（5）因为活动在北京交通大学校园里，实践活动找了一个相对比较安静，树、水、花、草、假山、亭等元素比较丰富，树种等植物物种也比较丰富的，整体也比较闭合的园子，但是校园的地理因素使得外界人为的嘈杂声比较多，偶尔也有来访者突然闯入，有几个体验者在进行活动时被干扰或人为打断，部分体验者起初也有担心被别人见笑的顾虑，在后期慢慢投入活动后方释然。相比于真正的森林疗养，校园树林的疗养效果应该是有折扣的。对于森林疗养，"森林"是不能脱离的中心。

（6）分享环节，能够感觉到有些体验者对自己、对生活、对未来的认识有一个质的改变或提升。这样的感觉能持续多久，定期持续的森林疗养是否可以巩固或加强这种感触或感悟？

（7）活动中有不能沉下心来的体验者，能够感觉到森林疗养活动后其心境和情绪，包括五官表情没有太多变化。这名体验者在整个过程的几个环节都没有完全按照森林疗养的引导来做，止语过程中与认识的人说话，在与"我的树"接触时似乎不投入，静坐时常有小动作，所以在活动过程中感觉她有时神色游离。遇到这种情况是否需要给予建议，还是任其自然？

6. 森林疗养观察员自身感觉

观察促进了我对森林疗养学习和实践欲望，整个过程自己都想去深入学习森林疗养所涉及的知识，想去多实践森林疗养活动。在观察到体验者在整个过程中的状态变化时，深刻地感受到森林疗养的重要性，相信其会具有更加广阔的发展前景。作为一名森林疗养师，深感责任在肩，愿为森林疗养事业的发展尽我所能，与志同道合之同仁携手奋进。

团队建设，这样的活动更有吸引力

/ 白桦

2018年4月下旬，在春光明媚的八达岭国家森林公园，开展了为期一天的森林疗养团建活动。该活动由7名森林疗养师带领，通过精心准备、组织、策划，在大家的共同努力下，在体验者的积极参与下，活动取得了预期的效果。为森林疗养团建活动方案编制、课程设计及活动实施积累了一些经验，大家收获很多，感想也不少。现将如何有效地开展森林疗养团建活动，最大程度地满足客户需求，实现活动预期目标，总结几点具体作法和体会建议，与大家分享。

1. 活动前充分了解客户的需求和预期目标

在活动开展前1~2周，与客户进行了多次沟通，了解到本次客户活动的预期目标和需求，体验者来自2个单位的员工，共计47人，以中青年为主，通过开展两个单位之间的联谊团队建设活动，加强交流沟通与合作。利用森林中各种自然资源，使员工的情绪与森林环境匹配，释放工作压力，希望通过这次为期一天的活动能够体验了解森林疗养的发展理念。同时结合开展"清洁地球 绿色生活 森林生态文化教育"党建活动，安排公益项目，提升团队的凝聚力。

2. 做好场地踏查，制订活动方案及应急预案

为了保证本次森林疗养活动的顺利进行，我们前期进行了场地踏查，经过多次讨论，根据客户需求、活动的预期目标及天气预报等情况最终制定了三套活动方案：晴天方案、小雨方案、中雨方案。最终天气晴朗，我们采用了晴天方案。活动方案流程分别3个小组编制，方案中明确了每个小组不同时段的活动场所、活动内容、负责人与注意事项。

3. 根据客户需求及活动的预期目标设计森林疗养课程

（1）森林漫步与森林冥想：沿着古长城文化路行走，结合气候地形疗法及运动疗法，打开五感体察森林，在古长城观景台及林间休憩区设计了森林冥想及分层透视疗法等活动。

（2）自然名牌制作：联结自然，制作 DIY 手工自然名牌，也属于作业疗法课程之一。可以让大家把自己当成自然的一份子融入自然，相互熟悉，感受自然的美好。疗养师首先进行自然名牌制作的介绍，并引领大家了解名牌制作中的注意事项与问题。制作完成后通过一个简短的自然名牌故事介绍，让大家相互有所了解，为之后的活动做准备。

（3）捡拾垃圾作业：为满足客户提出的"清洁地球 绿色生活 森林生态文化教育"党建活动需求，设计了在八达岭长城文化路森林漫步过程中，捡拾游客丢弃的垃圾，并收集路上看到的落叶、落果、枯枝、石头等自然材料，为集体共同创作大地艺术做准备。同时通过弯腰、捡拾等开展了作业活动。

（4）团建与自然游戏：为满足客户提出的需要开展两个单位之间的联谊团队建设活动，加强交流沟通与合作的需求，3 个组设计了各有特色的团建与生态游戏。包括：自然名接龙"滚雪球"游戏、"破坏与重建"撕报纸生态游戏、"自然写诗接龙"游戏、戏剧相见欢、地图游戏、戏剧雕塑大连环等。分小组进行，让小伙伴之间尽快地熟悉起来，加强互动合作，提升团队的凝聚力。大家在欢声笑语中既增进了彼此之间的了解，又放松了心情。

（5）植物草本茶饮：准备了来自山区的玫瑰及黄芩草本茶，疗养师为大家介绍了草本茶的功效及饮用的注意事项，演示了沏茶、观察、闻茶、品茶的过程和方法，带领大家打开味觉、视觉感受植物的美好。

4. 通过分享与总结环节了解客户对活动的满意程度

组织大家在体验馆和森林中开展了活动的分享与总结，体验者表示通过这次活动收获了许多，让他们了解了森林疗养、森林体验等绿色发展理念，有人收获了友谊，有人收获了心灵升华，有人收获了运动的快乐，有人收获了感动，这些难忘的回忆将给他们繁华的都市生活带来一缕宁静和安宁。体验者的灿烂笑容是对我们的最大鼓励。

5. 思考与建议

此次森林疗养活动得到了体验者的充分肯定，是成功的，但是通过这次活动我们也有一些思考和建议，希望能对大家今后的工作有一点帮助。

（1）前期踏查工作需要进一步加强。要让每一位森林疗养师对开展活动的场地周围环境、与森林疗养有关的优势资源、历史文化传承等情况充分了解。

（2）每位森林疗养师应对具体活动环节中每一项活动的内容、过程、注意事项等充分了解与沟通，便于森林疗养师之间的无缝对接和默契配合。

（3）所有参加活动的森林疗养师的每一项细节工作都要落实到人，充分发挥每个人的专业优势，取长补短优势互补，让每位森林疗养师积极行动起来，并且对每一个细节烂熟于心，环环相扣，并根据现场情况及时调整。

（4）具体活动方案流程的制订中要适当运用减法，避免为了使活动比较充实安排过多体验课程，容易造成活动时间紧张，会让体验者没有尽兴，也会影响疗愈效果。

（5）森林疗养师在制订活动方案时，一定要充分了解和考虑体验者的年龄差别及身体状况与爱好，如果条件允许，可以尝试在一个大组里将不同年龄段的人再分成几个小组，共性活动中有区别地制定部分个性活动课程。

（6）森林疗养的核心是"人"，森林疗养师则是架起自然和体验者之间的桥梁，森林疗养师的作用是引导和陪伴，当这个作用达到后，森林疗养师就是一个倾听者或者旁观者，所以我们要把握好"度"。

尽管活动有些小插曲但是整体活动得到了体验者的充分肯定。通过此次森林疗养活动，我们学以致用，更多地收获了新的知识，不仅有来自其他伙伴的智慧结晶，也有体验者带给我们的感动。我们将再接再厉，更加努力做好森林疗养工作，把绿色和健康带给需要的人群。

森林里的奇妙心缘

/ 孙彧

4月14日,一年一度的小小卫士植树活动在密云史长峪自然休养村举行。植树活动后,我们穿插了1小时的森林疗养体验活动,虽然活动时间很短,但是活动策划、课程设计和组织实施都很成功,和大家一起分享。

一、设计思路

事前和主办方沟通,获知此次疗养活动目标是体验,考虑到上午植树活动体力消耗很大,体验主要以趣味性放松为主。基于此目标,设计了一些让访客可以找回孩童之心,轻松且趣味性强的戏剧游戏活动,一是可以让访客解放在大都市中生活僵硬的身体,二是即兴戏剧游戏可以激发参与者的创造力与想象力,让访客有轻松愉快的体验。再基于由个体到团体的设计思路,也可以让访客在森林疗养中得到团队力量的滋养。

二、活动流程

1. 森林漫步(15分钟)
五感体验,捡拾5种自然物,为后面的活动收集媒材。

2. 暖身游戏
让大家相识熟悉,放松并打开身体的表达,为后面的戏剧游戏做铺垫。

a. 戏剧相见欢(10分钟)

游戏说明:大家围成圆圈站好,每个人给自己起个新名字(区别你平日里的名字,可以是自然名,抑或其他),并且为这个名字设计一个动作,用身体动作向大家介绍你的新名字。然后小组成员都一起叫新名字,并且做动作。直到所有成员介绍完毕。可以从森疗师开始,带领大家依次介绍,介绍到了中间再回过去快速复习前面成员的名字和动作,让大家迅速熟悉并放松下来。在相见欢之后,大家破冰,并且开始了肢体表达的探索,脸上开始洋溢笑容。

b. 地图游戏:(8 分钟)

小伙伴之间深入了解,加强内部互动。大家用森疗师准备的绳子做一个中国地图的轮廓。然后站到自己的家乡的位置。看看你身边的人,都来自哪里?有没有你的老乡?如果有,就组成一组来介绍你们共同的家乡。介绍规则是用简短的短语或者句子,加上丰富的肢体动作来介绍你的家乡。也可以由森疗师先做自己家乡的介绍示范开始。这个游戏让大家迅速组队并开始合作,比如北京的小组成员,表演了两组动作让大家来猜?第一个:吃糖葫芦的动作。大家猜是吃串,也有的猜糖葫芦。第二个:表演了滚一圈的动作。大家猜到:驴打滚。直到大家都介绍完毕,进行下一项活动。

3. 主体活动

a. 戏剧雕塑大连环(15 分钟)

有了刚刚两轮游戏的铺垫,大家的肢体和想象力都被打开,开始进行更加即兴和有趣味性的主体活动。游戏规则:台上的人定格成一个雕塑,然后下面的观众,谁有想法和这个雕塑互动,然后上台来摆成另一组雕塑,并且说一句台词,对方即兴回一句台词,然后下台。后上台的人定格,后面的人继续接龙。森疗师可先借用一个人做示范,让大家都懂得游戏规则,然后游戏开始。比如:上台的人定格成了一只猴子的动作,森疗师定格成唐僧的动作,给台词:徒儿,莫要闹了,快快跟我去西天取经吧!然后猴子说:师傅,我保护你!然后猴子下台,师傅定格,后面的人游戏继续。这个游戏能激发疗养者的想象力与创造力,即兴戏剧又很有趣味性,在森林里能很好地激发大家的童趣。几轮游戏下来,大家时而被逗得捧腹大笑,时而为大家的创意啧啧称叹。

b. 大地艺术集体共创(12 分钟)

游戏规则:止语创作,用刚刚收集的五个媒材,一起共创一副艺术作品。每人依次摆放一个自然物,或者移动之前别人摆放的自然物的位置(强调:不许把别人之前摆的拿出作品之外,只可以移动位置),直到摆完,作品完成。共创的过程很美妙,经常能收获意外和惊喜,最后我们组一起创作了一颗很多果实的树。然后团体成员一起为作品起了名字:奇妙心缘。并分享了自己创作和之后的感受。此活动让大家的力量融合,体验自我在"我们"之中的美好感受——团体给人支持的力量,一切都在过程的感受和艺术的创作中去呈现。

4. 告别仪式(10分钟)

再次围成圆圈，每人分享自己当下的感受，并且用动作来表达，如果跟前面的人感受一样，需要用不同的动作来表达同样的感受，大家再一起做讲述者的动作。此轮活动，既可以评估活动效果，也可以作为告别的仪式。

三、效果评估

访客的普遍感受是丰富、喜悦、高兴、智慧、放松、惬意、开心、有趣等等，都是非常积极且正向的情绪。再配合这些情绪的表达，大家再次收获了满满的开心。由于没有摄像跟拍，存留照片较少，但是从最后的大合影可以看到，每个人脸上的舒展与放松。在欢声笑语中结束此次活动，大家愉快下山。

一位华裔母亲的德国疗养地体验

/ 树先生

总说德国的"森林疗养"适用于医疗保险，每人四年有一次三周时长的疗养机会，实际情况究竟是什么样子？现在中德交流这么频繁，就没有华裔体验过德国的疗养地医疗吗？最近，一位名为"爱上德国厨房"的华裔母亲分享了自己的德国疗养经历，我们把国人可能关注的内容摘录出来，供大家参考。

1. 关于自然疗养地

德国有将近400处自然疗养地，其中海洋型疗养地有12处。这些疗养地面向国民提供酒店式公寓，实行严格的预约制管理，通常会房间爆满。疗养地面向的是普通大众，所以食宿条件并不奢华，甚至还有些简陋，比如说饮食以冷餐为主，房间不提供WiFi等等。所以不要期盼在疗养地遇到有钱人，真正的有钱人永远有更好的疗养方式。

2. 关于申请资格

疗养地主要面向慢性疾病和长期心理压力人群，比如没有老人和亲戚帮忙带孩子、二胎或单亲家庭；比如孩子有慢性支气管炎，家长又需要全职上班等情况都很容易获得批准。申请时需向儿科医生、家庭医生或主治医生索取申请表，由医生提供必要性证明和推荐疗养地。申请成功后，需在规定期限内前往，否则会增加下次申请难度。

3. 关于费用

疗养地的吃、住、医疗项目全部由医疗保险支付，个人每天只需交10欧元的管理费，这和德国普通住院费用相当。如无特殊情况，访客三周内无医生批准不得回家，周末白天倒是可自由活动，但晚上10:00前必须回疗养地住宿。

医生安排的各项疗愈项目需按时参加，否则费用自理，如不能参加要事先报备。另外，去疗养地的火车票也是由医保提供特价票，自付仅 10%；如果开车的话，每公里报销 0.2 欧元。

4. 关于疗养课程

Mikina 是海洋疗养地，它的课程分为运动、放松和讲座三大类。运动包括持杖健走、协调性练习、滚筒肌肉放松、水中运动等等；放松练习种类较多，森林冥想仅是其中一项，此外还有按摩＋热敷、水床、熏香疗法、矿物盐疗等等；讲座内容包括健康饮食、心理健康、压力管理、孩子教育等等。心理咨询在疗养地中发挥着重要作用，催眠、沙盘等心理咨询方法经常被用到。

5. 关于效果

疗养地的课程安排比较松散，大部分人都能找到幸福感。原作者是这样描述的，"集体生活对孩子来说太重要了，孩子学会了交朋友、知道了被别人喜欢、学会了分享和排队"，"这是一个期盼了好久的完全属于自己的时间，一个终于能让心灵安静一下的时间，我需要的就是读书、发呆、做手工"，"心理辅导课程和咨询帮助了我，生命中有很多东西你放下后发现，其实这东西本没你以为的那么重要，甚至根本不需要"，"不光要学会发现生活中的美，更要学会接受负面的存在，比如孩子会闹情绪会哭，比如今天遇到的倒霉事，接受它们，因为这就是生活"。但也有一些例外的情况，据说有一位中国妈妈只坚持了一周就被迫放弃。

谈谈森林疗养师的收与放

/ 奔跑着

对于森林疗养师这个新兴事物来说,实践才能出真知,实践永远比培训更重要。3月31日,吉首大学的刘建兰老师又组织了一次森林疗养体验活动,一起去看看她有什么新收获。

朋友的两个女儿和两个外孙回来探亲,我带她们体验了一次森林疗养。这次体验活动比较随意,我把主题定位于接触自然,没有设定特别的健康管理目标。不过为了确保孩子的安全,活动开始前,我还是对孩子与妈妈进行分组,确保每个孩子都有大人照看,我和朋友专心做服务和向导。

我设计的体验活动是"在山林中捡拾中意的叶片"。活动开始后,小宝就开始在进山路上捡拾叶片,大宝看见了也跟着捡拾。不过没多久,大宝便要去抓蚂蚱,小宝看到了也跟着学去抓蚂蚱,捡拾叶片的任务就落在两位妈妈头上。如果是以前,森林疗养活动方案做这么大调整,我肯定会不适应,但这次活动本身就比较随意,我也没有特别在意。

我们穿过一段小径,来到一片相对开放的林间空地,孩子们就扑进去玩了起来,妈妈们守在路边,安静地发现植物的细微之美。一个小时后,我提议接着走的时候,孩子们却说没玩够,后来大宝妈妈说上面还有更好玩的地方,孩子们这才肯动身。继续走到一处山石比较多的地方,我再次放任孩子们自由玩耍了半个多小时,然后才召集大家下山。下山后在路边的石桌凳上,大家创作叶子画,大宝拼了一把宝剑,小宝拼了蜘蛛和蜘蛛网。

与之前一次类似的活动相比,这次活动中我有几点感受要分享给大家。第一,两次活动时长差不多,这次活动访客放开了,孩子们就玩得比较尽兴;而上次活动担心安全问题，没有放开了让孩子们玩，只是在指定的区域内捡拾叶片，孩子感觉就会差很多。第二，关于大地艺术，上次是家长跟孩子一起做，有家长甚至用手机百度图片做参考，孩子的主动性被压制了；而这次活动全部交由孩子自己设计实施，孩子的手、眼、脑都得到了锻炼。孩子们捡到那么漂亮的红色叶子，日常生活中我自己也没有注意过，被惊艳到了。第三，森林疗养师要像空气一样存在，真心不容易。因为存在必须要收，跟着设定的疗养目标走；因为像空气，还得放，让参与者感到自由无拘束。

案例：100分钟的精致森林疗养体验

/ 奔跑着

如何利用身边森林为市民提供森林疗养服务？这是我们一直在探索的工作。不久前，在张家界吉首大学校园内，刘建兰老师做了一次只有100分钟的亲子型森林疗养活动，活动通过五感体验和手工创作两种疗愈方式，让访客发现了自然的美，同时实现了孩子社会交往和语言表达训练。一起去看看，在这100分钟内，刘建兰老师都做了哪些工作？

1. 开场白(5分钟)
介绍自己、助教和活动，说明孩子、家长和助教的任务。

2. 分组(5分钟)
两个九岁的孩子通过石头剪刀布的形式，确定自己所在组的名字；其他孩子和助教抽签，确定自己所在组；家长归入孩子外的小组，分组以后，孩子重新选择监护人，但是不能选自己的家长，以便让孩子和家长有机会反思亲子关系。

3. 组内分工(10分钟)
每人给自己取一个自然名，介绍自然名所具有的特征、含义或知识；选取小组长，确定对外发言人和军师，其他为组员；小组决策征求军师意见，小组对外发言人为主要发言人。

4. 捡拾叶片(30分钟)
盖楼需要砖，叶子是本次手工创作的原材料。所以第一件事是小组长带领组员捡拾落叶，要求至少每人五个形状，每个形状二种颜色，可以选自己喜欢的形状和颜色，也可以根据形状差别、颜色差别选择，以满足手工创作需要。在捡拾落叶过程中，引导访客打开五感感受自然，并向孩子渗透保护隐私和自我保护的方法。再集合后，引导访客找一片叶子，把它撕开（自己几岁就撕成几片），然后再拼回去，通过这个环节，让孩子从运动兴奋状态逐渐安静下来。

5. 大地艺术创作（30分钟）

每个小组共同在大地上用自己捡回来的材料拼一幅图画；给自己的图画起一个名字，然后再编一个故事；由小组发言人主要讲述自己组的故事，军师补充，小组长要对组员表达感谢；最后将落叶收拾起来放到土地里，让落叶归根。

6. 活动分享（10分钟）

分享活动感受，巩固森林疗愈效果，收集访客对活动组织安排的意见和建议。

7. 活动评估（10分钟）

通过问卷进行活动评估，检查森林疗养既定目标是否达到，确定访客是否满意，收集必要的森林疗愈数据。

跟小野学做森林疗养

/ 树先生

就像德国的克耐普疗法一样，一种日文读音的"森林疗法"已经被注册成为商标，未经商标持有人同意，不能随意用于商业目的。小野 NAGASA 似乎也受商标问题的限制，在她公司的网站上已经看不到"森林疗法"这一说法，取而代之的是"TIME FOREST"，这是她为自己精心打造的森林疗养活动品牌。上个月，小野分享了一次以领导能力提升为主题的"TIME FOREST"活动，一起去看看有哪些方面还值得我们学习。

本次活动全程两天一夜，场地位于日本山梨县小菅村，而访客却都是来自东京都年轻的"工作狂"。虽然是领导能力提升，但是整个活动没有一点说教，小野为访客设定的目标是"发现森林，发现自己"，寄希望访客能够通过森林和树木而悟出一些道理，这与中国传统的花道、茶道、香道有一些相似之处。活动当天上午，小菅村下着小雨，气温也只有 10 摄氏度，下午天一放晴，"TIME FOREST"活动就正式开始了。

职场人为业绩所追赶，偏向于用视觉收集信息，人体其他的"传感器"就有所钝化。小野安排的第一种课程就是五感体验，闭上眼睛，练习用其他感官来感受森林，用以提高感觉的灵敏度。"独处"对于领导者非常重要，独处不同于孤独，它是让人有独立思考的时间。现代人有很多独处时间，不过这些独处时间大多是在手机、电脑和电视等各种屏幕前度过的，很难静下心来。小野安排的第二种课程就是独处，访客一个人在森林中走一段路，用步行促进思考，用森林提供被生命包围的氛围，相信访客会对很多问题有新的认识。到达山顶之后，小野安排访客进行腹式呼吸和呐喊练习，在一棵巨树跟前暗示访客思考有关时间的哲学问题。晚上，小野在露营地升起一堆篝火，访客们围坐在一起，打开心扉，通过交流而实现成长。

　　小菅村所在地是东京重要的水源地，所以小野把"徒步寻找东京人的饮用水源头"作为第二天的早课，适度的运动、和煦的阳光、瀑布旁超高的负氧离子，相信访客会记住这个与众不同的森林时间。第二天的课程重点是体验森林经营，小野请当地的伐木人讲授伐木技术要点，然后访客一起体验伐木和搬运原木。很多访客原以为伐木和搬运原木只需要体力就行，实际上伐木需要高度的智慧，不仅要考虑自己的安全，还要考虑同伴的安全，而搬运原木最考验团队合作能力，相信访客能够获得很多启示，并用于日后工作之中。

来自森林疗养最前线的感悟

/ 胡佳硕

在森林疗养活动过程中，我有一些思考和记录，分享如下：

1. 组织与招募

本次活动由三名森林疗养师带领，分别为林学、教育学、心理学背景，从森林疗养师的组织构成来讲，还是很全面的，可以发挥各自所长，满足不同体验者的需求。

活动共招募体验者12名，从招募人数上看，还是比较适宜活动开展的。在访谈和后续沟通环节，我们也注意到，大多数体验者均为自然爱好者，参与过无痕山林等类似活动，因此了解到森林疗养，但对森林疗养的目的、形式、内容并不是很了解。

整体看，目前森林疗养活动的宣传面和针对性还是有限，对于自然爱好者而言，森林疗养中"森林"二字已经具有足够吸引力；而对于一般受众而言，或许会认为"疗养"二字与自身无关，"疗养"足够让大家好奇，却不足以引起参加的动机。个人感觉，在后续活动设计和宣传环节，是否可以更加具有针对性，能让受众通过我们的活动题目和活动宣传，一目了然地知道活动适合什么样的人，通过活动能体验或收获什么，提高受众的参与动机。

如果是百望山，可以考虑"亲子教育"和"睡眠改善"主题。

(1)"亲子教育"主题森林疗养活动：百望山森林公园中，有碑林、佘太君庙等文化景观，这些景观可以与森林疗养活动相结合，比如用落叶画来制作诗文意境的景观等。疗养活动中的小组活动也可以通过亲子组的形式，在活动中促进亲子沟通，共同接受自然教育，感悟森林的魅力。

(2)"睡眠改善"主题森林疗养活动：百望山森林公园海拔不算高，除前半段登山坡度较高外，整体坡度较缓，对于绝大多数人而言属于中度运动水平。而道路沿线酸枣等植物，具有改善睡眠的作用。可以通过心理疏导、合理运动、采摘酸枣、制作植物茶饮等方式，学习如何改善自己的睡眠质量。

如果是怀柔北农林场，可以考虑"慢生活压力管理"和"体重管理"主题。

(1)"慢生活压力管理"主题森林疗养活动：北农林场位于怀柔北端，距市区160余公里，且属于学校林场，未对社会完全开放，软硬件条件充足，适合多日森林疗养活动的开展。多功能厅、教室的配备，也使得活动的形式、内容变得更加灵活。较远的距离使得人更容易与日常工作生活拉开心理距离，林场的环境和活动，也可以让体验者放慢生活节奏，通过森林疗养活动获得压力释放与处理压力的方式方法。

(2)"体重管理"主题森林疗养活动：北农林场拥有宿舍、食堂等配套设施，适合开展多日的疗养活动。体重管理离不开运动、饮食、体质、心理三个方面的调节。利用北农林场的资源，可以有效促进体验者适当运动，调整饮食。如果可以进一步发挥医学、心理学背景森林疗养师的力量，将体质辨识和心理调节等内容加入进来，可以使得体重管理更加有效。之前我曾与珠海当地企业合作，依托海泉湾，将运动、心理、中医、营养学等内容与体重管理融合，并结合海泉湾的天然海水温泉资源、中药泡浴等，开发课程与活动。体重管理并非一朝一夕的事情，需要不断地追踪、反馈、交流，这也可以使体验者形成小的社群，对于组织者而言，也是在提高客户黏性。

将森林疗养活动主题更加聚焦，我认为有以下几个优势：首先，便于受众在自己的认知体系内，了解什么是森林疗养、通过森林疗养可以获得什么、自己适不适合参与森林疗养；其次，森林疗养师的活动设计可以更加具有针对性和系统性，活动应该是为了主题和目的而开展的，而不是为了做这个活动而做；第三，发挥不同老师的优势，使森林疗养活动设计更具体系和特点；第四，逐步探索森林疗养在我国的市场方向，建构森林疗养活动体系；第五，增加客户黏性。对于体验者而言，如果活动宣传不能体现出当次活动的特点，从体验者的角度看，或许看到的只是森林疗养师的变化，而不清楚下一次活动和之前参与活动的区别在哪里，会降低体验者再次参与的积极性。因此，不同主题的宣传，可以更多挖掘体验者的需求，让体验者了解到森林疗养在生活中的不同应用与帮助，也可以通过与体验者更多沟通、访谈，了解体验者的需求，开发适合森林疗养的主题活动。

2. 交通与场地

我们分别在百望山与北农林场开展了森林疗养活动，两次活动一个在市区内、一个在怀柔的最北端，交通方式与场地距离差异明显，这可能也是两次活动报名活跃程度差异的重要原因之一。

两个场地各有各的优势，百望山离市区距离近，公交、地铁便利，无法自驾前往的体验者也可以通过便捷的公共交通前往。但百望山游客较多，一些偏静态的森林疗养活动，可能会有一些影响。北农林场则正相反，配套充足，可以开展多日的森林疗养活动，并且林区内人员较少，可开展活动内容、形式更充足。但由于距离市区较远，无论自驾还是拼车都会比较麻烦。在这一基础上，我有如下思考：

(1) 拼车是目前比较流行、绿色的出行方式，对于较远的森林疗养活动场地，不失为一种合理的出行方式。这一过程中，活动组织方需要注意：首先，报名环节需要确定体验者是否自驾或拼车，车主是否愿意拼车，对体验者的筛选中，除了考虑一般生理、心理状态是否适宜参与森林疗养以外，还需要根据先来先得，车主优先的形式，以保障车主、拼车体验者的比例适宜。在这一基础上，我也对未来有些设想。目前，森林疗养还属于探索阶段，树先生也有将森林疗养师协会落地的计划。如果森林疗养师协会落地、实体化，是否应该成立一个相应的活动组织部门，专门进行活动招募、报名、协调等事宜，做到专人专职。本次活动，拼车、协调等事宜，加上活动物料采集、设计，均由森林疗养师进行，作为主要组织者的郁老师，可以感受到她压力很大，也牵扯了很多精力。若能有专人负责，或许会更有效率，也能培养专业的组织人才。而从现阶段讲，在不具备相应条件的基础上，森林疗养师自行组织，也是对大家的一种锻炼与提升。

(2) 出于成本考虑，本次活动我们并没有采用统一租车的形式。如果今后森林疗养活动更加系统化、专业化，具有一定的针对性，报名费用可以相对高一些，可以将交通成本涵盖在内。

3. 初始面谈

针对初始面谈，在活动中，我还存在一些疑问。

首先，目前初始面谈的表格内容还不够严谨，部分选项容易出现歧义。例如，体验前访谈，有针对身体状况、情绪状况的打分，同时又有对健康状况的打分。如何理解身体状况、情绪状况及健康状况间的关系，可能每个体验者、疗养师，都有自己的理解，因此可能出现歧义。

其次，初始面谈的形式与时间。在学习过程中，有强调对初始面谈内容应当保密，在此基础上也建议采用一对一访谈的形式。实践过程中，会发现，一对一访谈，会相对耽误时间。以本次活动为例，体验者普遍出现迟到现象，即使是先到的体验者进行了访谈，其余体验者先安排住宿、收拾行李，也难免出现不少人在等待的现象。有疗养师提议，利用这段时间，让体验者制作自然名牌，但经讨论认为，这样的安排会破坏活动的整体性，因此没有采用。我目前有两种设想，一是采用团体面谈的形式，但因为团体初期，大家相互不了解，或许对面谈的内容和深度有所影响。二是在报名初期，活动之前就进行面谈，既保证隐私与活动时间，也可以根据体验者情况适当调整活动内容。具体什么样的形式更合理，也是我下一步想更多思考的。

再者，初始面谈内容的有效性。目前初始面谈，以体验者的主观自我评价为主，下一阶段，希望能更早借助一些评定量表、生物反馈的形式对体验者的情况进行评估，保障数据的有效性，也可以更好地为森林疗养相关科研工作提供依据。

4. 森林疗养活动

针对森林疗养活动的开展过程，主要有以下几点反思：

（1）森林疗养师植物学相关知识储备：体验者进入森林环境中，对周围的植物总是充满着各种好奇，但是心理学出身的森林疗养师还缺乏植物学相关知识。实践中，有体验者从事林业相关工作，可以说他们帮我们分担了很大一部分植物介绍的工作，在其他体验者好奇看到的是什么植物时，是他们进行了详细的介绍。这也让我们深感自身知识储备的不足，作为非林学专业的森林疗养师，也更深刻认识到实现探查的重要性，应当在事前探查过程中，更多记录活动场地中不同种类植物的分布、名称等，对于不了解的，可以借助 APP、群内专业人员的力量加以辨别。

（2）森林疗养活动的时间及活动量：这次森林疗养活动，让我想起了最开始讲课时的感觉。设计课程时，唯恐内容不够多，剩余时间长；实际一讲课，发现内容准备得过于充实，不是讲不完，就是讲太快不够充分。这次森林疗养活动，同样给我这样"赶"的感觉。森林疗养，本应该是体验者与大自然做深度联结的过程，应该摆脱都市里的快节奏，去享受大自然中慢生活的感觉，因此，活动内容不求多，更应该强调让体验者深度地体验、沉浸，以及事后的感悟与分享。回头看这次的活动，即便我们删减了部分活动，仍然没能给大家充分分享的时间。一些让我们感动、受到鼓舞的反馈，反而是与体验者私下聊天中获得的，如果这些反馈可以在团体中分享，相信对其他体验者而言，也是一种学习，可以引起他们更多的思考与感动。出于以上考量，本次活动给予我以下启发：首先，森林疗养活动的时间，以两至三天为宜，可以让体验者在充足时间内尽可能多地与自然做联结，去分享与感受。其次，作为森林疗养师本身不能着急，把握住活动的节奏，避免自身焦虑、紧张的情绪传递给体验者。再者，注重活动的目的性，明确每个活动的目的与体验者的需求、森林疗养的主题相贴合，不能为了做活动，为了显得内容充实而增加活动内容，避免整体安排无序且紧张。

5. 挖掘体验者资源

现阶段,每次森林疗养活动前后,组织者都会建立微信群。如何利用运营微信群,与体验者建立长效联系,这是应该思考的问题之一。随着森林疗养不断发展,将逐步探索市场行为,而现阶段的体验者,以自然爱好者及自然教育相关工作、林业相关工作群体为主。从身份角度,他们既是专业人员,也是体验者,从他们身上,我们一方面可以相互联结资源,开拓市场,同时也能了解到体验者的需求,进一步开发设计森林疗养活动。每一次森林疗养活动,既是森林疗养师的学习实践,同时也是为森林疗养活动的发展进行市场调研。

两次森林疗养活动,给予了我不少启发,也为我今后开展相关工作奠定了基础。但目前自己也仍在探索阶段,在接下来的在职实习阶段,个人计划设计并组织实施一些专题性森林疗养活动,并整合身边资源,以学生群体与压力群体为主,开展相关工作。希望能为森林疗养的系统性发展提供自己一份力量。

蛰居族的植物疗愈

/ 树先生

在高速运转的现代社会，却有人既不上学也不上班，除了家人之外，其他人概不接触。这种状况持续六个月以上，就不能简单地看成"宅男宅女"，心理学领域称之为"社会退缩症"，是需要治疗的一种疾病。最近，我们找到了一例用园艺疗法治疗社会退缩症的研究，分享给大家，期待可以在森林疗养中看到更多应用。

1. 访客状况

访客是一位 20 岁的年轻女性，小学五年级时在学校经历一次纠纷，从此便经常旷课，中学阶段几乎没去学校，也没能考上大学。访客能够使用计算机在家中短时间工作，但是不够专注，长期处于无业状态。2010 年 10 月初次到医院就诊时，访客的生物钟混乱，昼夜颠倒，在超市买东西也不能独自结算。经过一年的药物治疗，访客的症状逐渐缓解，焦虑有所减少，睡眠有所改善，偶尔还能出门散步和帮忙做家务，但是晚上不睡、不爱出门、不愿意工作等问题依然存在。为此，在征得家属同意后，医生在药物治疗的同时，尝试用园艺疗法开展了辅助治疗。

2. 场地和人员

场地是城市中 20 平方米的一处旱田，它是市民农园的一部分，不仅有农具收纳、休息和洗手间等设施，而且临近农业指导中心，作业活动可以得到专业指导。园艺疗法活动由医生和园艺疗法师主导，访客的母亲配合实施。活动每周 1 次，每次 2 小时，具体时间由实施者和访客协商决定。

3. 实施过程

从 2011 年 11 月到 2012 年 5 月期间，组织者共策划了 30 次园艺疗法活动，单次活动的流程大致如下：用 10 分钟时间确认作业内容和准备作业工具；10 分钟除草作业；50 分钟整地、播种和栽植作业；30 分钟浇水和收获等其他作业；10 分钟收拾整理作业场地；用 30 分钟时间做访客的自我评估和访谈；解散，组织者将活动实施情况记入评估表。

4. 评估方法

园艺疗法效果由访客自我评估和组织者评估来判断。访客自我评估的内容包含作业参与度、作业内容难易度、作业准备和收场情况、身体的持续力、精神的专注力、作业速度、作业方式正确与否、有无共同作业、作业活动是否有趣、今后是否参加、是否完成当月目标等 11 个项目。面谈内容包括愉快度、爽快感、成就感、疲劳度、难易度、对植物的兴趣和关心、对作业活动的作业和关心等内容，前一天睡眠状况和当日进食情况通常也在面谈内容之列。组织者评估主要从认知执行（行为正确与否、专注能力、理解能力、处理问题能力）、感觉运动（动作协调性、感受能力、运动持久性、速度）、心理（主动性、感情控制能力、耐受力、作业兴趣）和社会技能（交流能力、协调能力、表达能力）四方面进行评估。以上所有信息要汇集到医生那里，作为医生指导园艺疗法师开展活动基础。访客、医生和园艺疗法师之间积极沟通和信息共有，这是园艺疗法最重要的特征。

5. 取得效果

在 30 次活动中，由于访客抗拒和下雨等原因，取消了 4 次。前 9 次活动访客需要有母亲陪伴，从第 10 次开始母亲只接送不陪伴，到了第 29 次时候，访客开始能够一个人乘坐公交车参加活动，结合评估结果，组织者据此判断已经达成了既定目标。在 2012 年 9 月份，访客在便利店找到一份工作，而且愿意在一所职业高中继续完成学业，实现了全面回归社会。

6. 一些经验

确保园艺疗法效果有三点关键因素：一是园艺疗法所提供服务与访客主观意愿是否一致？园艺活动有很多种，一定要选择访客喜欢的活动，甚至栽种什么植物，都要征得访客同意。二是有无褒奖手段，褒奖手段是否得当？作业过程是能够产生价值的，如果这些价值能够换成"现金"，这是对访客最好的褒奖。三是怎样评估每次活动后的效果？结合定期的自我评估和组织者评估，将每次效果定量地连续表现出来。

案例：森林疗养+体检的有益尝试

/ 树先生

位于日本长野县上松町的赤沢自然休养林，是最早通过认证的森林疗养基地之一。在上松町政府的协调下，赤沢自然休养林与木曾医院和当地酒店联合推出了"森林疗养体检"服务。

2007年，在通过森林疗养基地认证之初，赤沢自然休养林推出的是一种名为"森林医生健康面谈"服务。赤沢自然休养林每年5~11月对外开放，这期间木曾医院每周四下午会派医生和护士来到赤沢自然休养林开展健康面谈，健康面谈时长通常是45分钟到1小时。健康面谈的内容包括问诊，测定血压和唾液淀粉酶，然后在森林徒步过程中进行健康咨询。需要指出的是，这种健康面谈服务并不是医疗行为，赤沢自然休养林每年要举行25~27次健康面谈，年受益人数大约为170人左右。很多访客认为健康面谈每次只有1小时，服务时间过短，希望增加服务次数和服务时间。不过赤沢自然休养林所在地区没有医院，全靠木曾医院提供巡诊服务，而木曾医院人手有限，能够结合巡诊提供健康面谈服务，已实属不易。

健康面谈能够帮助访客管理健康，但是仅凭血压和唾液淀粉酶，很难全面掌握访客的健康状况，很多参与者认识到访客有必要到医院接受体检。在这种情况下，森林疗养体检便应运而生。访客通常是提前一天来到木曾医院进行体检，医生在掌握访客健康状况之后，开出包括疗养步道、步行方法和健康建议在内的疗养处方。第二天访客持处方来到赤沢自然休养林，把处方交给森林向导，森林向导按照处方上的信息，根据访客的身体情况，提供森林疗养服务。木曾医院的森林疗养体检有三种菜单：基础体检、推荐菜单和开放菜单。其中基础体检只需2000日元，住一晚酒店的费用为5000~12000日元不等，森林向导服务费为 3000 日元,森林疗养体检在价格上是比较有竞争力的。但是从 2008 年推出森林疗养体检以来,上松町每年接受森林疗养体检服务的访客只有二三十人。对于这样不尽如人意的现状,赤沢自然休养林认为是宣传不足造成的,但恐怕也和森林疗养基地运营管理机制不健全有关。

案例：认知障碍的园艺治疗

/ 树先生

饭能老年中心是日本医科大学附属医院的关联机构，因其可以对老年认知障碍患者实施园艺疗法，而在业界享有盛誉。老年中心坐落于森林边缘，北侧就是连片森林，丰富的自然资源为开展园艺疗法提供了良好的本底环境。作为开展园艺疗法的专用设施，老年中心拥有一处园艺花园和一处作业农园，两处设施面积不大，但是紧邻食宿设施，坐轮椅也很方便前往。经过多年探索，这家机构对认知障碍患者的治疗课程已经趋向标准化，一起去看看有哪些东西值得我们借鉴？

1. 现场认知训练

作为认知训练的一环，在园艺活动过程中，老年中心将季节、天气、礼拜、场地、时间、姓氏等信息反复传递给患者，患者可以根据眼前的风景进行认知补正，据说改善认知的效果非常好。

2. 回想法

以眼前的花草、树木和蔬菜为题材，请患者回忆以前相关的事情，快乐的回忆也好，痛苦的回忆也好，患者们坐在一起往往有很多可聊的。农园和花园中一年四季都有素材，"回想法"从来都不缺少素材。

3. 增强体力

用水桶提水、浇水、蹲下来除草、修剪高处的枝条等等，栽培活动可以全面运动身体。在自然中快乐地工作，可以缓解肌肉的紧张，增强体力，但不会事后腰酸腿疼。园区上的土壤松软，即便是老人不慎跌倒，也不会有太大问题。

4. 放松身心

室外清新的空气让人心情愉悦，吹着凉爽的风，嗅着青草的芬芳，身体和心理都能得到放松。患者都喜欢参加园艺活动，即便有些活动自己不便参与，也喜欢乐呵呵地看着其他患者劳动。园艺劳动之后，所有患者要坐下来喝一杯草本茶。

5. 增加食欲

在新鲜植物的嗅觉和视觉刺激下，再加上劳动过程中消耗了能量，可以显著增加患者食欲。作业农园不使用化肥和农药，蔬菜和水果可以摘下来就吃，很多老人喜欢在农园中现采现食。

森林野采对儿童健康有裨益

/清风朗月

　　森林疗养，其包含的疗法林林总总，有森林扫描、森林作业、森林触摸、五感体验、森林脉动、运动疗法等等。而我今天向大家分享的，是一种我与孩子切身体验的疗法——森林野采（野外昆虫标本采集）疗法。至于它构不构得成一种疗法，且看实际效果吧！

　　我的孩子自幼身体不好，总是感冒发烧，跑医院是常事。在孩子两岁时，我发现他敢于徒手捉拿豆虫（一种绿色的肉虫），于是我就给他捕捉一些诸如知了、蚂蚱、瓢虫等小虫给他玩，他都很喜欢。上了小学，我就带着他到森林中、田野间、溪流畔去实地采集昆虫，每次他都亲自挥舞虫网，在山野间追逐捕捉各种昆虫。在野采过程中，阳光晒黑了孩子皮肤，但产生了保护色；汗水浸湿了衣衫，但促进了新陈代谢；漫山奔跑增强了体能；捉到昆虫时很兴奋，愉悦了身心；在各种植物、溪流间穿梭，享受负离子与芬多精；在这过程中也曾遇到过很多有毒生物，诸如荨麻、隐翅虫、蜈蚣、蝎子等等，孩子了解了自然界存在危险，并学会了躲避危险。

　　最值得称道的是夜采作业，也就是在漆黑夜晚，在森林中采集昆虫标本。我和孩子每人拿一把手电，各种鸣虫与夜莺齐奏出森林交响乐，在这样的韵律中搜寻，可以近距离观察到"金蝉脱壳"那传说般历程，可以捕捉到正在啃食树木的金龟子、云斑大天牛等害虫。这样的夜采作业可以陶冶性情，锻炼胆量，充分感受到森林对人的呵护，同时还保护了林木。在孩子多年体验中，他不仅学习了很多自然知识，还有效增强了自身免疫力。在学校，如遇感冒发烧的集中爆发期，他总能独善其身，很少有被传染的现象。在这种寓教于乐的"森林疗养"中，孩子在健康成长，现在孩子已经快上六年级了，在这六年里，他没有去医院输过液。而我带领孩子多年从"野采"中获取知识的这一学习方式，也曾被北京电视台"加油吧孩子"栏目所发现，并以专题形式播出。

七旬老人因园艺而重生

/ 树先生

敏子是一位72岁的老太太，两年前突发脑出血，经过抢救保住了性命，但留下了下肢偏瘫的毛病。入院治疗半年后，医生为敏子安装了辅助行走靴，达到在室内步行的目标，然后便回家静养。回到家里，敏子开始精神低迷，活动也非常少。虽然不穿辅助行走靴，用拐杖也能行走，但是敏子更喜欢依靠轮椅进行活动，这导致偏瘫侧足底严重变形。由于家人护理能力不足，敏子对家庭生活也有些不安，不久之后便被送到一家托老所。刚到托老所那会，敏子依然不使用拐杖，每天依靠轮椅活动，她把自己关到房间内，靠看电视度日，和其他人几乎没有交流，托老所精心准备了趣味绘画工具，但是敏子碰都不碰一下。

托老所评估后认为，敏子需要"自主活动、与他人交流、提高步行能力"，所以将园艺疗法、物理康复和放松措施组合到一起，为敏子重新制定了康复课程。大多数女性都喜欢莳花弄草，敏子也不例外，每当有园艺疗法课程的时候，右侧偏瘫的敏子，会积极用左侧肢体进行作业。通过园艺活动，敏子渐渐地和周围人有了交流，三个月后就主动拄拐而弃用轮椅。心情好的时候，敏子还会向同住老人展示自己发病前的园艺作品，回家自由开展园艺活动的意志越来越高，所以在托老所生活八个月后，敏子终于回归了家庭。现在，敏子每天在家开展趣味绘画和园艺活动，身体活动虽还有一些不便，但看起来生活非常滋润。

现在越来越多的养老机构，将以植物为媒介的作业疗法等措施作为康复的一环，用于个体障碍的治疗。这些机构通常会根据个体的障碍程度，拟定治疗课程，课程平均每周三次，一般凑够四五个老人就可开展，时间也会控制在1～2小时。组织实施康复课程时，除了园艺疗法等领域的专门人才外，通常还需要理疗师、护士和保健师的共同参与。话说回来，我们的森林疗养师何时能够参与类似的实践呢？

精神感冒,试试森林疗法

/ 树先生

有人说抑郁就是精神领域的感冒,每个人都有机会碰到,而森林疗法或许能够成为常见的"感冒药"。

龙泽紫织是日本植苗医院的一名心理医生,它在小儿神经科工作,也具有成人神经科和专科精神病医院工作的经历。在1999~2005年,龙泽紫织对入院抑郁患者实施了森林疗法,迈出森林疗法在神经领域应用的重要一步。

龙泽紫织将森林疗法作为一种认知疗法,用于传统治疗的补充。森林疗法的治疗频度大约是每周2~3次,每次2.5~3小时;课程内容主要是森林散步、林内放松和修枝等作业活动;森林疗法所利用的森林就是医院附近的混交林;接受过森林疗法的访客总数为40人,每次参加活动的人数都在10人以内,除了抑郁患者外,还包括创伤性应激障碍、适应障碍、感统失调等患者。由于当时日本还没有森林疗养师,活动是由医师、临床心理咨询师、作业疗法师、自然讲解员来合作完成的。

龙泽紫织对患者治疗效果的评价周期为三个月。其实神经科的治疗效果很难数量化,通常都是对患者进行观察和描述,比如提高主体性和意识、提高感情和行为的控制能力,提高与他人的协作能力,否定的思维模式转变为肯定的思维模式等等。龙泽紫织的效果评价也不例外,但是她强调,"大部分患者感受到了森林的舒适性,喜欢上了森林,通过森林疗法活动构筑了患者与森林之间的良好治疗关系"。

在龙泽紫织看来,森林疗法之所以能够改善认知,得益于森林疗法的作用点是身心平衡。从生理方面来看,在光照、运动和五感的刺激下,在从现实生活中解脱出来的环境转换作用下,人体的自律神经和荷尔蒙分泌得到平衡,免疫力得到提高，而生理状况的改善将作用于心理。从心理方面来看，森林美景带来的感动，森林哲学带来的心理暗示，森林作业的成就感，森林游戏重建的人际关系，都能够帮助患者健全认知，而心理状况的改善又能够反作用于生理。

  不过龙泽紫织认为构筑人与森林之间的治疗关系没那么简单，它对森林、患者和组织者都有一定要求。在森林方面，必须是像样的森林，比如具有较高的生物多样性，没有城市噪音等等；场地要绝对安全，舒适性要相对高一些，发生意外要能够得到迅速应对。在组织者方面，要理解治疗的目的和意义，为保守患者秘密，掌握森林活动的必要知识，精通森林体验方法，能够作为治疗团队一员与医生沟通，可以根据患者情况制定课程，拥有危机管理知识等等。在患者方面，要求患者本人或家属有一定耐心，对治疗内容、效果有正确认识，能够如实说出身心状况。

森林疗养师：教子方式不一般

/ 银杏

过了正月十五,这个春节就算过完了,不知道您过得怎么样?春节期间,一位森林疗养师带着孩子实践了森林疗养,一起去看看她特殊的教育方式。

三岁半的儿子性格像极了他爸爸,略微内向、怕羞,长期依赖着外公、外婆生活,有些娇气。春节期间,打算利用安岳老家的环境给他设计一场特别的森林活动。

用柠檬园打破陌生,释放天性

回到老家已经是腊月三十了,儿子如想象中那样,对陌生环境、陌生人有点不安,不愿意开口说话。当天的天气极好,阳光明媚,正是外出的好时节。午休后,我带着他去山上摘那漫山遍野的柠檬去了。儿子一看那柠檬就开心得不得了,整个人就钻到林子里去了,还跟我玩捉迷藏。

这个过程中,我以果子太高,我和他都够不着为由,让他找二叔帮忙,在采摘柠檬乐趣的驱动下,他开口找二叔帮忙了,与第一个家人建立了亲近关系。

儿子十分喜欢玩捉迷藏,我陪他一起找了4个最佳隐藏的地点,并跟他打赌说,这几个位置都非常好,其他小朋友肯定找不到你。他就迫切地邀请家里的孩子一起玩捉迷藏了,到晚饭时,已经跟家里的哥哥姐姐打成一片了。

用柠檬蜂蜜水收获自信,认识家里长辈

饭后跟儿子在房间里数柠檬,然后不经意地提议,要不,我们做一些柠檬蜂蜜水给爷爷奶奶喝吧,让他们尝尝你的手艺?(儿子在家经常给我调,已经轻车熟路了)?儿子说,好的,用我自己摘的柠檬肯定好好吃!看着他傲娇的小表情我也笑了。

果不其然,儿子泡柠檬水的水平还是超赞的,泡好之后,我陪他端给各位长辈,儿子虽然还有点腼腆,但还是躲在背后看着家人偷偷地笑了,算是走出了第一步。

初一,侧柏林下的初相识

儿子特别喜欢吃奶奶做的皮蛋。在回老家前就打电话问奶奶制作过程:制作灰料——调灰——裹蛋。

其中,侧柏灰就是灰料的重要成分。老家屋后就有一片侧柏林。给儿子做了皮蛋瘦肉粥、凉拌皮蛋为早餐,引诱他饭后一起做皮蛋。饭后,我们就一起去柏树林中摘树枝去了,在这个过程中引导他闻侧柏的味道,感受柏叶特殊的纹理,在举高高摘树枝的过程中玩得不亦乐乎,把二叔累得够呛。

然后就是烧灰,一直记得儿子第一次将枯柏叶点燃的高兴劲,围着火笑个不停,还嘚瑟地让小伙伴过来围观。虽然收灰的环节弄得灰头土脸的,但这是非常难得的"脏"体验。收完后,儿子自觉地去找奶奶帮忙调灰,裹蛋的时候玩得很起劲、很用力,坏了2个,裹成功了5个。

初一,就这么慢悠悠地过去了。

初二,抚触大地母亲

屋后的山坡顶上辟了一块菜园子,收了菜,只剩下一片黄土。上午让他自个随意玩了,下午陪他搭了一个土灶,生了火,煨了4个小红薯,小家伙宝贝得很,屁颠屁颠地拿给爷爷、奶奶和二叔,"干杯"一起吃完了。

初三,寻花、压花

这天,要去山上给祖父上坟。在回家的路上寻找野花和野果去了。野花、野草利用随身带的压花板做成了干花。野果捡了一口袋,被他当成了炮弹玩。

初二左右,白天儿子就跟着小伙伴去玩了,不怎么找我了。临走前,儿子已经跟家里人依依不舍了。这个春节,他接触手机大多是跟外公外婆视频,其他时间基本没怎么用,在一个新的环境中找到了玩伴、乐趣,真好!

探索森林秘境

/杨柳

这个春节,一家三口来了一次说走就走的"穿行东南亚"之旅,其中最让我们印象深刻的就是文莱乌鲁淡布隆国家森林公园的森林秘境探索了。当结束一天的行程,和当地人聊起行程中的五感体验以及我们提出的"森林疗养"活动实施方案时,他们不由得惊叹道:"其实我们都在做一样的事情,只是我们没有提炼出我们的思想理念,我们国家只叫做体验森林或者森林探险,还是中国人聪明,Forest Therapy,再不能找到比这更合适的词汇了。"在对方的赞誉之词中,为自己是森林疗养师群体的一份子而自豪。

文莱,被誉为亚洲森林覆盖率最高的国家,位于亚洲东南部,拥有典型的热带雨林植被。文莱的森林覆盖率为75%,有11个森林保护区,面积为2277平方公里,86%的森林保护区为原始森林。森林保护区分为5类:保护林、主要保护区、次要保护区、再生林区和森林生产区。文莱限制森林砍伐和原木出口,实行以保护为主旨的森林管理政策。例如每日限定不超过100人进入森林公园里,即使唯一可以接待住宿的森林度假村也只开放12间房提供游客住宿。整个公园不对游客直接开放,必须通过国家指定的旅行社进行提前预订。虽说叫公园,但是很少有人工斧凿的痕迹,就连进入森林的步道也都是由一块木板搭成或踩出的泥泞小道。

打开五感(8:30~9:00)

由于地理位置特殊,抵达森林公园前需要转换三种不同的交通方式后方可进入森林。先是在从文莱码头乘坐快艇到淡布隆邦加镇,水路只有48公里,不足一个小时,但在这一小时内,游客们在水面上穿越了另一个国家(马来西亚),这便是在文莱地图上两块陆地相连间的水域。下了快艇换汽车再行驶约半小时后，就到了一个小渡口，渡口旁边是一座简单的小木楼，竖着一块大木牌：淡布隆国家森林公园。森林公园之旅就从这里开始。当然要想深入到原始森林中开启一段探险，也必须先接受乘船穿越激流的挑战——伊班长舟。

上船前统一穿好救生衣，顺序步入像独木舟一样的小船，这种船只能坐六个人，距今已有400多年的历史了。起先水流平稳，可以欣赏两岸如画的景致，小船划过的水面碧波荡漾，靠近岸边的水面如镜。眼前除了蓝天，所有的只有这些深浅不一、浓烈而又苍郁的绿色。慢慢地，水流开始加急，明显感觉到船速随之加快，必须紧紧抓住两边的把手，此时的水流令人惊心动魄，时而急转时而遭遇险滩，由不得你多做准备，接二连三的急流，让人与小艇在浪上跳跃，当一个高达数米落差的急流迎面而来的时候，小艇随着一泻而下的河水转入到另一个急流里，急流中翻腾开来的水花，溅到脸上或身上。满眼绿色的植被，蓝色的天空，碧色的水面等视觉体验中突然被飞溅的水花落在肌肤上，触觉的每一个毛孔都被打开，彰显着穿透力。

这一过程让大家对原始森林倍感神秘，迫不及待地想掀开其面纱，带着好奇、兴奋又期盼的心理，将五感体验预期提高到顶点，进而走向森林，扑面而来，措手不及，体验者的情绪会瞬间高涨。这一点我个人认为在我们目前开展的森林疗养活动中可以借鉴。

抵达公园门口，登记后，领队带着我们坐在河边的渡口边上，端来当地特色的米糕。滑腻的糯米糕被芭蕉叶包裹着，散发着淡淡的清香。就着椰汁吃完早餐，在领队的带领下正式进入原始森林。

丛林漫步（9:00~10:00）

刚进入森林中，就听到身边树丛里有像小狗叫的小动物走过，领队对着树枝滑动的地方模仿发出"Kingkang"声音，随之而来的是连续的回应，隐秘在丛林中的小动物和我们进行声音呼唤。自小就生活在这片森林中的领队对这里的动植物都非常地熟悉，他告诉我们这是蜥蜴的一种，很多游客都误认为是小狗，其实是一种会发声的蜥蜴，这是他在对我们占领其地盘的一种表示。这里的动植物才是这片森林的真正主人，我们挥别"只闻其声，不见其人"的蜥蜴，继续前行。领队在招呼大家注意脚下的同时，一路对沿途的热带雨林植物进行讲解，如道路两旁的板根树，领队对板根树的生长特性、产生原因及优势进行实地讲解，同时让我们触摸其树皮纹路。林中有美丽的空中花园，空中花园是指鸟巢蕨、圣蕨、兰花等一些附生植物，附生在热带雨林高大的乔木上，有的长在树枝上，有的长在树干上，还有的生长在树木的气根上，垂吊在半空中，非常漂亮，被人们形象地称为"空中花园"。还有热带雨林中特有的植物"绞杀现象"，尤其是藤本植物歪叶榕，它会沿着树的周边向上攀，开始植物的藤蔓只是温柔地缠绕，缓慢地生长，但最后它们会像网一样地把整棵大树罩住，并且不断地长大变粗，就这样，大树被这些藤条活活地绞死，就在领队有意识地让我们将手放在歪叶榕的树枝上感受植物生命力的时候，我竟然心跳加速，仿佛看到了动物界中弱肉强食的景象。而植物的生长范围狭小，不像动物一样进行厮杀，但它们之间也同样存在着弱肉强食的现象。绞杀植物就是植物间相互竞争中的胜利者，植物之间为了生存进行着一场争夺阳光和土壤养分的激烈竞争。在自然竞争中，那些具有生长优势的植物物种，可以得到充足的阳光和养料，从而在竞争中存活下来，那些处于劣势的植物，终究被淘汰。世间万物，终为一理！虽然我们与领队说着不同的语言，但是面对大自然带给我们的思考却是相同的。

树冠攀爬（10:00～10:40）

随着海拔逐渐上升，登山时呼吸急促，大汗淋漓，热带雨林的湿热气候包裹着每一寸肌肤，抬头从树缝中看到斑驳的阳光洒落在地面上，这时真正地感受到在大自然面前我们是多么地渺小。领队提议大家攀爬树冠，登高俯瞰整个森林。要攀登非常刺激的500多级钢制悬架！我们派出9岁儿子开路，爸爸紧随其后。每一个悬架都是90度，极其担心孩子一不小心跌落，但是只能容一个人宽度的悬架不容得我们互相协助，亦如人生的路迟早也得需要他自己一个人走一样，我们放手让其攀登。

等拾级而上到达顶点，瞬间豁然开朗，可以一览胜境了：如梦如诗的热带雨林漫山遍野，极目远眺，层峦叠起，云蒸霞蔚，美不胜收，使人感悟大自然的造物神功。来此之前，我们就听文莱人说，到了文莱国家森林公园要是不登上这座山峰就像到中国没有登上长城烽火台一样。领略了如此景致后，才能体会此言非虚。

瀑布鱼疗（11:00～11:20）

在双腿哆嗦的下山路中，领队给大家提到被他们称作"doctor fish"的天然SPA池，有一群小鱼在瀑布下生活。当热的满头大汗的我们脱鞋进入水池中，就有成群的小鱼上来轻咬我们的脚趾。体验鱼疗，让人有难以言传的舒适和美妙感觉。小鱼吸啄皮肤为我们进行按摩时，不会感到丝毫的疼痛和不适，他们都很温顺，不会造成任何伤害。鱼疗有刺激穴位，调节神经系统，放松身心，释放疲劳，彻底清除皮肤脏物、老化皮质，疏通毛孔，促进血液循环，美肤养颜，延年益寿等功效。

森林午餐（11:30～13:00）

森林午餐的食材也是来源于当地。小溪中的鲜炸小鱼，椰包饭，一种我也叫不出来的植物叶茶，淡淡的清香萦绕齿间。

就餐地的四周散落着带"螺旋桨"的果子，从高空坠落时就像小飞机一样在空中飞翔，我们一行六人童心未泯，争先挑选最大的果实，使其从高空飞落。非常适宜地进行了餐后低强度运动。

小溪漂流（13:00~13:40）

短暂的午休后，我们来到河水湍急的小溪边，穿上救生衣，开始了刺激的回程，乘橡皮筏漂流。坐在皮筏上顺流而下，在浪花四溅中体会一番真正的随波逐流的感觉。我的大脑里不停闪烁着之前看过BBC的一个关于亚马孙河的纪录片，片中的讲解者独自划着独木舟，漂在河流上，夕阳的余晖将他的背景洒落在河面上，人与自然融为一体。我躺坐在皮筏上，抬头仰望蓝天，四周被丛林包围，顺着水流缓缓前行，这种似曾相识的感觉刺穿着我的每一根神经，这种飘荡且温暖的感觉正如妈妈孕育生命时的环境：温暖，水流，滑动，这是生命开始的地方……有生以来，第一次，真正地感受到了：天地无垠，生命有限。有的地方一生终要到临一次，大自然，孕育了一切。

活动总结（14:30~15:00）

在只有四个木板搭起的露天浴室里换好衣服后，领队带领我们返程，在即将离开时他挨个问我们每一个人的感受，虽然与我们森林疗养里的终了面谈内容有异曲同工之处，但是我个人认为我们的受理面谈及终了面谈具有连接性、可对比性。忍不住又针对此话题和领队探讨一番。他们取得领队资格的条件之一是参加由国家组织的森林向导培训课程及考试，这些向导大部分是从附近的居民中挑选，这也是他们国家对待当地居民的保护和对大自然的保护。只有真正生活在森林里的人才能真正地爱森林，爱自然，发自内心地热爱这片土地。文莱政府为保护自然所作出的贡献令人钦佩：限定每日访客人数，确保森林不被人类活动所干扰，将保护原生态自然放在首位，经济利益放在最后，将旅游与天然和谐地结合在了一起，真不愧为全亚洲自然保护最好的森林公园。

后　记

在参加活动前一天，我们就收到该国家森林公园发出的纸质版的通知，里面有森林活动具体行程介绍，每一个活动中需要注意的事项。特意叮嘱了这片森林很少受到人类活动的影响，穿容易清洗及容易晒干的衣服，每一项活动里都备注适合穿什么样的鞋子等等。同时整个活动中，无论是渡口还是森林深处，我们均没有看到任何垃圾桶，领队倡导垃圾随身带走，不带走任何林中物品，真正做到了无痕山林，除了脚印，什么都不留下，除了回忆，什么都不带走……

神奇的
植物

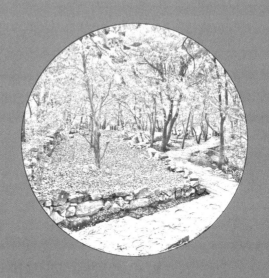

冷杉：树木江湖的侠客

/ 树先生

冷杉喜冷湿，多分布于高山和亚高山地带，北京周边少有成片存在，我们没有机会见识真正的冷杉林。不过，冷杉林是森林疗养的理想树种，欧洲流行的枞树疗法利用的就是冷杉。除此之外，其实冷杉还有很多强大功能，可以作为治愈素材在森林疗养中挖掘利用。

挥发物驱虫

冷杉挥发物中含有驱虫成分，不仅可以保护自己免受病虫害侵袭，还能保护其他树木。在自然界中，云杉和冷杉往往同时存在，林业上称之为云冷杉林。最近，森林病虫害专家研究发现，冷杉挥发物对云杉八齿小蠹有驱避作用，对保护云杉、落叶松等小蠹虫寄主植物发挥了重要作用。

加拿大树脂

加拿大树脂是冷杉树皮的提取物，它不仅是制切片和精密仪器最好的胶接剂，还是优良的植物生长调节剂。加拿大树脂能够抑制作物细胞伸长，但不抑制细胞分裂，经常作为矮化剂来使用。加拿大树脂源自北美，每年为当地人带来丰厚受益，据不完全统计，每年加拿大树脂的贸易额可达250亿人民币。

抑制肿瘤细胞

2016年，华中科技大学研究发现，从冷杉枝叶提取物中分离的三萜类和二萜类化合物，对多种肿瘤细胞的增殖具有较强抑制作用。虽然只是体外试验，却为抗肿瘤研究提示了一条新途径，而对冷杉挥发物相关功能的研究同样值得期待。另外，从冷杉枝叶提取物中分离的二萜类化合物，还能够抑制大肠杆菌和金黄色葡萄球菌的生长活性。

冷杉精油

木本精油味道过于"严肃",大多数女生都不太喜欢,不过冷杉精油果香味道突出,或许是木本精油的例外。冷杉精油具有抗坏血、抗菌、化痰、利肺、镇静等作用,虽在芳疗实践中应用不多,但以冷杉精油为原料,已经生产出多种清香淡雅并具有保健功能的日化产品,包括牙膏、香皂、香水、空气清新剂等等。

不起眼的"吉祥树"

树先生

不知您听没听说过"暴马子"？它是一种木犀科植物的树皮，作为中药材可以用于消炎、镇咳和利水。而能够提供这种中药材的树，被称之为"暴马丁香"，主要分布于我国北方。"暴马子"一词是正宗东北话，比照东北把杜鹃花说成"山崩子"，"暴马子"应该是人们对这种树皮粗糙而又难以成材植物的亲近蔑称。不过"暴马子"这种蔑称仅限于东北，到了华北就会字正腔圆地读成"暴马丁香"，而到了西北则被尊称"西海菩提树"，据说藏传佛教一位宗师就诞生在"暴马子"树下。

在八达岭森林体验馆的木材利用展区，放着一只用暴马丁香做成的茶叶罐，我们的祖先很早便知道利用丁香木材进行茶叶防虫和保鲜。实际上，暴马丁香的木质均一，挥发物又具有特殊香气，非常适合制作家具和摆件。用暴马丁香做厨柜，存放肉类和蔬菜，可以延长保质期；用暴马丁香树做成衣柜，衣服不会遭虫蛀。在东北地区，农民们口口相传着一个秘密，用暴马丁香做成的铁锹把或镐把，夏天拿在手里，手心不会出汗。

相对于木材，暴马丁香浓郁的花香更让人印象深刻。暴马丁香是蜜源植物，暴马丁香蜜不仅有很高营养价值，还和暴马子一样，具有"清肺祛痰、止咳平喘"的药用价值。用丁香花萃取的精油，常用于药品抑菌剂、食品保鲜、化妆品抗氧化和香水配制等领域。不过，挥发出的丁香花主要成分是正十一烷、正十三烷和癸烷，低浓度时对人体无害，浓度高时会刺激皮肤，引发湿疹等过敏反应。

暴马丁香的花蕾、花朵、嫩叶、嫩枝都可以调制草本茶，这种草本茶香气鲜嫩、汤色明净，对呼吸系统具有保健功能。另外，有关暴马丁香枝叶挥发物的研究不多，从枝叶提取物的研究来看，虽然不同提取方法的化学成分和生物活性不同，但很多研究指向暴马丁香提取物对呼吸系统常见细菌有杀灭作用。我们猜测在暴马丁香林下停留，同样能够有利于呼吸系统，不过这有待于医生的证实。未来，林业人提出疗养手段和素材，医疗专家来进行证实，这或许就是森林疗养的问题解决机制。

　　回到北京的八达岭国家森林公园，看着漫山遍野都是不起眼的小老树，实际上却包含2万多棵暴马丁香。有了这么多的吉祥树，想要开展森林疗养，一点也不缺素材。

树也会怕痒痒？

/ 树先生

最近，连续被两位朋友介绍了一种怕抓痒的树。

树真的会怕痒？趁朋友走远，我忍不住蹲下来亲自试了一下。果真，只要轻轻抓挠根部树皮，枝条居然不停晃动起来。真的有点邪，让不信邪的我，也险些直接跪下去。起身参加完活动，赶紧搜索了一下"痒痒树"。

痒痒树又名蚊子花、百日红、无皮树和猴滑树，学名是紫薇。紫薇之所以怕抓痒，是因为这种树木质坚硬，而且根部和梢部粗细差不多，有点头重脚轻的意思。所以紫薇极容易摇晃，并不是真的怕痒。作为观赏树种，紫薇的人工栽培几乎遍布全国，在南方森林中有小面积野生种群存在。在制定森林疗养方案过程中，如果场地中有紫薇，课程设计便可以增加很多素材。

俗话说"人无千日好，花无百日红"，紫薇却偏名"百日红"，可见其花期之长。紫薇开花正当夏季，在多绿少花的季节，凭借艳丽的花色、优美的树姿，绿海之中紫薇格外引人注意。紫薇树干光滑洁净，没有粗糙的外皮，这在树木界中也是比较少见的。据说由于树身太滑，连猴子都爬不上去，无皮树和猴滑树就由此得名。这些素材都可以用于丰富访客的五感体验。

紫薇花、叶、皮均可入药，作为清热解毒、凉血止血的民间草药，常用于妇科炎症、肺痨咳血、小儿惊风、小儿胎毒、疮疖痈疽、疥癣等疾病的治疗。现代药理学研究表明，紫薇活性成分主要为酚类、萜类及一些脂肪酸等，具有降血糖、降脂、抑制黄嘌呤氧化酶、抗氧化以及抗真菌等多种药理作用。紫薇中鞣花酸含量可观，菲律宾称紫薇为banaba，将紫薇叶作为草本茶，广泛用于防治糖尿病。另外，中医将紫薇的树皮、叶及花视为强泻剂，相信可以用于便秘和养颜排毒。

丝棉木的秘密

/ 树先生

丝棉木、白杜、明开夜合、桃叶卫矛，这些是同一种小乔木的名字，不知道您会喜欢哪个？在我看来，"明开夜合"有些不靠谱，"桃叶卫矛"过于学术化，"白杜"让人不知所谓，而突出功能性的丝棉木最合我胃口。据说丝棉木树皮及根皮均含有硬橡胶，纤维脂白柔软，可捻绳抄纸织布，故名为丝棉木。

作为一名林业人，我必须坦承自己学艺不精，很长时间内忽略了丝绵木这一树种的存在。不过一位园林行业的好友就非常喜欢丝绵木，以丝绵木为自然名，喜欢得死去活来的。既然丝绵木这么有市场，我突然有兴趣弄清丝绵木究竟是什么树，这种树能在森林疗养中做些什么。

其实在起草《北京市第一轮百万亩造林绿化工程建设技术导则（试用）》过程中，就有位老专家执意要将丝绵木作为主要造林树种。当时我们认真地调研了一番，发现北京平原及浅山地区果真有丝绵木大树存在，胸径可达四五十厘米。和卫矛科多为灌木有所不同，丝绵木不仅可以成材，而且木材细韧，适合做精细雕刻，是森林文化传承的重要载体。

中医认为丝绵木具有通经行血、散瘀止痛的功效，民间也有用枝叶治根漆疮、用茎皮止膝关节疼痛的偏方，而丝绵木为科学所证实的医疗保健功能主要在叶片和果实。研究发现，丝绵木叶片提取物具有体外抗氧化活性，对急性肝损伤有保护作用，这说明丝绵木叶作为草本茶具有保健价值。丝绵木果实不仅富含钙、铁、锌等微量元素，还对枯草芽孢杆菌、金黄色葡萄球菌、大肠杆菌、沙门氏菌具有细胞毒性，对肝癌细胞、宫颈癌细胞和乳腺癌细胞的生长有明显的抑制作用。

此外，丝绵木假种皮浸提液对种子发芽有抑制作用，丝绵木果肉色素可作为天然食品色素，这些素材或许也能够体现在森林疗养课程之中。

这科植物，树液可制糖

/ 树先生

作为伴手礼，加拿大专家到访办公室时，经常会带一盒枫树糖。这种糖果呈琥珀色，没有普通糖果那么甜，但是会有一种特殊的清香。问过同事才知道，原来加拿大有一种树叫"糖槭"，枫树糖便是由这种树的树液熬制而成。我国很注重发展木本粮食和木本油料，如果能用这种槭树来源的木本糖来补充榨糖植物，意义非常深远，所以国人很早就将加拿大糖槭引种到了国内。不过国内槭树种类很多，就没有能够制糖的吗？

早在20世纪80年代，原华南农学院林业系就研究过上述问题，当时有课题组系统勘察了广东的槭树科植物，并成功利用青榨槭树液制得了枫树糖。原来大部分槭树科树液中都含有糖类成分，可溶性糖是花色素苷合成的前体物质，它影响着秋天叶片色彩变化。不同的是，有些槭树科树液的含糖率较高，比如糖槭和黑枫，树液含糖率在3%~5%，最高可达10%；而青榨槭树液含糖率不足2%，五角枫、元宝枫的树液含糖率就更低，不值得费力去采集。

对于多数槭树科植物来说，工业化开展树液制糖或许没有太大价值，但如果能把木本制糖过程开发成为森林体验或作业疗法课程，相信可以吸引很多访客。在加拿大，每年三四月份当地人会过"枫糖节"，届时加拿大人会扶老携幼地造访枫糖作坊，品尝新鲜的枫糖浆，这已经成为加拿大的特殊传统。如果森林疗养基地槭树科植物很多，是不是也可以考虑推出"枫糖节"呢？能吃的森林文化，相信比只能看的森林文化更有吸引力。

不过需要强调的是，采集树液要注意保护树体。在加拿大，每年抽取树液的总量控制在10%左右，树液采集时间仅在萌芽前的三四月份；一般树龄50年以上才能采集树液，一棵树只打一个孔，打孔深度不能超过75毫米，直径不大于12毫米；每年采集结束后，会将采集管拔出，第二年换地方重新钻孔，不能用原孔。

椴树：花叶皮果都是治愈素材

/ 树先生

椴树适沃土、喜温凉，也很少得病虫害。如果树木也有出身，我认为椴树一定是"生长在富裕人家的壮小伙"。可在德语国家，椴树却被当作"代表爱情与幸运的姑娘"，据说很多德国村落都有一棵椴树，谈恋爱、办婚礼、裁决家长里短，人们都需要椴树女神的见证。抛开森林文化不说，椴树有哪些治愈素材呢？

椴树花

椴树蜜归为一等蜂蜜，比一般蜂蜜含有更多活性成分。椴树蜜好，要归功于椴树花，研究表明，椴树花具多种挥发油，有发汗、镇静等功效，能够抗动脉硬化，有助于消除疲劳，是芳香疗法的好素材。椴树花是美容和制药的重要原料，不过椴树花的深加工企业主要在国外，尚未见国内相关生产企业的报道。另外，椴树花在欧洲还被做成草本茶，六七月份正是椴树开花的季节，到森林中品尝一杯新鲜椴树花茶，或许能让课程增色很多。

椴树叶

以前只听说椴树叶可以喂猪和养鹿，实际上椴树叶还具有抗菌和抗病毒活性，据说椴树叶提炼而成的保健品，在欧洲社会非常受认可。我们没有找到关于椴树挥发物的研究，但内蒙古农业大学研究发现，椴树叶的主要化学活性成分是三萜类化合物，三萜属于芬多精，这提示椴树挥发物或许也具有较高应用潜力。

椴树皮

椴树韧皮部纤维含量高，出麻率可达35%，清军的火枪绳便是由椴树麻制成。对山民来说，椴树皮有更多用途，制麻袋、拧绳索、编草鞋、做蓑衣，椴树皮都是上好材料。如今椴树已经成为重点保护树种，再体验山民用椴树皮做蓑衣已无可能，但先人的森林文化，需要在森林疗养活动中传承。

椴树果

椴树也被称为"菩提树"，椴树果实坚硬，所制作佛珠被称为"五线菩提子"。如果开发一种以制作佛珠为载体的作业疗法课程，对于有佛教信仰的访客，相信会有双重疗愈作用。

侧柏：树木界的全科医生

/ 树先生

我们在按树种梳理森林的医疗保健功能，梳理到"侧柏"这个树种时，陡然对森林疗养工作有了更多自信。以前判断哪些地方适合发展森林疗养，我们习惯先做系统疗养资源评价；现在我们发现，只要有一片侧柏林，就能开发出丰富的疗养课程。不信？您瞧瞧。如果喜欢到森林中走走？

建议您去侧柏林。王艳英等人发现，在侧柏环境中情绪容易趋于放松，也更容易感觉清新、舒爽和愉悦。侧柏是少数被证明挥发物可以直接影响人类健康的树种，它的挥发物对变异链球菌具有较强的抗菌性，因此林中漫步有清肺止咳的效果；另有多项研究表明，侧柏挥发物对肺癌细胞 NCI – H460 有明显抑制作用。

漫步途中不小心被划伤了？

没关系，侧柏叶烧成灰对止血有奇效。南京中医药大学研究发现，侧柏炭可以降低血浆和全血低切黏度、改善内源性凝血功能及促进血小板聚集功能而发挥其止血作用。

户外活动时间长了有点累？

为您奉上一杯侧柏叶提取物的功能型饮料，侧柏叶黄酮具有抗运动性疲劳的作用。以侧柏叶为原料，经酒精萃取得到黄酮，再加上果汁和蔗糖等辅料，就可调配出一种清凉可口的功能型饮料。

想做一瓶属于自己的精油？

侧柏绝对是个好素材。侧柏精油的主要成分是罗汉柏烯、雪松醇、花侧柏烯，对金黄色葡萄球菌、乳酸菌、大肠杆菌和沙门氏菌都有较强抑制作用。不过要记得，木材精油的品质要比树叶和树皮精油高，树龄越老的侧柏木精油提取率越高。

被脱发或皮肤暗淡困扰？

添加侧柏叶提取物的洗发香波，可以去屑，也可以用于预防及辅助治疗脱发症状；侧柏叶中总黄酮能够抑制酪氨酸酶活性，抑制黑色素的合成，具有明显的美白功效，而添加侧柏叶提取液的美容霜已有制成品。

访客换了新环境睡不着？

中医认为侧柏种仁可以养心安神，其实侧柏枝叶中也具有类似功效物质，可以用侧柏叶做成枕头治疗失眠。将侧柏叶剪碎、晒干、塞入枕头，就能帮助客人在淡雅清香中安然入眠。

白蜡树：有颜值也有材干

/ 树先生

"一叶落而知天下秋"。在我心目中，北京最早变黄落下、最有秋天味道的树，可能要数白蜡树了。每到秋天，北京林业大学田家炳体育馆对面那棵孤独而优雅的白蜡树，总是让我不能忘怀。不过，白蜡树并非仅靠"颜值"，它的"材干"同样出众，白蜡树干的径向受力非常好，不劈不裂，柔韧性强。在冷兵器时代，我们先人通常用"白蜡杆"做长枪和棍棒，赫赫有名的"少林棍"就是由"白蜡杆"做成；过去木匠凿子的手柄，也是用的"白蜡杆"。现在，白蜡树不仅可以用做体育用品和各种"工具把"，枝条还是编制箩筐工艺品的上好材料。

很多朋友或许会问，白蜡树与健康管理会有哪些关联？我们粗略地查了一下，白蜡树的挥发物有19种成分，主要是烷、酯、酮、醛和酚等五类物质，缺少对健康有益的萜烯类物质，想要通过沐浴白蜡林中的芬多精来改善健康，可能要省省了。不过，白蜡树的外皮被称为"秦皮"，可以入药。很多文献记载，用白蜡树皮煎水可以有效治疗骡马等大牲口的结膜炎，而肖正华等人进一步研究发现，白蜡树皮含有咖啡酸、槲皮素等杀菌活性成分。另外，白蜡树鲜叶捣烂后加水滤汁可以为药，有文献记载白蜡叶汁可以治疗烧伤，也有文献记载白蜡叶汁可以治疗羔羊传染性脓疱。还有，白蜡树的种子被称为"白蜡树子"，具有镇静安神的作用，是常见的维吾尔医药。

以上与白蜡树有关的健康管理素材，数量虽然不少，但想要在森林疗养中用活也并不容易。不久前，有朋友在朋友圈秀"押花蜡烛"，这项活动倒是可以与白蜡树关联在一起。实际上，在石蜡可以大量合成之前，我们的先人一直在使用白蜡。白蜡是一种动物性油脂，是寄生在白蜡树的昆虫所分泌，这种昆虫被称为白蜡虫。我国早在元代就掌握了白蜡虫的放养技术，而白蜡曾作为我们的重要特产远销欧洲。如果能把"放虫－取蜡"这项古老技术复活,并与其他森林文化活动结合在一起,一定会成为有魅力的森林体验。另外,白蜡一直被中医作为生肌止血、定痛续筋的刀伤药,而现代研究表明,白蜡及白蜡高级烷醇对人真皮乳细胞具有增殖作用,未来有望开发成为脱发的治疗药物。

枞树疗法用的是什么树？

/ 树先生

如果以"森林医院"为关键词，在CNKI上进行检索，国内有关"森林医院"的文献大约有二十几篇。通过这些文献我们了解到，"许多国家都成立了森林医院"，"许多身缠瘤病、几乎被医生认为没有希望治愈的病人，来到森林里住上一段时间后，奇迹般地痊愈了"。"森林医院"主要是利用不同树种的挥发物来实现特定的医疗目标。森林医院的治疗方法通常以树种命名，其中枞树疗法和槲树疗法频繁出现在相关文献中，据说枞树挥发物，对金黄色葡萄球菌、百日咳杆菌有抑制作用；而槲树挥发物对结核杆菌、伤寒菌有杀灭作用。作为林业人，我见过槲树，却不知道枞树到底是什么树？

在某些南方方言之中，很少说"松树"，松树皆称"枞树"。比如，味美的枞树菌，实际上长在马尾松林下；女孩子结婚时的枞树嫁妆，实际上是用杉木打造；而安徽铜陵的"枞阳县"，在战国时代就称"松阳"。这样看来，在中国的传统文化中，枞树可能就是针叶树的泛称。那么，国外的枞树也是泛指所有针叶树吗？

有关国外枞树的描述，大概是从圣诞节开始的。圣诞节时，欧美人要"弄株枞树，竖在堂屋，挂满小蜡烛和小袋"，就是所谓的圣诞树。圣诞树有很多种，欧洲人喜欢树形呈三角形的树种作为圣诞树，而云杉圣诞树最为常见。用"百度知道"进行搜索的话，枞树应该特指冷杉。虽然国内没有冷杉挥发物直接用于医疗保健的研究，但是研究表明冷杉挥发物有较大应用潜力，其挥发物中单萜化合物占75.59%，倍半萜化合物占20.46%，二萜化合物占1.72%，从冷杉中提取的精油是生产林化产品的宝贵原料。基于现有资料，我们只能判断枞树疗法可能用的是云冷杉，究竟是云杉还是冷杉？今后还需要进一步探究。

这些抗癌树木,你了解几种?

/ 树先生

近年来,医药界掀起了一场从植物中寻找抗肿瘤新药的热潮。植物抗肿瘤药物选择性高、活性强、毒副作用小,越来越受到人们的重视。今天我们梳理下能够抗肿瘤的树木,期待未来在森林疗养实践中有所研究和应用。

雷公藤

雷公藤中含有多种抗肿瘤活性成分。雷公藤生物碱具有很强的抑制肿瘤细胞增殖的作用,在体外对 K562 细胞及 HL 细胞抑制率为 87%,对 HL-60 的抑制率为 90%;雷公藤甲素及乙素能延长白血病小鼠的存活时间,甲素对胶质瘤细胞有明显抑制作用,能有效诱导肥大细胞和白血病细胞凋亡,抑制乳房癌和胃癌细胞系集落的形成;雷公藤红素可抑制细胞的增殖、迁移及小管的形成能力,是一个极有前途的抗血管肿瘤药物。

小檗

从小檗属植物中分离的小檗碱,可以抑制肿瘤细胞 DNA 多聚酶,抑制癌细胞的核酸合成,抑制嘌呤核苷酸合成的中间体羟胺的作用,从而具有抗肿瘤效果。

三尖杉

从三尖杉属植物分离得到三尖杉酯碱、高三尖杉酯碱、异三尖杉酯碱和脱氧三尖杉酯碱均对肉瘤 S180 有抑制作用,其中高三尖杉酯碱对小鼠内瘤及小鼠实体癌均有明显疗效,抑制率为 38.9% 和 50.5%,对小鼠腹水型肝癌的生命延长率为 87.5%。

喜树

从喜树果实中提取的喜树碱和 10-羟基喜树碱,为可选择性作用于细胞周期 S 期,抑制 I 型拓扑异构酶的活性,从而干扰 DNA 的复制、抑制肿瘤细胞有丝分裂,诱导多种肿瘤细胞凋亡。喜树碱对胃癌、肝癌、膀胱癌及白血病等恶性肿瘤均有较好的近期疗效。10-羟基喜树碱除应用于消化道肿瘤、肺癌、生殖系统肿瘤外,对白血病等其他肿瘤也有良好治疗效果。

白桦

从白桦树中分离到的白桦酸及其衍生物,可选择性抑制黑色素瘤细胞生长,对儿童恶性脑瘤细胞、多种神经瘤细胞和肉瘤细胞等都有抑制作用,白桦酸还具有抗 HIV-1 生物活性。

枫杨

从枫杨中提取的 $2\alpha, 3\beta, 23$-三羟基齐墩果酸,具有很强的坏死性细胞毒活性,对 K562 细胞增殖的抑制率为 45.2%。

杜鹃

存在于杜鹃花科植物的熊果酸,对小鼠 S180 肿瘤具有明显抑制生长作用,能抑制 HL-60 细胞和人舌鳞癌细胞增殖,对 T 细胞淋巴细胞具有明显的抗瘤活性,对白血病细胞、人肺癌细胞、KB 肿瘤细胞、人结肠癌细胞、乳腺癌细胞均有杀伤作用,还能抑制体外血管形成。

番荔枝

番荔枝内酯有很强抗肿瘤活性,它的作用靶点为肿瘤细胞的线粒体,能抑制哺乳动物细胞线粒体呼吸链上的 NADH-泛酮氧化还原酶复合物,阻止呼吸链电子的传递,使细胞内 ATP 产生减少,通过减少能量而引起细胞凋亡。

红豆杉

世界上公认的天然抗癌植物,从中提取或半合成的紫杉醇主要用于卵巢癌、乳腺癌及非小细胞肺癌治疗;而多西紫杉醇用于晚期或转移性乳腺癌、非小细胞肺癌的治疗。

森林疗养产业动态

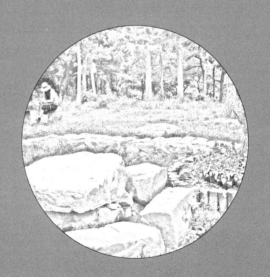

北京市将建立森林疗养产业发展基金

/ 树先生

最近，北京市相关部门在酝酿为森林疗养产业设立发展基金，预计森林疗养地、自然休养村、森林人家、食养山房、自然学校、森林幼儿园、森林拓展基地、森林运动中心等多种森林疗养业态将获得资金扶持。产业发展基金与以往的财政补贴有所不同，申请利用基金需具备抵押物和自有资金投入，基金到期后也将被收回，因此有限的政府投入能够发挥最大的放大效应。

按照我们的设想，基金将为森林疗养工作提供全产业链的支持，资助范围不仅包含基地软件和硬件建设，森林疗养产品的营销企业也将获得基金资助。具体来说，森林疗养设施建设、森林景观提升改造、森林疗养课程编制、森林疗养基地认证、人员能力建设等工作都有望获得基金资助。另外，基金资助对象也将覆盖林场、农户、合作社、集体经济组织和企业等多类经营主体，有意者可向园林绿化部门提出申请，政府筛选后将推荐给基金。目前，由于森林疗养产业的业态较为复杂，每一类业态的资助条件尚无成熟标准，相关方案正在密集调研和准备之中。

2016年，北京市设立了果树产业发展基金，而森林疗养产业发展基金将包含在扩容后的果树产业发展基金之内，因此这项政策的落地性和可行性都非常强。我们也希望关心森林疗养产业的您，一起思考下如何用好和管好森林疗养产业发展基金，使更多经营主体从中受益，让森林福祉惠及每位市民。

未来森林疗养的两点设想

/ 树先生

在很多朋友眼中,困扰森林疗养的最大问题是研究不足,尤其是缺少树种挥发物和人体健康关系的研究。新年第一篇,我们避谈这些困难,假设研究是充足的,而未来的森林疗养会是什么样子?

产业化的森林疗养,需要落在自然疗养地上,而适用于自然疗养地的森林疗法该是什么样?从本质上来说,自然疗养地是证明某个地方的自然资源和环境"好",具有医学价值,打的是特色牌。可是树木哪里都能栽,树木哪里都有,多数情况下,树木并不是稀缺资源。即便能够证实特定树种的挥发物对人有特别的好处,移栽这种树就可以了,甚至可以把树做成盆景放在家中。如果是发展自然疗养地,这种倚重树种作用的森林疗法,恐怕很难成为自然疗养地的核心吸引要素。

芬多精和负氧离子对身体有益,但是城市中树木产生的这两种物质,容易为空气污染物所"络合",只有在环境清洁的自然疗养地,人们才能享受到有效的"植物精气"。包括环境在内的整个森林生态系统才是稀缺资源,我们可以栽树,但尚没有能力重建生态系统,系统的优势,是很难仿制和替代的。未来的森林疗养,或许更看重地方树种之外环境的特殊性,而森林疗养中"森林"所表征的,是森林地带的所有治愈素材。

另外,我们了解到温泉会退化,考虑到温泉水质变化,德国的温泉疗养地每10年要重新认证一次。与温泉等其他替代疗法相比,森林疗养面临的最大问题,是森林的生长变动。我们很难评估一个变动主体的功能,即便得出结论,也不容易让人信服。从这点来看,在成过熟林开展森林疗养基地建设和医学实证研究,可能会成为未来森林疗养的一个基本前提。经历过时间选择和群落相对稳定的森林疗养地,无论是作为"自然释压系统"调节自律神经平衡,还是利用"植物精气"的力量,都会更有优势。

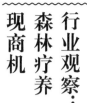

行业观察：森林疗养现商机

/树先生

2018年马上就余额不足了。这一年，在树先生心中，有两件事有点扯。一件是一个以美国马首是瞻的国家，连主权都不确定是否独立，最近每天在扯自己"司法独立"。另一件是森林疗养产品尚不成样子，森林疗养产业却出来了，还有人要和你扯商机。

培 训

短期内，作为新概念，又有政府部门推动，森林疗养相关管理人员培训的需求会非常旺盛。这可能就是朋友们所说的"第一阶培训"，我观察目前的第一阶培训，主要侧重于解决森林疗养是什么，为决策层画一个饼，还不能满足经营管理需求，如能做好第一阶培训，市场潜力巨大。

长远来看，森林疗养的主要产品是服务，而做好服务需要更专业的人才，森林疗养师等专业人员培训前景看好。不过对于这部分工作，以"挣快钱"为目标的企业，似乎兴趣不高。为此，我们耗时三年，开发了免费森林疗养师远程培训课程体系，在此基础上开展森林疗养师培训的话，或许能够满足企业的逐利行为。

规划设计

相对于软件建设，国内的森林疗养基地更关注硬件建设，所以策划、规划和设计的需求都很旺盛，已经有很多团队从中受益。不过，现阶段森林疗养基地规划设计领域有些混乱，做旅游规划的，做园林设计的，甚至连这两方面背景也没有的人，摇身一变，都成了自然疗养地规划设计的专家。森林疗养基地规划设计的质量普遍不高，也许这就是规划设计了这么多年，依然没有合格森林疗养基地推出的主要原因。当然，有人会说自己做的是森林康养基地，不是森林疗养基地，我觉得把概念从森林疗养偷换成森林康养，不应该成为降低专业水准的理由。

课程开发

对于森林疗养课程开发，它不仅是有价值森林疗养基地认证的一部分，还是森林疗养基地托管服务的核心业务。森林疗养课程开发涉及医生主导的部分，也包含森林疗养师主导的部分，最终会形成包含适应证和禁忌的森林疗养菜单。现在越来越多的经营者意识到森林疗养课程开发的重要性，也尝到了独自开发森林疗养课程的无力感，甚至有几家在建森林疗养基地提出了基地托管服务需求。不过，如果以自然疗养地作为衡量标准，目前国内尚没有森林疗养基地，在没有经营管理好自己的背景下，如何输出经营管理呢？这确实是个问题。

新兴职业探索:森林疗养商业化之思考

/ 婷婷

森林疗养,作为一个新兴行业,几年前从日本引进国内。我陆续接触了韩国、德国、澳大利亚以及中国台湾的专家们的介绍和不同理念的学习,至今,如何商业化却没有多少收获。至少,在国内怎样让客户买单,目前还是个大的议题,值得探索和研究。今天,我就个人这几年的探索做一点分享,欢迎大家拍砖。

刚刚学习了森林疗养时,我们每个森林疗养师内心都会蠢蠢欲动,想要把这样一个美好的事情介绍给身边所有的人,我也不例外。我的做法非常简单,就是在我的朋友圈分享我的学习收获和"森林疗养"公众号的文章,这样做的结果有两点:一是吸引了很多朋友对这个新兴的行业产生了好奇,会持续关注我的动态,二是吸引了一些和我一样的同行加入到森林疗养师的学习队伍中来。第二个结果是壮大了我们的同行队伍,但于市场的推动作用甚微。但第一个却是我没有预料到的,由于我的分享,身边出现了很多想要我带领他们去体验森林疗养的人群。

于是,我会经常收到邀请,希望我能够给做些公益分享。有社区,有学校,有同行,而我,也乐于传播这个新兴行业的健康管理理念,于是,到高校、社区去做公益分享,有时也会在我的团体培训中穿插部分活动内容,效果非常好,立刻受到欢迎,我也因此被鼓舞。

接下来就有人想要参加由我组织的森林疗养活动,于是我个人陆续开展了几次收费的森林疗养活动。当然,这个过程中也不乏受邀去外地做些培训中的实践体验。今年,有两次高校的教师减压团体就是在奥林匹克森林公园开展的森林疗养,深受教师们欢迎。大家普遍从生活理念方面有了深刻的认知和改善。

无论是半天、一天的活动，或是公益、收费活动，参与的群体都会有很大收获，且决定未来将改变不良生活方式，增进亲人之间的亲密关系，调整认知，过健康有益的生活。

当理念被大众接受了，商业化的路径也就会逐渐得以探索出来。因为我们做的是为他人服务的有益事情，容易被客户接受。相反，那些只想以赚钱为目的的路径，反而会被人们直接防御而排斥在外，这是我所了解到的一些个人或企业的失败之举。

2018年11月3~4日，作为森林疗养师自律协会的一分子，代表自律协会与几位同行一起在天津梨木台森林公园为高压人群开展了为期两天一夜的森林疗养实践活动，这次是梨木台森林疗养第一季，也是自律协会首次商业化合作的探索和实践，整个活动下来，对商业化有了更多的思考和认知。

首先，和一个森林疗养基地或森林公园的合作需要整个团队的协作和配合，而这个配合离不开基地主要领导者的重视和支持，这次梨木台刘总亲自开会协调各个部门，这对于活动的顺利开展发挥了至关重要的作用，从行政到后勤，从服务保障到医疗陪伴，从住宿到餐饮，从材料供应到交通工具，事无巨细，牵一发而动全身，这是一个系统工程，而这个系统工程需要有总指挥的协调、号召、引导、检查和监督。

其次，森林疗养师团队合作是森林疗养成败的核心。森林疗养自律协会在杂草的总协调下，我们一行三人由涓带队，白桦和我协作，团队共同商讨方案、流程、用物准备、注意事项以及天气变化时的应对策略和备用方案，15名成人+2名孩子，分三个小组有分有合，分组时各人发挥自己的专业特长带领小组成员体验，合组时发挥团队精神从系统考虑工作安排与行动，有主有次，相互配合，在特殊情况发生时自动补位应对困难，为这次的商业化运作磨合出了一个基本的工作流程和规范，展现了森林疗养师的专业风格，体现了专业化的服务精神，同时首次为森林疗养师协会探索出了一个商业化运作的思路。

另外，"森林疗养"公众号为商业化运作起到了宣传和推广的作用，一方面公众号的专业文章为大众做好了普及工作，促进了大众的认知，另一方面我们本次的招募成员中有来自天津、哈尔滨、杭州和北京的各地体验者，其中，四位是第四期的森林疗养受训学员，他们正在接受网络课程的学习，而梨木台森林公园的王部长本人也是四期学员，这些学员本身也带动了家人和朋友对森林疗养感兴趣，其他成员则来自对森林疗养感兴趣的人群，这些都离不开我们对大众的普及和宣传，只有大众的认知到了一定的程度，才能从行为上接受商业化的消费。

所以，综上所述，要想在国内进行森林疗养商业化运作，离不开疗养基地的大力支持和配合，少不了森林疗养师的专业水平提升和职业化实践带领，更离不开对森林疗养的普及和宣传。因此，要想实现商业化运作，并逐渐本土化，每个森林疗养师责无旁贷，需要做更多的公益性宣传和普及工作，我们依然任重而道远。希望我们共同携手，砥砺前行。

森林疗养商业运作的一点思考

/ 吴奇

做完梨木台项目森林疗养师派遣的工作后,和大家分享下商业运作模式尝试的经验教训,其实也不能说是经验教训,我们姑且先叫思考吧,初步总结一下,供大家参考。

一、积极的方面

总体来讲,在整个森林疗养活动中,森林疗养师自律协会、森林疗养师、梨木台景区、第三方策划团队(梨木台景区原有)都能够从各自角度出发,全心全意为做好森林疗养活动而努力。

(1)森林疗养师自律协会:积极开发完善可落地的森林疗养商业模式,平衡整个森林疗养活动中各方面利益,积极维护森林疗养师的个人合理权益,协会现阶段没考虑任何盈利。

(2)森林疗养师:职业道德素养和工作热情非常高,绝大多数疗养师专业水平值得称道。

(3)梨木台景区:对森林疗养事业认可,领导层积极主动配合,员工配合紧密,基本保障工作能及时跟进,能和自律协会就突发事件及时沟通并妥善解决。

(4)第三方策划团队:对森林疗养事业认同,宣传工作比较到位,能积极主动地协调自律协会和梨木台景区之间的沟通工作。

二、需要思考的方面

思考一般都比较沉重,但恰恰是一个又一个的思考促进了事业的向前发展。

写这篇文章的时候我比较纠结,担心有的人会"对号入座",后来也释怀了,我说的是思考,是针对事情的不是针对个人的。借用两句话吧,第一句:"本故事纯属虚构,如有雷同实属巧合";第二句:"让暴风雨来得更猛烈些吧"。

1. 森林疗养师自律协会

(1)缺乏专职人员对日常事务的系统化管理和协调。

(2)对自律协会内的森林疗养师的日常管理、活动方案的审核、职业道德水平衡量缺乏强制制约力。

(3)目前在商业运作中,自律协会在与甲方、与疗养师之间均存在相对地位优势不足。桥梁沟通的责任有待双方共同维护,例如,疗养师活动中的任何诉求均可通过自律协会总体协调与沟通得以实现。

(4)缺乏运营资本。

2. 森林疗养师

(1)由"管家婆"到"专一活动型"角色转换不彻底。

(2)部分疗养师需加强全局意识及集体智慧,团体协助。

(3)疗养师制定的具体疗养方案的执行程度不够。

(4)疗养师个人专业水平的优势针对性不强。

3. 景区的管理层和工作人员

(1)角色转换。景区的管理层由一个决策者突然转换为一个外来服务的配合者,这需要一个转变的过程,尤其是完全的转变需要不断的磨合。

(2)商业运作模式的清晰。在商业运作的模式中,我们建议采用一方主导制的模式:一种是景区主导,自律协会配合;另一种是自律协会主导,景区配合。在梨木台的商业模式中综合各方面因素我们尝试推行梨木台主导制。但森林疗养作为一种新的商业模式,从景区的角度他们有一种无从下手的感觉,这样作为主导方就会在整个活动的流程中出现衔接不畅的问题,从而衍射一些负面的影响。

(3)相关工作人员的激励制度。工作人员主人翁精神有所欠缺。一方面仅仅是把这个活动当成一个工作来做,工作责任大于工作热情;另一方面可能是缺乏一种商业或者荣誉的激励制度;再一方面可能是对森林疗养的认同感不够,从森林疗养活动中获得的精神愉悦感不足。

(4)后续持续发展的规划。要制定符合景区发展的森林疗养短期、中期、长期规划,按计划有条不紊地推进,流程规范化,从而最大程度地降低后期的运营成本。

4. 第三方策划团队

(1)区分清楚在整个商业运作模式中的地位,明确自己的责权利。

（2）需要长期考虑作为第三方，怎样在森林疗养事业中与森林疗养自律协会、景区三方协调共赢发展。

三、展　望

俗话说"万事开头难"，森林疗养商业化也是这个道理，虽然有来自方方面面客观的、主观的困难，好在道路虽然曲折，但前途光明，同时还有一批热爱这个事业的有识之士，愿意为了这个事业在贡献自己的力量。再借用一句孙先生的名言"革命尚未成功，同志仍需努力"来一起共勉。

森林疗养能否形成产业？

/ 树先生

森林疗养不仅能够提高居民健康水平，对发展地区经济也是一张好牌，是非常具有培育价值的战略新兴产业。不过，国内森林疗养落地工作进展缓慢，有时我们自己心里也犯嘀咕，森林疗养产业会不会是"凭空想象出来的产业"？2018年5月，日本《林业经济》刊发了一篇文章，题目是《森林疗养产业的经济效果》。看过这篇文章之后，我自己心里踏实了一些。

这篇文章以日本最成功的森林疗养小镇信浓町为研究对象，作者基于旅游统计、森林疗养相关企业走访调查和产业关联表等资料，对当地2011—2015年森林疗养产业发展情况进行了评估。结果显示，信浓町5年间森林疗养工作的综合诱发效果为3.972亿日元，附加值诱发效果为1.5937亿日元，纳税额为0.0282亿日元，生产诱发系数约为1.21。从行业类别来看，森林疗养对酒店行业的经济促进作用最大，今后如能继续深化与企业合作，推出更多"企业研修"类型的森林疗养，还将会取得更好的经济促进效果。

话说回来，国内全面引入森林疗养理念已逾六年，这些年相关工作的产业规模有多大？创造了多少就业？对经济有多大拉动效果？节约了多少医疗支出？未来增长点又在哪里？为了回答这些问题，在2019年度北京市财政项目支持下，我们将以北京市为重点，面向全国开展森林疗养产业统计工作，适时发布森林疗养产业发展报告，为政府及相关机构决策提供参考和依据。

不过，森林疗养产业统计是个难题，统计口径没有公认的标准，调查方法也有待于创新，我们亟需和有能力、有影响力的机构合作，共同开展森林疗养产业统计工作。近期项目经费即将到账，期待与您一起攻坚克难。

时代在呼唤福祉型森林疗养

/ 树先生

通常我们把基于自然疗养地的森林疗养称为产业型森林疗养，而基于身边公园开展的森林疗养称为福祉型森林疗养。在过去几年中，国内自然疗养地落地工作进展缓慢，但是福祉型森林疗养却蓬勃发展起来，紫竹院、北京植物园、奥林匹克森林公园等传统意义上的城市绿地，留下了森林疗养师活跃的身影。

"有心栽花花不开，无心插柳柳成荫"，之所以出现这种情况，恐怕是有深层原因的。从公共卫生学来看，市民健康状况受社会因素影响非常大，像贫富差距引发的压力和自尊丧失等心理因素，同样会造成健康损害。有人按收入和受教育程度将男性分为5个等级，调查统计显示，最低等级群体的死亡率是最高等级群体的1.66倍。很多学者都在努力寻找一种健康促进方式，来弥补这种健康动因的社会不均。而作为一种好的健康促进方式，通常有三方面要求：一是要经济和心理负担小；二是任何人，无论贫富都能够实施；三是随时都能够实施，且具有可持续性。回过头来看，福祉型森林疗养完全满足这三项要求，能够插柳成荫就不足为奇了。

截至2018年底，北京市森林覆盖率已达43.5%，城市绿化覆盖率达到48.44%。园林绿化建设的主要问题，不久便会面临着"从量的增加到质的提高"的转变。而对于如何提高绿地质量这一命题，我想不应该局限于生物多样性保护等生态因素，更要考虑到这么多城市绿地如何用活，如何来满足市民的医疗保健需求，比如说在绿地建设中将市民的利用形态与健康状态考虑进来。另外，如果想把城市绿地用活，有待于更多森林疗养师这样的专业人士来发挥作用，只有专业的服务才能把社会大众与医疗设施、养老设施、助残设施和城市绿地联结在一起。

过去我们认识到园林绿化是城市的绿色基础设施，它不仅是城市污染的"净化装置"，还提供着运动和文化交流的场所。现在城市绿地融入了公共卫生理念，借助森林疗养和社会免疫学方法，今后作为健康促进场所将激发出更大功能潜力。

预警森林疗养产业

/ 树先生

也许大多数公众还没弄清楚什么是森林疗养和森林康养，国内第一批立项的建设项目，已经有倒下的案例，个中缘由值得警惕。最近有媒体爆出，长白山国际旅游度假区违规建设高尔夫球场和别墅类房地产项目，被勒令停工整顿。在项目违规建设过程中，投资方采用了偷梁换柱式的遮掩和欺骗，编造了接二连三的谎言，而最近的一个谎言就是"森林康养基地"。我想无论是森林疗养还是森林康养，它不应该成为某些人违法乱纪的遮羞布。

我们最近担心的另外一件事，是投资人拿森林疗养做"资产变现"的游戏。据说目前80%的民宿没有盈利，但是大量资金还是会投向民宿，这是为什么呢？是一些精明的商人在玩"资产变现"，他们不关注民俗能否可持续盈利，只要形成一些看似红红火火的资产，就把项目打包出售。现在大量剩余社会资本缺乏创新性的投资渠道，似乎不愁击鼓传花的下家。虽然资产能否变现是产业化的一个重要标志，但我们还是更期待投资人能够踏踏实实地做出可持续的盈利模式。

当然，更多人是在森林疗养领域踏踏实实地探索。我们有两个"未合格"的森林疗养师学员，她们所开创的工作，却为森林疗养产业带来了一些亮点。她们没有使用被认证的森林疗养基地，大部分活动也不是森林疗养师带领，可是融合了森林疗养的团队建设、融合了森林疗养的心理咨询，正在作为受欢迎的产品走向市场。森林疗养正在以我们意想不到的样子形成产业，我想我们应该开展森林疗养产业统计研究，尽快实现定期发布森林疗养产业发展白皮书，为业界人士提供参考。

另外，在很多朋友眼中，我们培养了一大批森林疗养师，归口管理着一大批森林公园、自然保护区和林场,森林疗养课程开发也取得了阶段性成果,但是怎么感觉森林疗养产业没有发展起来呢?这其中一个重要的原因就是没有对接需求。在养老、儿童教育、亚健康管理、慢病康复等领域,社区、学校、企业等机构有大量的需求,但是没有人进行对接,或者是想对接但缺少渠道。我想这需要看到机会的企业抓住机遇,也需要政府促进需求对接,为森林疗养产业"扶上马,再送一程"。

专家建言 用好森林的疗养功能

/ 树先生

2018年6月14日,首届森林疗养国际研讨会在北京举行。与会学者交流了森林医学研究成果,探讨了森林疗养优先工作领域,并对发展森林疗养产业建言献计。

据悉,德国有400多处自然疗养地,日本有63处森林疗养基地,这种"以自然为药"的疗养地医疗模式,对于预防疾病、身心障碍康复和慢性病治疗具有重要意义。今后国人生活会日益富裕,而人口老龄化在不断加剧,精神疾患、慢性病和生活习惯病在不断增加,在这些需求因素刺激下,中国将迎来森林疗养产业发展机遇期。在提高市民健康水平之外,发展森林疗养对于振兴沟域经济和发展现代林业也具有重要作用,专家建议将森林疗养作为战略新兴产业来培育。

培育森林疗养产业,专家建言要加强制度建设。国内林种划分中没有自然休养林,开展森林空间利用与现有森林经营管理制度相抵触。专家建议由林业部门牵头,借鉴日韩经验,尝试设立自然休养林,创新森林经营制度。另外,国内既没有针对森林疗养立法,也没有将森林疗养纳入医保,森林疗养福祉化和产业化都会受到一定限制。专家建议着手开展相关政策调研工作,尽早出台有中国特色的相关政策。

培育森林疗养产业,专家建言要开展技术攻关。欧美自然疗养地技术很成熟,但以森林为主体的自然疗养地尚不成熟,现有森林医学研究对森林类型、季相变化和个体差异考虑不充分,有限研究成果还不能为细致的森林疗养服务提供支撑。专家建议多部门跨地域合作,设立森林疗养研究基金和疗养地医学研究专门机构,鼓励学者持续开展相关研究。专家还建议定期召开北京森林疗养论坛，打造国际知名地品牌学术活动，让研究成果更好地服务产业发展。

培育森林疗养产业，专家建言要树立森林疗养文化。国内城市化进程较晚，大部分市民没有度假传统，也没有享受疗养地医疗的文化，森林疗养产品大众化或是一个漫长过程。专家建议以森林疗养师职业宣传为抓手，加强森林疗养理念的宣传工作，鼓励市民开展森林疗养体验，帮助大众建立起利用森林调适身心的生活习惯，用森林福祉来支撑森林产业，用森林产业来促进森林福祉。

森林疗养工作随笔

/树先生

　　最近很多"达官贵人"在关注森林疗养，光是各地市委书记调研森林疗养工作引发的"紧急求助"，上周就有好几次。从森林疗法到森林疗养，从森林疗养到森林康养，最初由我们播下的那颗种子在到处发芽。有时候真想掐一掐大腿，这是真的吗？不过社会越关注，我们心中的不自信就越严重，总是焦虑于政策、产品、研究、认证和能力建设等工作的进展太慢。不久前，温州市政府办发布了《关于加快推进森林康养产业发展的意见》（以下简称《意见》），相信这是森林疗养年度工作的一个亮点，也抚平了我们的政策焦虑。

　　《意见》在"涉及林业生产经营用房及相关附属设施占用林地"方面有重大突破，"经营林地连片面积50～100亩的，使用林地不超过120平方米；100～200亩的，使用林地不超过160平方米；200亩以上的，使用林地不超过其经营林地面积的1.5‰；对流转林地200亩以上实施林业规模经营的，总量不超过3‰。其占用的林地属于村集体所有的，由县林业主管部门立项和审批；属于国有的，由县林业主管部门立项并初审后，报市林业主管部门审批，占用林地的审批材料均报省林业厅备案"。看到这里，您会欣喜地发现，困扰森林疗养产业发展的最后一根路障已清理干净，中国的自然休养林管理体系已呼之欲出。

　　另外，《意见》也提出在"不采伐森林、不硬化地面、不影响乔木生长"原则下修建步道。这项原则最初应该是由四川省林业厅提出来的，我们也曾为这三句话叫过好，但现在发现"不硬化地面"这句话似乎有点问题。森林疗养基地访客量比较小，缺少践踏作用，步道容易滋生杂草。之前为了不破坏森林的土壤结构，我们修建的一些森林疗养步道没有硬化，结果杂草生长得非常迅速，两年间就变得面目全非，步道维护压力非常大。实际上，森林疗养步道应该结合森林作业和森林防火工作来修建，不硬化恐怕不能满足多功能需求。从森林疗养课程角度来考虑，步道铺装也应该是多形式的，要因地制宜地设计步道铺装，不一定都要软质铺装。我们修建步道的目的是为了保护森林，是为了引导访客按既定路线行进，限制游人涉足更多森林区域，所以没必要在"硬化地面"这一问题上过于苛求。在我们看来，只有较高保护价值的森林地段，或许才应该避免硬化地面。

行业动态：2018 年初的两件旧闻

/ 树先生

从我们自身来说，在推动森林疗养产业发展方面，让我们感到最"无力"的，除了政策因素之外，还有缺乏医疗界的参与和认可。"森林疗养是由医生讲林业故事"，如果没有医生的参与，森林医学实证研究、森林疗养基地认证以及相关政策制定都寸步难行。最近，在浙江医院王国付先生的推动下，浙江省康复医学会成立了"自然环境与康养专业委员会"，这是国内医疗机构首次整建制地投身森林疗养相关工作，其意义不言而喻。未来，这个机构将与中国林学会、北京市园林绿化局等单位合作，共同推进森林医学研究、森林疗养基地医学评价和森林疗养师培训等工作。

2018 年 1 月 23 日，山西省林业厅与国信集团签署森林康养产业合作框架协议，这标志着国内又有省份相关产业进入实质发展阶段。做研究生论文期间，我有机会跑遍了山西的太岳山、吕梁山、关帝山等主要森林经营局，当地保护完好的森林生态系统，颠覆了我对这个中部内陆省份的印象。实际上，山西省存在 9 个森林富集区，全省的森林覆盖率可达到 20.5%，被称为太行山的绿色明珠。2017 年，山西省旅游发展大会提出了"大美太行、夏养山西"新品牌，而如何打好森林疗养产业特色牌？如何将森林打造成为市民健康生活最佳目的地？如何助推传统林业和传统产业转型升级？山西省林业厅将持续发力。

行业要闻：各地的森林健康管理探索

/ 树先生

我们所推广的森林疗养，在国内还有森林养生、森林康养等不同说法。如果您仔细观察，不同名称下的理念和技术是有差异的，即便都是森林康养，不同省份的内涵也有所不同。在我们看来，名称、理念、技术都可以不同，只要大家都在不断努力探索，国内相关工作就一定会超越欧美和日韩。

2017年8月23日，全国第一家省级森林康养协会在南宁成立。广西森林康养协会从筹备到成立仅用半年的时间，从中不难看出广西这个森林资源大省要把"绿水青山"变为"金山银山"的急迫感。广西的森林康养包含生态保护、生态文化挖掘、治未病以及互联网+等内容，今年全区将打造二到三个森林康养基地，争取2018年完成试点后进行全面推广。

不久前，中共四川省委农工委印发了《四川省大力发展生态康养产业实施方案（2018—2022）》，首次把"森林康养"升格为"生态康养"，主管机构也从四川省林业厅过渡到省农村工作委员会。在生态康养这项大帽子之下，四川省森林康养、阳光康养、温泉康养等现有工作得以理顺，虽然主管机构的变化让我们林业人有些怅然若失，但是生态康养的这一概念更加接近发展"自然疗养地""疗养地医疗"的内涵。

2017年7月，国家林业局办公室印发了《关于开展森林特色小镇建设试点工作的通知》，计划在国有林场和国有林区林业局范围内建设30个示范点。据悉，这项计划共收到100多个建设申请，组织方目前已经完成60家单位的方案评审，示范点将于近期确定和公布。另一方面，在特色小镇的发源地浙江，森林特色小镇建设已取得实效，通过森林小镇建设，提高了森林经营水平，完善了当地的基础设施，促进了地域经济社会发展，更多村民自觉自愿地加入到森林保护行列。

自然苗岭 致力打造"休养天堂"

/ 树先生

凯里是贵州省黔东南苗族侗族自治州的首府，人口不多，私家车却不少。最近在黔东南出差时，意外发现凯里竟然是一个"车让人"的城市，这让习惯于过马路要和汽车对赌"勇气"的我，瞬间便对这座小城充满无限好感。

其实在黔东南州，让客人充满"好感"的地方还有很多。黔东南州和台湾省的面积相当，大小河流2000多条，森林覆盖率超过66%，出产多种药材和有机食材，自然疗愈资源非常丰富。黔东南有神秘的苗侗风俗，至今保留着"春秋战国发型、宋时服饰、明清建筑、魏晋遗风"，文化资源极为丰富。黔东南境内的中国传统村落309处，世界级乡村旅游村寨30个，未经商业开发的传统村寨数量众多，这在全世界都绝无仅有。黔东南州目前有三座高铁车站，兰广和沪昆两条高铁在黔东南形成交叉，交通改善形成了明显的后发优势，近年来游客数量持续井喷式增长。

立足于资源优势，黔东南州提出将大健康产业作为全州"十三五"期间的三大战略行动，州林业局按照"绿水青山就是金山银山"的嘱托，把"森林康养"作为发展大健康产业的抓手，组织编制了《黔东南苗族侗族自治州森林康养产业发展规划》。规划提出以森林疗养地、自然休养村、森林游乐区、自然学校、森林拓展训练基地、森林运动中心、食养山房等为载体，构建"四主""四辅"森林康养产品体系，打造"三带三心多组团"的空间发展格局，开拓多方位客源市场，推动全域森林康养产业发展，以森林康养带动多产业转型升级，努力打造国际知名的康养旅游目的地。不久前，这项规划通过了黔东南州政府各部门和专家的联合评审，进一步完善之后将正式对外发布。

据悉，围绕发展森林康养产业，黔东南州还将出台一系列优惠政策，有相关领域投资意向的朋友，可以去黔东南找找机会。

国内森林疗养有了正确打开方式

/ 树先生

为了给奥运工程施工让路，松山森林疗养基地认证示范只做到一半；被寄予厚望的史长峪森林疗养基地，或许最终会被定位为自然休养村；几处企业投资的森林疗养基地，饱受建设用地问题困扰，建设进展相当缓慢。北京市开展森林疗养工作以来，我们一直面向全国传播经验，可自己家里却没有一处像样的森林疗养基地。如果有人想看落地的森林疗养基地，了解真正的自然疗养地，目前只能去日本和韩国。"卖席子的睡土炕"，这是我们面临的最大尴尬。不过，北京市森林疗养工作的这种现状，将随着八达岭森林疗愈中心的建成而改变。

为了增进残障人士的社会福祉，更好地迎接2019年园博会和2022年冬奥会，延庆区残联和八达岭林场共同实施了"残障人群自然体验及疗愈中心建设项目"。目前，八达岭森林疗愈中心的主体工程已经完工，建筑施工进入了室内装修阶段。未来，在八达岭森林疗愈中心内，森林之家、森林书吧、森林体验馆、森林游乐区、自然观察径、森林实验室、森林大本营将形成一个有机整体，并且通过无障碍改造，让包括残障人士在内的弱势群体，也能够能深入林间疗愈身心。

不仅有国际一流的硬件，八达岭的人才优势就更为明显。在森林疗养师方面，首届16位合格的森林疗养师之中，就有4位八达岭林场职工，第二和第三届森林疗养师培训班也不乏八达岭职工的身影。在自然讲解员方面，八达岭林场多年前曾选派2位职工赴韩国研修森林体验教育，现在参与公园管理工作的职工大部分接受过自然讲解员培训。从提供森林疗养服务的角度来看，八达岭森林疗愈中心的硬件和软件已全部具备。作为森林疗养工作的见证者，也许您会感叹，国内的森林疗养工作终于找到了正确的打开方式。而在这些年的探索过程中，八达岭林场凭借开阔地思路和扎实的工作，又一次走到了全国前列。

森林康养热背后的冷观察

/ 树先生

"森林康养热"在继续延烧。

2017年11月30日,中国林场协会森林康养专业委员会成立大会在浙江温州举行。这是继中国林业经济学会森林疗养国际合作专业委员、中国林业产业联合会森林医学与健康促进会、中国绿色碳汇基金会森林疗养工作委员会之后,又一家国字头专门从事相关领域专业活动的工作机构。中国林场协会是全国林场系统非盈利社团组织,它联系基层、服务行业,被很多林场视为"老家",所以在"森林康养"推广方面具有天然优势。森林康养专业委员会成立后,它将组织动员全国4000多家林场,探索"森林康养"新业态,利用森林来促进全民健康。

近年来,"培育森林疗养产业""发展森林康养产业""大力发展森林养生"等声音此起彼伏。但是森林疗养理念引入国内已经有六年时间了,国内提出森林康养概念也已经有三年时间了,除了那些"颁牌、收钱"或是"培训、收钱"的机构,可曾有企业实现稳定盈利?可曾有弱势群体从中获得福利?国内休闲产业总体过剩,主流社会对自然疗法的认知和消费水平还不高,无论是把"森林康养"产业的核心定位于休闲体验,还是定位于疗养地医疗,经营者都会面临很大的现实落差。与明显的泡沫相比,我更担心那些道听途说、满嘴谬误的"推广者",倘若从业者的个人修为不够,这个行业定位和未来就更加岌岌可危。产业尚未有雏形,乱象已初步显露,作为这个行业的见证者,我有时真不想睁眼。

坦率地说,日本森林疗养工作有成功的案例,但是总体上并不成功,距离产业化尚有很大距离,很多久居日本的朋友甚至没有听说过"森林疗法"。造成这种现状的原因是多方面的,我过去常归咎于日本没有与森林疗养相适应的森林文化。在日本传统文化中，邪恶的鬼怪往往住在森林之中，民众对森林充满恐惧，愿意把森林作为度假目的地的民众不多。其实更重要的是，日本有限的推广力量并没有形成合力，光是可以翻译成"森林疗法协会"的机构就有很多家，此外还有森林保健协会、森林治愈会等很多机构。话说回来，国内已经成立了那么多相关机构，如果行业主管部门能够牵头整合一下各方面力量，对行业发展来说应该是最大福音。

反对"森林康养"产业化推进

/大林

以北京市园林绿化局翻译出版《森林医学》为标志，森林康养被介绍到中国。借党的十九大提出的建设健康中国的发展战略，森林康养开始在全国火爆式增长，森林公园、湿地公园、林场、自然保护区、植物园、风景名胜区等无不把森林康养作为发展的新型产业领域。全国多个省政府、省林业厅都纷纷出台文件，大力发展森林康养产业，都想把森林康养这块蛋糕做大做强。

与红红火火的推进政策相比，森林康养的经营效果大多可用经营惨淡来形容，若没有财政资金的支持，亏损会更多。这种发展模式继续下去，投入的资金效率低下，将导致很多资金浪费。从日本、韩国的森林康养发展情况来看，森林康养基地既有国家投资的，也有私人投资的，并且全国合理分布。这些基地收费不高，都是面向普通大众，做得好的能够稍有赢利，客流量少的还需要政府补贴。自然讲解师和森林疗养师都是很普通的职业，有些是退休人员爱好这一行，自愿服务。难道中国就很特殊，森林康养像房地产似的，成为人人想争抢的金矿。因此，我反对森林康养产业化推进，森林康养宜多元化发展。

适合中国国情的森林康养发展思路是，由政府使用财政资金，在全国按照城市、人口、森林资源情况，合理地建设一批森林康养基地，实行公益性运营。由企业投资建设的森林康养基地为补充，市场化运作，产业化发展。采用这种发展思路的原因如下：

一是政府投资的森林康养基地公益运作是为了感谢人民群众义务植树的贡献。自1981年全国义务植树开展以来，全国人民义务植树为国土绿化作出了巨大贡献，很多地方基本消灭了荒山荒地，现在是共享绿化成果的时候，因此，建设森林康养基地是为了感谢人民群众义务植树的贡献。很多重大绿化工程，也是国家财政资金的投入，是全体纳税人的贡献，因此，政府有必要建设一批公益性质的森林康养基地，来感谢纳税人的付出，提升人民的幸福指数，而不是产业化发展，处处与民争利。

二是看淡森林康养的疗效，森林康养不是包医百病的良药。森林康养能治病，那还要医院和医生干什么。有那么大作用，医院早已不会人满为患。但不能否认森林康养在强身健体、提高人的免疫力方面的作用。

三是森林康养也有商机，适合企业投资运营。普通的森林中没有松软的林间步道，没有专业的森林康养指导人员，没有高档的检测设备，没有完善的康养活动体系。企业完全可以在这方面做得完善，面向高端人群。毕竟富裕起来的人群，愿意花钱享受便利、专业的康养服务。企业投资的森林康养基地，只要合规合法，是盖别墅式、医院式、度假村式、旅游地产式，还是酒店式森林康养基地，那是企业发展的事。

亲近自然也需政策推动

/ 树先生

为了发展森林休闲，日本政府上个世纪出台了十几项政策。在这些政策之中，哪项政策最为得力呢？1998年，有学者针对日本民众做了一项问卷调查，结果排名第一位的是"亲近自然的推进事业"，72%的民众认为这项政策最为得力。发展森林疗养需要以森林休闲工作为基础，今天我们一起去了解下，"亲近自然的推进事业"究竟是一项什么政策？

我们没能查出"亲近自然的推进事业"出台的具体时间，只知现在日本林野厅和环境省依然将其作为重要的工作内容。现有资料显示，"亲近自然的推进事业"最初由文部科学省、农林水产省、总务省和环境省联合推出，它旨在解决孩子和自然缺乏联系等社会问题。这项政策通过强化自然体验活动的推进体制，为国民提供接触自然的机会，促进民众对自然保护与合理利用的理解。到2014年，仅在自然公园利用方面，就有8亿人次受惠于这项政策。

在林野厅方面，为了能让国民在森林中亲近自然、了解自然，全国各个森林管理局、森林管理署会定期举办森林浴、森林体验、森林研修等各种主题活动，民众只需关注林业部门的公募信息即可，而这些活动大多免费，有些收费活动也仅需缴纳部分材料费。

在环境省方面，为了促进国民接触自然，环境省专门成立了"亲近自然推进室"，这个机构主要从事三方面工作：一是面向孩子开发自然体验教育课程，与在校教育合作，在国立公园提供自然观察会等自然体验活动；二是强化与志愿者的合作，与自然公园指导员、驻园志愿者一道，共同推进国民亲近自然工作；第三，为了鼓励国民亲近自然，日本从2016年开始新增加了"山之日"这一法定假日，宣传普及好新法定假日以及提高国民户外安全管理能力，也成为这一机构的重要工作。

对付糖尿病，卫生部门有妙招

/ 树先生

2015 年，日本卫生部门推出了一项旅游治疗糖尿病的政策，政策的全称是"smart life stay"。这项政策旨在鼓励医生、保健师、营养师、健康运动管理师等多职业合作，通过有效利用地方的食宿设施和观光资源，来应对国民高发的糖尿病等生活习惯病。

旅游能够治疗糖尿病？听起来像天方夜谭，不过日本卫生部门是认真的。政策规定，凡是申请参加"住宿型保健指导示范"的机构，都可以"传染预防事业费"名义，向国库申请补助。也就是说，公众参加"旅游治疗糖尿病"课程的话，是能够获得补贴的。现在这项政策还处于示范阶段，2016 年，"日本医疗研究开发机构"举办了一期"旅游预防生活习惯病保健指导课程研究班"，先期发布了部分研究成果。

在这项政策支持下，2015 年日本国内 23 个地区或机构开展了示范工作，总共收集到 4412 例个体数据，其中 812 人是参加者，3610 人是对照。在这些示范工作中，绝大多数行程为两天一夜和三天两夜，也有少数四天三夜和一整周的情况。有关医疗效果的数据，日本卫生部门并未披露，但是一份调查问卷发现，活动前后访客的"饮食习惯改善意志""运动习惯改善意志""健康饮食的自信""定期运动的自信"都有极显著变化。

实际上，这项政策意在培育疗养地医疗产业，作为日本政府供给侧结构改革的一环，它起到了激发疗养地所有者经营创意的作用。我们不清楚日本各地的森林疗养基地和森林疗养师是否受惠于这项政策，但是和单纯地运动和饮食相比，森林疗养对预防生活习惯病更有优势。2017 年秋天，有朋友在我国河北省涞源的白石山舍，做了一期以"控制 2 型糖尿病"为目标的健康管理活动。我们有森林疗养师参与其中，后来听说当地没有像样的森林，我们心里一直对活动效果存疑，现在看来是我们保守了。

日本森林疗养现危机 如何面对？

/ 树先生

每个月，我们都会打开日本森林疗法协会和日本森林保健学会的官网，去窥探一番，希望能够找到值得借鉴的信息。最近一年来，我们发现日本森林疗法协会和日本森林保健学会的官网显得有些凋敝，心中难免为森林疗养工作的前景感到担忧。

在日本森林疗法协会，2018年度无人申请森林疗法基地，被认证的森林疗养基地止步于63家。对于主张森林疗养场所要通过特别认证的推广机构来说，这是致命的打击。德国有百年传承的自然疗养地认证制度，为什么到日本就半死不活？我们分析是由于森林疗养基地认证制度过度强调森林的作用，忽略了海拔、地形、气候等其他治愈素材，而认证过程仅有一次森林医学实证研究，也缺少令人信服的效果。在德国，为了挖掘利用自然治愈素材和治愈手段，通常要进行一系列的医学实证研究，有时会耗时十年才能做出自然疗养地。在基地认证这一问题上，日本人投机取巧没有结果，而我们没有理由要重蹈覆辙。另外，以森林为主体的自然疗养地确实也不太成熟，日本人并没有踏踏实实地从芬多精、负氧离子等生物气象学角度来评价森林的医疗保健价值，或许这也是近两年森林疗法基地数量无增长的重要原因。

在日本森林保健学会，网站2018年度几乎没有有效更新，偶尔有一些动态，也看不出其中内容与森林疗养有多大关系。日本森林保健学会以学术见长，主张利用身边森林就可以实施森林疗法，可是在过去一年里，既没有民众利用身边森林进行健康管理的案例，也没见到新学术研究成果发表。至于日本森林保健学会陷入停滞的原因，我们分析大致也有两个方面：一方面，从作业疗法的角度，利用身边森林开展森林疗养，的确能够帮助患者恢复身体机能和找到生活乐趣，为重新回归社会做好准备，但是这和日臻成熟的园艺疗法没有太大区别；另一方面，日本森林保健学会也存在过度强调森林作用的问题。如果只强调植物的治愈作用，一棵树和一片森林是没有太大区别的，身边森林和自然疗养地也没有太大区别，这样就忽略了"转地效果"对心理的影响，也忽略了海拔、地形、气候等治愈素材对生理的综合影响，自然疗养地这张牌并没有打出来。

日本森林疗养推广机构陷入停滞之后，普通民众对森林疗养的热度还能够保持多久，目前不得而知。

日本『森林康养』引人深思

/ 树先生

1987年前后，日本兴起过一阵"综合保养地"建设热潮。从今天的视角来看，有点像我们的"森林康养"运动。

为利用好良好的自然环境，鼓励民间资本设立运动和文化设施，日本制定了《综合保养地域整备法》。之所以出台这样的政策，与当时日本经济社会面临的问题是密不可分的。首先是受经济发展、城市化和人均增寿等因素影响，国民有了更多的闲暇时间，类似欧美社会的度假需求逐渐旺盛起来。其次是与美国的贸易摩擦在加剧，传统制造业承受了很大压力，日本政府亟需通过服务业来扩大内需。另外，经济的高速增长阶段进入尾声，日本政府想以地域振兴的名义，增加基础设施建设投资，借此来提振经济。市场有需求，民间有动力，政府有方向，这场"综合保养地"热潮便顺势发展起来。

"综合保养地"运动最盛时期，日本20%以上的国土面积在规划建设"综合保养地"，几乎所有省份都响应了中央政府的这一计划。从项目层面统计，开发面积超过100公顷或是投资超过100亿日元的项目达到450个，而中小企业投资的项目可能超过800个。不过这些项目很少有达到"自然疗养地"水平的，大多数项目的核心功能是滑雪场、高尔夫球场和游艇母港。被"综合保养地"开发和占用的自然资源，主要是日本的森林资源。实际上，在这场建设风潮中，日本林野厅也最卖力，相继出台了《森林空间综合利用整备事业》和《关于增进森林保健机能的特别措施法》两项政策。

《关于增进森林保健机能的特别措施法》出台于1989年，被纳入"特别措施法"范围的森林经营主体，可以变更森林经营计划，可以不经林地开发许可设置森林保健设施，可以不经政府批准采伐公益林，甚至可以变更公益林的属性。

《森林空间综合利用整备事业》出台于1987年,它旨在鼓励民间资本开发国有森林资源,希望通过民间力量提升国有林区的设施,以此使国有林区居民从中受益。相信这两项政策对于用活森林资源、振兴地域经济和提高国民福祉都发挥过重要作用,不过"综合保养地"建设也引发了很多争议,很多环保机构和社会团体直指建设过程造成了巨大环境损害,而来自原住民的抗议声从未停止过。

没落中，日本的森林疗法

/ 树先生

最近，日本林野厅发布了《2017年度林业白皮书》。在过去的一年中，日本森林疗养领域做了哪些工作？我们今天帮您扒一扒。

以"森林疗法"为关键词搜索全文，我们一无所获。也就是说日本森林疗法协会和日本森林保健协会所做的工作，没有入林野厅的法眼。白皮书中披露的一份公众调查，暴露出了日本林野厅对森林疗法态度淡漠的原因。从森林功能上来看，日本民众对森林身心疗愈功能的期待，已经从2011年的第五位下降到2017年的第八位。

以"森林浴"为关键词搜索全文，有7处表述。根据2016年的一次公众调查，80%的日本民众喜欢和期待"山居生活"，而其中大部分人愿意"通过森林浴来调整情绪"，森林浴在乡村振兴和促进城乡交流方面发挥着重要作用。

以"保健"为关键词搜索全文，有7处表述。如果森林保健能够包含森林疗养、森林保养、森林休闲和森林运动的话，日本森林每年的保健价值约为2.2546兆日元。2017年，日本全国有983处总计37万公顷的"放松之森"在提供保健休养服务，累计接待了1.2亿人次访客。

以"文化"为关键词搜索全文，有50处表述。日本林野厅很重视森林的文化功能，注重与森林有关文化遗产的传承与保护。日本森林是按照主导功能进行分类经营，与文化、保健有关的是"森林空间利用类型"，这一类型森林面积是53万公顷，约占森林总面积的6.99%。

日本森林疗法工作新动向!

/ 树先生

最近,沉寂已久的日本森林疗法协会突然活跃起来,在不到一个月内要举办两场论坛。我们尚未获得论坛报告内容,但仅从报告题目中,也能看出日本森林疗养工作的一些新动向。

2018年2月17日,在"2018森林疗法论坛"上,日本森林疗法协会邀请到了"全国健康保险协会"的理事长安藤申树,并做了一场名为《森林疗法用于健康保险组合预防工作的可行性》报告。在3月2日"健康经营时代的'企业+森林'论坛"上,安藤申树也将参加专题讨论和嘉宾互动环节。森林疗法协会与健康保险协会互动如此频繁,极可能是日本的"森林疗法适用医疗保险"将要取得重要进展。

在2018年3月2日"健康经营时代的'企业+森林'论坛"上,作为长野县森林疗法协会的特别顾问,长野县林务部的浅原武志将分享与32家企业团队合作的案例,并展望即将出台的"森林环境税"为森林疗法工作带来的机遇。为了解决抚育间伐等森林经营资金的不足,促进闲置人工林的再利用,日本政府提出了新设"森林环境税",并在争取纳入2018年税制改革大纲。森林环境税将覆盖6000万人口,人均征税额度为每年500~1000日元,预计将极大促进森林经营活动,并为实施森林疗法提供更多载体。

另外在技术层面,神经内科医生小松智贺分享的"森林中的正念"格外引人注目,或许我们也应该更加重视"正念疗法"在森林疗养中的应用。参加过首届森林疗养师培训班的周婷丽老师,在正念疗法方面积累深厚,我们要虚心向她学习。

森林医疗保健功能认可度下滑

/ 树先生

作为林业人，我们一直把森林疗养工作定位为森林多功能经营的一个方向，可除了医疗保健功能之外，森林还有哪些功能？公众更期待森林的哪些功能？

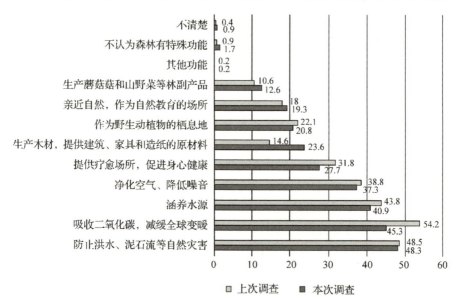

日本"森林与生活"舆论调查情况（%）

在日本，政府每5年会实施一次"森林与生活"舆论调查。在最近的一次调查中，森林的主要功能被分为以下九个方面：①防止洪水、泥石流等自然灾害；②吸收二氧化碳，减缓全球变暖；③涵养水源；④净化空气、降低噪音；⑤提供疗愈场所，促进身心健康；⑥生产木材，提供建筑、家具和造纸的原材料；⑦作为野生动植物的栖息地；⑧亲近自然，作为自然教育的场所；⑨生产蘑菇和山野菜等林副产品。国民可以选择自己最认可的 3 项森林功能，结果有 27.7% 的国民选择了森林的医疗保健功能，而 5 年前这一比例为 31.8%，国民对森林疗养的认可和期待有所下降。

与国民对森林疗养认知有下降相比，让我们更费解的是，日本国民对国有林和普通森林的功能期待并不相同。说起森林的功能，医疗保健功能可以在日本人心目中排到第五位；但是说起国有林的功能，医疗保健功能却只能排到第七位。排位下滑的不只是医疗保健功能，具有产业属性的木材生产功能和林副产品生产功能都比较靠后。或许在普通日本人的眼中，国有林应该重点提供公益服务，而不应该发展特定产业，更不应该与私有林争利。

森林疗法：日本林业人的自满与遗憾

/树先生

森林疗法是由日本林野厅最早倡导和推广的，林野厅对森林疗法的认知和态度，或许对国内林业部门具有借鉴意义。

理念不是造出来的

日本很多温泉和寺庙在森林之中，民众也有赏樱花的习俗，但林野厅清醒地认识到，日本过去没有单纯到森林中徒步的文化。所以1982年，林野厅提出了"森林浴构想"，就是想把森林徒步这种生活方式推广到全民。很多人认为"森林浴"一词是时任林野厅长官秋山智英的"造语"，可是厅里的公务员却不这么认为。实际上，"森林浴"一词已有四个半世纪的历史，早被收录在1955年版的《广辞苑》之中。经过二十几年的努力，"森林浴构想"已初见效果，到了2003年，愿意通过森林浴放松身心的日本人已经达到25.6%。在这样的情势下，发展经科学证实的森林浴已是时代的要求，因此林野厅顺势提出了森林疗法。日本的森林疗法不能马上像德国那样适用医疗保险，但是包含医疗保健功能的森林多功能经营体系已经建立起来，这是林野厅最骄傲的地方。

注册商标是为了"由官入民"

日本林野厅将"森林疗法"的一种日文写法注册成为商标，森林疗法步道、森林疗法基地、森林疗法师也都受商标权保护。这一做法究竟会促进森林疗法推广，还是阻碍森林疗法推广，目前还难以下定论。但是林野厅认为，日本很多初创工作都有"由官入民"的传统，森林疗法工作也不应该例外。所以在2004—2009年间，森林疗法前期的主要工作都是林野厅在推，当社会意识到森林疗养具有盈利前景的时候，林野厅就退出了。不过政府退出的似乎有点快，目前日本的森林疗养产业发展得并不十分理想。

还有很多想法没能实现

发展森林疗法最重要的要素是人。在人才培养方面，日本林野厅除了要培养森林疗法师之外，最初还计划培养"森林疗法支持者"和"森林疗法经营者"，分别负责森林疗法的宣讲和地域企划工作。不过最终只有森林疗法师和森林向导培训落到了实处，其他两类培训都沦为空想。另外，关于森林疗法基地和森林疗养步道认证，林野厅的最初设想也很花哨，除了设置三个不同类型之外，还分了三个星级，但是最终"类型"和"星级"在认证中都没有落到实处。不知这样的结果，是大浪淘沙的工作沉淀，还是缺少执行力的永久遗憾。

来自德国森林幼儿园的最新资讯

／树先生

有关森林幼儿园的推文,我们已经发过几期,最近又零星找到一些资料,稍加整理,补充分享给大家。

1. 德国有多少森林幼儿园?

德国有 570 所森林幼儿园,平均每 14 万人就拥有一所森林幼儿园,这些森林幼儿园主要在原西德辖区。以 Bensheim 市为例,当地森林覆盖率只有 26.3%,人口仅有 3.9 万,适龄入园儿童为 1389 人,但在大小 20 所幼儿园中就有 1 所森林幼儿园。

2. 德国的森林幼儿园长啥样?

大部分森林幼儿园只有一间避险小屋和一处户外开阔地,剩下的就是原状森林了。也有一些有园舍的普通幼儿园,开设了森林幼儿园班,但是单纯的森林幼儿园占到了 74%。德国的幼儿园大多是半日制,所以森林幼儿园也是半日制,早晨集合,中午就接走。

3. 哪些德国家长会选择森林幼儿园?

据一项调查,在选择森林幼儿园的家长中,53% 的人童年每周去森林超过 3 次;而在选择普通幼儿园的家长中,每周去森林超过 3 次的比例只有 15.4%,每周去森林 1~2 次的比例为 53.8%。这样看来,德国的森林幼儿园并不是一种教育创新,而是国民森林多功能利用历史的延伸。

4. 德国的森林幼儿园如何运营?

德国普通幼儿园一般由地方政府和教会设立和运营,但森林幼儿园是由监护人发起的家长协会来设立和运营。森林幼儿园一个班级的孩子数量不超过 20

人，可以接受不超过10%的残障儿童，各级地方政府都会提供一些补助，所以运营比较稳定。

5. 孩子在森林幼儿园中能获得啥？

森林幼儿园虽没有玩具，但是通过森林生活能够提高孩子的感受性、自律性和社会性，这也是德国家长所看重的因素。从生活技能和文化传承来看，森林幼儿园所传授的森林利用方法高达5大类112种，有些森林利用方法连经历过困难时期的老人也不知晓。

你知道吗？走进森林是一种权利

/ 树先生

很多朋友流转了农村集体所有林地，计划发展森林疗养产业。可是森林疗养基地的相关设施建好之后，能不能修上围墙就把门收钱呢？

在东北农村，我所生活过的小山村被森林包围着，那些森林有的为我所在村民小组所有，也有为邻近村民小组所有的。但是孩子们才不会理会哪片林子归谁所有，在孩子们眼中，自然和乐趣归任何人所有。事实上，只要不盗伐木材、不搞破坏活动，在林中穿行、游憩、捡蘑菇是不会受到任何打扰的，这是每位村民从祖先那里继承来的权利，我们暂且将其称为"入林权"和"休养权"。倘若有一天，有人强行把其中任何一块森林围起来收费，这对孩子们来说是一种损失，也是对村民权利的一种侵犯。

在德国，森林法规定"在不妨害他人利用的情况下，任何人均可以利用森林的公共服务功能"，法律把森林财产所有权和森林进入权区分开来，规定任何人都可以进入外部领域中的森林。我们现在要发挥森林的社会服务功能，要发展森林疗养产业，必须要尊重企业的森林经营权，但是如何平衡企业森林经营权和居民入林权、休养权，这还需要用法律做出制度安排。

我国的《森林法》发布于1984年，最近一次修正是在2009年。仔细阅读一下您会发现，这部法律主要是服务"生产型林业"，对发挥林业服务功能尤其是社会服务功能缺少保障。在德国的私有林中，国民有权进入森林疗愈身心，而我们的森林以国家和集体所有为主，人民却可能被禁止使用，这确实有点讽刺。《森林法》差不多十年修订一次，马上又将迎来下一次修订"窗口期"，入林权和休养权能否写入法律呢？这需要您与我们一起来呼吁。

看韩国政府如何发展森林休闲产业?

/树先生

在韩国,森林疗养工作也是进入 21 世纪之后开始的,整体上看并不比我们先进多少,但是韩国的森林休闲产业比较发达,具备发展森林疗养的坚实基础。韩国的森林休闲产业有国立公园和自然休养林两个载体,以汉城奥运会为节点可以分为两个阶段。今天我们就一起梳理下韩国的相关政策变迁,希望大家能从中获得一点启示。

森林休闲离不开户外爱好者。在朝鲜半岛光复前夕,韩国就创立了"朝鲜山岳会"。不过朝鲜半岛独立后,韩国又立刻陷入南北内战、朝鲜战争和国内军事政变,直到 1960 年左右,政局才稳定下来,"朝鲜山岳会"这个民间组织似乎没有发挥太大作用。1961 年,韩国出台了《山林法》,随后便在"智异山"筹划建设国立公园。韩国全面建设和指定国立公园,是 1967 年出台《公园法》后开始的,1980 年韩国又制定了《自然公园法》,有了这两部法律,森林休闲产业开始基于国立公园显露出雏形。需要指出的是,韩国国立公园的主管部门很不稳定,1965 年开始是建设部,后来又变成了内务部。在这一时期,韩国林业部门的声音很小,山林厅 70 年代中期才从农林部山林局独立出来。但到了 70 年代末,随着环境问题的凸显和公众旅游意愿的提高,山林厅开始在国有林中建设森林木屋,这为后来的自然休养林奠定了基础。

1988 年,韩国成功举办了汉城奥运会。以此为契机,山林厅编制了《山地资源化十年规划》,开始建设自然休养林。1989 年,"光陵山林浴场"正式开业,这在当时是轰动一时的标志性事件。1990 年,随着《山林法》的全面修订,自然休养林的指定、建设、委托管理和收费等事项都实现了条文化。之后有关自然休养林的政策也非常密集,《自然休养林设计基准》《森林自然休息年制》都是这一时期出台的。在国立公园方面，1990年，韩国引进了"公园特性化"概念，要求每个公园必须有自己的特点，同年推行《公园野炊和露营行为规范》；1992年，韩国发起"公园秩序先进化运动"；1994年，国立公园内开始设置"森林探索向导处"。不过到了1997年，韩国森林休闲产业似乎已经过剩，有些地方还出现了破坏森林的丑闻，所以政府开始禁止在自然公园内建设高尔夫球场和滑雪场，森林休闲产业发展的黄金十年正式宣告结束。

在韩国发展森林休闲产业过程中，非常重视森林文化的作用，这点值得我们借鉴。1992年，韩国开展了"关于森林的国民意识调查"，成立森林和文化研究会，并开始刊行《森林与文化》；1993年，韩国有了森林组合（林业合作社），提出要推广基于森林文化的自然休养村；到了1996年，森林文化就被追加为山林厅的重要职能。

韩国：森林疗养有"通用菜单"

/ 树先生

从2016年开始，我们与北京林业大学合作，研究制定"通用森林疗养菜单"，并以这项工作为基础，起草《森林疗养服务质量标准》。其实同样的工作，韩国人也正抓紧在做。韩国忠南大学朴范镇教授将森林疗养活动归纳为10大类71项课程，并对这些森林疗养课程开展了实证研究。预计朴范镇教授的详细研究成果，将于两年内在中国大陆地区出版发行。得知这一信息的我们，厚着脸皮要到了韩国通用森林疗养菜单的框架，经夏磊女士翻译后，与诸位分享。

主 题	课程名称	一般保健	慢性病	环境性疾病	成瘾性疾病	通用	综合
1. 与森林相遇	征求森林的同意					○	通用
	用镜子看森林					○	通用
	用自然物进行自我介绍					○	通用
	寻找果实的伙伴	◎	○	○	○		一般
2. 森林漫步	赤脚散步	◎	○	○	○		一般
	森林内徒步	○	○	◎	○		慢性
	森林内香气散步	○	○	○	◎		上瘾性
	五感散步					○	通用
	夜间散步	◎	○	○	○		一般
	森林内与医生一起散步	○	○	○	◎		一般
3. 森林内伸展、运动	森林浴体操					○	通用
	身体体操	○	◎	○	○		慢性

(续)

主题	课程名称	一般保健	慢性病	环境性疾病	成瘾性疾病	通用	综合
4. 森林里的艺术家	用绿色颜料作画					○	上瘾性
	树叶写生	○	◎	○	○		慢性
	画年轮					○	通用
	用土作画	◎	○	○	○		一般
	用自然物脸上作画	○	○	○	◎		上瘾性
	自然物曼陀罗	○	○	○	◎		上瘾性
	用自然物做相框	◎	○	○	○		一般
	制作药草香囊	○	○	◎	○		环境性
	制作精油香皂	○	○	◎	○		环境性
	建造丛林房屋	○	○	○	◎		上瘾性
	森林之爱回忆叮叮当					○	通用
	庭院(公园、植物园)画廊鉴赏	◎	○	○	○		一般
	我们也是森林里的诗人					○	通用
	森林里寄出的信件					○	通用
	我们是一体的	◎	○	○	○		一般
	像柔软的树一样	○	◎	○	○		慢性
	轻轻的风之舞	○	○	◎	○		环境性
	森林幸福音乐会					○	通用
5. 冥想	森林里的 MBSR 冥想	◎	○	○	○		一般
	森林里的香气冥想	◎	○	○	○		一般
	森林里的漫步冥想	○	○	◎	○		环境性
	树叶冥想	◎	○	○	○		一般
	树木冥想	○	○	◎	○		环境性
	自爱冥想	◎	○	○	○		一般
	光冥想	◎	○	○	○		一般
	颜色呼吸冥想	◎	○	○	○		一般
	身体扫描	◎	○	○	○		一般
	森林里的瑜伽					○	通用
	森林里的午睡					○	通用
	呼吸					○	通用
	风浴	◎	○	○	○		一般
	森林香气手按摩					○	通用
6. 了解森林	森林浴、芬多精、负离子的故事					○	通用
	树呀，你的名字是什么？					○	通用
	寻找森林的主人	◎	○	○	○		一般

（续）

主题	课程名称	一般保健	慢性病	环境性疾病	成瘾性疾病	通用	综合
7. 森林游戏	森林内国家探险	◎	○	○	○		一般
	动动脑筋！	○	◎	○	○		慢性
	时间胶囊	○	○	○	◎		上瘾性
	丢掉压力	○	◎	○	○		慢性
	丢掉坏习惯	○	○	○	◎		上瘾性
	我是谁呢？	◎	○	○	○		一般
	戴上阳光帽子	◎	○	○	○		一般
	超音波远远地	◎	○	○	○		一般
	生态网					○	通用
	拍手就来玩吧	○	◎	○	○		慢性
	森林里的摄影师					○	通用
8. 森林料理	制作自然料理	○	◎	○	○		慢性
	森林里饮茶	○	○	○	○		通用
	森林里品尝	◎	○	○	○		一般
9. 森林内心理咨询	幸福之船起航					○	通用
	请说"爱"					○	通用
	笑容治疗					○	通用
	最重要的事					○	通用
	用肯定语表达					○	通用
	梦想 up！展望 up！	○	○	○	○		一般
	测定个人检察值					○	通用
10. 森林作业	种植希望之树	○	○	○	◎	◎	上瘾性
	内面的修枝	○	○	○	◎		上瘾性
	山里得到的宝物	○	○	○	◎		上瘾性

注：○是未经过实证的；◎是经过实证的。

森林疗养：这些行业信息您不曾掌握

/ 树先生

2017年11月30日，韩国首尔大学金星一教授在北京做了一场报告，题目是《森林疗养服务官民合作体系及相关法律》。听过的朋友都反映报告内容很精彩，有很多我们过去不曾掌握的行业信息，所以今天特意扒出来，分享给没能聆听报告的朋友。

在韩国，成为森林疗养师需要具有"医疗、保健、护理、森林相关本科以上学历"。我们把森林疗养师的基础学历定为"大专及大专以上"，很多朋友觉得标准定高了，现在看来我们的标准并不高。过去我们知道很多国家在培养自然疗法的从业人员，但是除了日韩，未听说哪个国家在培养真正意义的森林疗养师。实际上，美国2012年就成立了"Sociation of Nature & Forest Therapy"（自然和森林疗法协会），这个民间机构在从事森林疗养师培养工作，学员需要缴纳3410美元学费，培训包括一周的集中授课和6个月的现场实习。除了美国的加利福尼亚、俄亥俄、佛罗里达、马萨诸塞这几个州外，哥斯达黎加、英国、斯洛文尼亚、新西兰等国也在开展森林疗养师培训及认证工作。

中国是否具备了发展森林疗养产业的时机和条件？这是很多人关注的问题。从国际经验来看，日本是在人均国民收入达到3.2万美元时，由政府提出发展森林疗养的，而韩国的政策提出时点是人均国民收入2.5万美元。有些专家就认为，人均国民收入达到3万美元时，社会开始讨论森林疗养政策；人均收入达到4.5万美元时，民众开始选择性使用森林疗养作为补充替代疗法；人均收入达到6万美元时，可能会应用于社会保险。2016年，中国人均国民收入仅为0.828万美元，但珠三角、长三角及北京地区人均国民收入已达2万美元左右，并且增长迅速，初步具备了发展森林疗养产业的条件。不过，森林疗养具有旅游和医疗的双重属性,不能光用旅游产品的发展规律来认识它。如果从补充和替代医疗的角度来看,森林疗养的普及度只和人们对森林医疗保健功能认知水平有关。假如森林疗养的治愈效果得到进一步证实,人们认识到在预防生活习惯病等方面,森林疗养比药物治疗更便宜和更有优势,森林疗养便不会受制于经济发展水平。